HISTÓRIA DA EXPERIÊNCIA DAS EPIDEMIAS NO BRASIL
CLAUDIO MEDEIROS

GLAC edições

a GLAC edições compreende que alguns dos livros–textos publicados por ela devem servir ao uso livre. portanto, que se reproduza este com ou sem autorização, apenas citando a fonte e sem fins comerciais.

–

HISTÓRIA DA EXPERIÊNCIA DAS EPIDEMIAS NO BRASIL
Claudio Medeiros

ISBN . Iª EDIÇÃO
978-65-86598-12-4

–

AUTOR Claudio Medeiros
EDIÇÃO Leonardo Araujo Beserra
CAPA E ILUSTRAÇÕES Pedro Andrada
COEDIÇÃO E PREPARAÇÃO Gustavo Motta
PROJ. GRÁFICO E DIAGRAMAÇÃO Leonardo Araujo Beserra
POSFÁCIO Claudio Medeiros e Victor Galdino
PREFÁCIO Rafael Haddock-Lobo
REVISÃO Lia Urbini

© Claudio Medeiros, 2021

© GLAC edições, dezembro de 2021
rua conselheiro ramalho, 945, 1º andar, sala 4, 01325-001
bela vista, são paulo – sp | glacedicoes@gmail.com

5   **PREFÁCIO**
Rafael Haddock-Lobo

9   *APRESENTAÇÃO*

A FEBRE AMARELA EM 1850: DO CORPO-MICROCOSMO AO CADÁVER COMO QUESTÃO DE SAÚDE PÚBLICA   **14**

1 . O corpo-microcosmo na medicina
   das semelhanças   **16**
2 . Constituições epidêmicas e
   patologização do cadáver   **34**

O NASCIMENTO DA CIDADE ANTI-HIGIÊNICA   **78**

3 . "A cidade que os portugueses
   construíram na América não
   é produto mental"   **80**
4 . Cortiços: epidemização da miséria
   na cidade fronteiriça   **136**

OS ABUSOS DA LIBERDADE E AS VÉSPERAS DO PRESENTE   **176**

5 . Xavier Bichat e Pai Manoel na
   linha de cura   **178**
6 . Um Estado em outro Estado:
   a liberdade exagerada no viver e fazer...   **210**

233   *ULTIMAÇÃO*

239   *DOCUMENTAÇÃO CONSULTADA*

243   **POSFÁCIO . Dialética da Quarentena**
Claudio Medeiros e Victor Galdino

Para Pai Manoel das Matas, Pai Cipriano das Almas, Zumbimalê, Dioilson, Madame Satã e todos os tipos de rua da encantaria popular carioca.

Fica saber: o chão deste mundo é o teto de um mundo mais por baixo.

— Mia Couto

PREFÁCIO

O extrapolar dos muros erguidos pela intelectualidade acadêmica não é apenas uma forma de a filosofia saltar rumo às ruas e, com isso, ganhar vida; é também um convite feito às ruas para adentrarem o ambiente acadêmico e trazer toda sorte de contaminações que são fundamentais para uma experiência de pensamento. É assim que espectros e odores vagueiam e nos levam a passear, com o livro do Claudio, pelas ruas do Rio de Janeiro.

A escrita, que é poética, melódica e desenvolve-se em três partes (são três estados de espírito, marcados por três diferentes lugares de escrita e diferentes amores), num crescendo que parece orquestrado, constrói uma experiência olfativa como raramente se vê em filosofia (sempre marcada pelo privilégio da visão e da audição).

Essa escrita de e com os narizes, como uma indicação da necessidade do faro para o pensamento, nos leva a percorrer, com Claudio e com seus fantasmas, as ruas, vielas, cortiços, quilombos e questões filosóficas – que nos encaminham desde um problema sobre as condições de possibilidade (ou sobre os *a priori* históricos) para compreendermos a medicina social na história da nossa cidade, o Rio de Janeiro, até o indizível e o inefável, através do qual podemos ver que a escrita que aqui se tece é, também, uma escrita de si; e que, portanto, essa jornada que Claudio empreende com a ajuda de Michel Foucault, Luiz Antonio Simas, Luiz Rufino, cabocla do Castelo e Pai Manoel é também um encontro de sua voz filosófica.

Preciso ainda ressaltar que, neste livro, os filósofos são postos (necessariamente) como coadjuvantes. Seus personagens principais são os "objetos" de reflexão, que, com tal protagonismo, abandonam o estatuto de objetos, tornando-se eles – os doentes, os moradores dos cortiços, os corpos putrefatos, os vadios, os curandeiros –, através de Claudio, os sujeitos escritores do livro. Além disso, a tese que conduz o leitor, apesar de historicamente delimitada, é atualíssima e mostra que tudo o que se disse sobre os cortiços permanece o mesmo com relação às favelas, e que o

5

mesmo higienismo contra o preto e o pobre apresenta-se tanto na violência dos discursos de elite como na "pobreza limpinha" dos subúrbios: ambos desejam se distanciar da vagabundagem – fato este que, aliás, faz com que certa parte da população constantemente eleja membros da elite como seus "representantes"!

Em tempos pandêmicos como o que atualmente vivemos – uma exceção que não é exceção, pois sempre foi norma de Estado – é possível ver de modo bem mais claro a "estrutura" do higienismo, que foi base das diversas tentativas de erigir uma Nação: quando constatamos, por exemplo, o aumento da violência policial, das mortes de cidadãos pretos e pardos, dos ataques às favelas; a supressão de informações sobre a violência policial;a subnotificação das mortes e contaminações pelo Covid-19; o incentivo ao uso de medicamentos não comprovados e que podem aumentar ainda mais o número de mortes de pessoas em situação vulnerável... Tudo isso apenas mostra de modo hiperbólico a necessidade de o Poder não apenas decidir quem deve viver e quem deve morrer mas, como Claudio explora neste livro, empreender uma política de morte direcionada a certos indivíduos.

Por isso, mais ainda, o que o texto de Claudio nos aponta é a urgência de, contra o atual modelo de democracia representativa, pensarmos uma política dos bandos, herdeira dos quilombismos, na qual todos esses excluídos fedorentos (próximos do que Preciado chama de multidões "*queer*", no texto homônimo),[1] essa aglomeração tumultuosa que des-ordena a ordem estabelecida, vadios, viados, pretos, pobres, macumbeiros, travestis e todos aqueles que as narinas ricas e embranquecidas não suportam, que todos esses devemos nos juntar com o intuito de marcar outro tempo.

Este livro é uma obra fundamental para se compreender o momento em que estamos, pelo menos a maioria de nós, buscando respeitar uma quarentena e compreender que ferramentas temos para pensar a pandemia. Mas não apenas: é um livro para a pandemia e além. Pois apresenta uma das poucas políticas positivas e possíveis de resistência fora da esfera da colonialidade.

Essa escrita – que é tanto espiritual como política – é, portanto, também uma oferenda: malandros, povo de rua, marinheiros, pretos curandeiros, caboclos são aqui exaltados. Este livro faz

---

1   Beatriz Preciado, "Multidões *queer*: notas para uma política dos 'anormais'", *Revista Estudos Feministas*, vol. 19, n. 1, 2011, p. 11-20.

parte do que tenho chamado de "giro macumbístico" da filosofia brasileira – uma filosofia que, nas palavras de Simas e Rufino, precisa empreender a terreirização dos territórios filosóficos por meio de uma epistemologia e de uma política macumbeiras.

Como um golpe de duas faces, como o Oxé de Aganju, que traz sua justiça entre trovões e erupções vulcânicas, *História da experiência das epidemias no Brasil* atinge ao mesmo tempo o objetivo de empreender uma descrição precisa dos acontecimentos históricos e o de abrir novos campos de batalha e de mandinga, mostrando que a escrita filosófica, como poesia e feitiço, luta ao escrever e escreve ao lutar. Uma escrita, portanto, que marca e é marcada pela espectralidade à qual o autor tanto deseja fazer justiça e que poderia ser um manifesto em favor disso tudo que não se vê, pelo apagamento, mas que se sente, que se cheira e que, justamente por isso, precisa ser escrito.

Por isso, não posso deixar de rememorar o dia e o momento da defesa da tese que deu origem a este livro e que aconteceu no dia 13 de maio de 2019. Sim! O livro é resultado de uma tese em filosofia, que trata de doença, de cura, de liberdade, e que foi defendida no mentiroso dia da assim chamada abolição da escravidão. Salvando Pai Cipriano, Pai Manoel e todas as linhas de cura, a defesa da tese se fez marcar pela lembrança de que, apesar da mentira encenada pela Princesa Isabel, a umbanda elege esse dia para celebrar os pretos velhos.

Como memória da Revolta das Carrancas – ocorrida em 13 de maio de 1833 e que antecede em mais de 50 anos a assinatura da lei áurea –, o dia da defesa pública deste trabalho fez lembrar que a luta é ainda tão necessária quanto nos séculos passados e que pretos e pretas velhas nos lembram disso quando entoam seus pontos, para um assombro nosso que deve ser cotidiano. É por essa razão que "Vovó não quer casca de coco no terreiro... Casca de coco faz lembrar dos tempos do cativeiro".

As cantigas que firmam ponto nos terreiros da umbanda carioca são marcas dessa história, que é de ontem e de hoje. Marcas da violência policial contra pretos e pobres que, antes ou depois da abolição da escravidão, são cantadas por Pai Joaquim de Angola:

> No dia treze de maio tava tocando meu tambor
> Pai Joaquim estava dançando quando a polícia chegou.
> Entra preto, branco não entra, se entrar pau vai levar
> Esse nêgo é meu, vem cá! Esse nêgo é meu, vem cá!

No dia 13 de maio, no dia da abolição, a polícia entra na festa dos pretos para resgatar um escravizado fugido. Isso foi antes da assinatura da lei? Isso é o que provoca a revolta das carrancas? Isso foi ontem em algum canavial?

Só sabemos que esse problema é a razão de nossa luta – política, intelectual, epistemológica –, e que, em torno deste livro, unidos nessas linhas de mandinga e de batalha, precisamos fazer da filosofia um lugar de resistência. Creio ser esta a tarefa filosófica deste livro, tarefa à qual me junto a fim de firmarmos um terreno no qual tantas outras vozes possam ser ouvidas, outras histórias possam ser contadas e outros cheiros possam ser experimentados, pois, ao contrário do que conta nossa história oficial, "O preto velho é um nego feiticeiro. Se não fosse o preto velho, não acabava o cativeiro".

Rafael Haddock-Lobo

APRESENTAÇÃO

No ano de 1876, o senador e ex-diretor da Faculdade de Medicina do Rio de Janeiro, Dr. José Martins da Cruz Jobim, escreve aos jornais[2] condenando as medidas de saúde pública adotadas pela Junta Central de Higiene Pública, então presidida pelo Dr. Pereira Rego, o Barão de Lavradio. Jobim cita as publicações do higienista francês Motard, especialmente o *Tratado de Higiene Geral*.[3] Julga inflados os contos gastos em limpezas e pântanos, segundo a suposição barata de querer combater "moinhos de vento". Que "extravagância é essa de dizer que o contágio vem direto das lamas e imundícies para de lá reverberar vigoroso e entrar nos corpos humanos e matá-los?" Ora, nos "cortiços não bastará que estejam muitas pessoas juntas e mal arejadas para lhes entrar o mal pela respiração"? Poucos meses depois a Câmara decide não conceder mais licenças para a construção de cortiços, "casinhas ou (...) nomes equivalentes, no perímetro da cidade"[4] do Rio de Janeiro. E nos projetos urbanísticos da Comissão de Melhoramentos da Cidade – que elaborará dois relatórios (1875-6) que inspirarão em alguma medida a execução da reforma Passos na primeira década do XX – constarão, além do dessecamento de pântanos e terrenos alagadiços, um alargamento de ruas que exigiria a retificação de quarteirões ocupados pela população pobre, como resposta ao perigo da concentração de estalagens e cortiços no eixo e nas imediações da cidade: "A principal causa da insalubridade das casas em nosso país", dizem os engenheiros da Comissão, "reside no péssimo sistema de sua distribuição interna (...), são as nossas habitações desprovidas dos meios de ventilação e de renovação de ar nos quartos de dormir".[5]

2 José Martins da Cruz Jobim, "A febre amarela e o Sr. Barão de Lavradio", *Diário do Rio de Janeiro. Rio de Janeiro*, 8 de Abril de 1876, p. 2.

3 Adolphe Motard pensa o contágio através do que ele denomina "teoria dos vírus patológicos", segundo a qual,Cf.. quando um órgão é portador de uma matéria virulenta, o vírus, à maneira das plantas, germina uma grande quantidade de vírus. Esse vírus é então transmitido, pelas vias excretórias, a um organismo são, causando o contágio. Ver Adolphe Motard, *Traité d'Hygiène Générale – Tome Second* (Paris, J. B. Baillière et Fils, 1868), p. 529.

4 Rio de Janeiro, Câmara Municipal, *Código de Posturas da Ilustríssima Câmara Municipal do Rio de Janeiro e Editais da mesma Cidade*, Posturas de 1º de Setembro de 1876.

5 Sonia Gomes Pereira, *A Reforma Urbana de Pereira Passos e a Construção da Identidade Carioca* (Rio de Janeiro, UFRJ-EBA, 1998), p. 135.

O referido *Tratado de Higiene Geral*, de Adolphe Motard, foi publicado em 1868. Ele é uma voz entre um conjunto de livros e artigos científicos dedicados a um tema profícuo, no Brasil, sobretudo a partir da segunda metade do XIX: a Higiene. Motard nos oferece, além de lições de profilaxia, anatomia e fisiologia, um amplo arcabouço médico-teórico dedicado ao clima, à geografia médica e física em geral, à nutrição, às habitações, aos banhos, roupas e ginástica, às condições higiênicas atribuídas a diferentes formas de trabalho, à *higiene das necessidades morais* – ou seja, às consequências higiênicas boas e más resultantes das principais instituições sociais, o casamento, o celibato, a educação, os alienados, a prisão etc. Árdua tarefa de fazer repassar uma a uma todas as funções humanas para reportá-las, segundo seu autor, às determinações higiênicas que as modificam.

Assim, a finalidade da higiene geral deve ser a satisfação das necessidades físicas e morais, na medida de o que melhor convém ao desenvolvimento individual e social.[6] A Higiene, segundo o Motard, um código que a "natureza do homem" revelou pela decisão do instinto, chegará enfim à sua etapa filosófica. Ocupando aí um posto entre as ciências positivas, transcenderá os ramos tradicionais da medicina e, impulsionado pelo entusiasmo do higienista, consagrar-se-á a si própria uma Moral: mais hábil do que as ciências físicas, ela discerniu antes de tudo nossas condições de existência; mais poderosa do que as legislaturas nacionais, ela impõe leis que, no limite, faz gravar diariamente pelos infortúnios da doença, da morte, da iminência da finitude.

> Não há nenhuma moral que nos ensine tão bem a sabedoria e, se é verdade que é ela quem melhor nos concede a expressão da felicidade através da virtude, podemos nos perguntar se a moral difere da higiene. Porque as leis mais constantes, as mais úteis, as mais apropriadas a todas as necessidades da nossa civilização devem ser extraídas da higiene geral. Não é a experiência do momento que é preciso consultar, mas a experiência de todos os séculos; as condições de existência e da felicidade de um homem serão melhor deduzidas consultando as condições de existência e da felicidade de um povo. Com efeito, os princípios higiênicos do bem-estar físico e moral do homem resultam de uma série de modificadores gerais, cujas

---

6 Cf. Adolphe Motard, *Traité d'Hygiène Générale – Tome Premier* (Paris, J. B. Baîllière et Fils, 1868), p. 4.

influências individuais não podem ser tão percebidas senão pela comparação de sociedades humanas observadas em todos os tempos e em todos os lugares.[7]

—

O presente livro, trata antes de tudo do corpo – do corpo como "uma grande razão, uma multiplicidade com um só sentido, uma guerra e uma paz, um rebanho e um pastor".[8] Trata do corpo enviesado pela vontade de verdade de uma certa medicina, do corpo instaurado como objeto em campos móveis de correlação de força; do corpo-higiênico como produto de dispositivos de conjunto bem determinados; corpo tributário daqueles que, como Motard, velaram pelo bem-estar físico e moral de um certo conceito de humanidade. Por fim, o corpo da cidade imperial, se por ela entendemos um meio histórico que a partir de um momento tal passou a ser integrado por uma polivalência tática de práticas e discursos de ordem médico-higienista.

Como se fez do corpo alvo de um saber-poder normativo que passa uma a uma as funções humanas, para reportá-las aos valores das influências higiênicas aí dispostas? Até onde se fez sentir os efeitos de um dispositivo que reclama autoridade sobre a problematização, a objetivação e a terapêutica dos comportamentos ou condutas em relação às suas formas difusas de habitar, de ocupar as ruas, às suas formas de amar, à sua cultura do asseio etc.? Ademais, o que possibilitou a um conjunto de instituições públicas elaborar um saber científico – muitas vezes cindido por embates multiformes – e um domínio de ação – nem sempre cerceado exclusivamente pelo poder médico oficial – que organizou táticas de governo e intervenção na forçosa materialidade histórica da cidade de São Sebastião? As condições históricas que determinaram o aparecimento de algo como um dispositivo médico-higienista no Brasil não foram caracterizadas pelo linear aperfeiçoamento do espírito humano, também não foram efeito natural da engenhosidade e progresso acumulativo do conhecimento científico. Como não escorregarmos no aconchego da linearidade histórica? A Corte Imperial foi alvo de catástrofes epidêmicas mais ou

7 *Ibidem*, p. 3. Tradução nossa.
8 Friedrich Nietzsche, *Assim falou Zaratustra: um livro para todos e para ninguém* [1883], trad. Mário da Silva, 13ª Ed. (Rio de Janeiro, Civilização Brasileira, 2005), p. 60.

menos notáveis ao longo do século XIX. Essas marcações históricas, que identificamos nas epidemias de febre amarela excepcionalmente graves nas décadas de 1850 e 1870, definiram descontinuidades em termos de funcionamento do poder e descontinuidades em termos de políticas de saúde adotadas. Definiram, mais profundamente, transformações táticas acopladas à constituição de objetividades, se por objetividades não entendermos somente a abertura de um domínio de visibilidades a ser conhecido, mas o regime de silêncio que jaz aí ensombrecido. Para cada campo de visibilidade alocado, um jogo de luz e sombra a contornar o escuso, o marginal, a barbárie, o negro, o imigrante, o outro.

Uma cidade, uma habitação, um corpo, cada elemento dá testemunho de o que efetivamente se é pela hierarquia dos valores em que se dispõem os impulsos íntimos da sua história. Um corpo é uma encruzilhada histórica de relações de força. O corpo ademais objetivado pelo dispositivo médico-higienista compreende, filosoficamente, a qual real ou imaginário deve estar condicionado um sujeito para se tornar agente legítimo deste ou daquele tipo de conhecimento. Do desenvolvimento mútuo e das relações de troca entre procedimentos de objetivação e subjetivação se origina o que podemos chamar de *jogos* ou *regimes de verdade*: ou seja, não a descoberta do verdadeiro pela síntese de contraditórios, mas as regras segundo as quais foi possível submeter legitimamente o real à demarcação do verdadeiro e do falso. Regras, reitero, que não se presentificam em um conjunto uníssono de representações implicadas em um paradigma científico. O que elas fazem é permitir que se deixe subsistir uma multiplicidade de discursos sobre procedimentos de prevenção ou terapêutica da epidemia, cada qual empenhado em sua polêmica singularidade, cada qual investido nas correlações de força que animam os jogos.

—

Gostaríamos que este livro funcionasse tanto como uma história da percepção da cidade colonial como fenômeno patológico quanto como uma genealogia do corpo objetivado pelo dispositivo médico-higienista – o que encontramos na superfície do texto é uma narrativa desse momento em que a epidemia de febre amarela se dispôs como experiência possível para um saber-poder médico. Interessa-nos a abertura de um campo de experiência em que sujeito e objeto são ambos constituídos simultaneamente, mas que, por sua vez, não cessam, eles próprios, de modificar o campo de experiência referido. Justificamo-nos com a hipótese de que a história do dispositivo médico-higienista se confunde com a própria história da experiência da epidemia em nossa sociedade, uma vez que as descontinuidades que caracterizam as alternâncias táticas do dispositivo são as descontinuidades que marcam a experiência da epidemia.

Como passamos da peste como constituição meteorológica da enfermidade para a experiência da epidemia como efeito da insalubridade pública? De que forma a condenação do estado sanitário da cidade é acrescido pela tese de que as habitações coletivas são imorais e antiestéticas? Em que medida o aburguesamento da rua no entresséculos passou por uma condenação dos hábitos coloniais, empreendendo não só a vertiginosa remodelação do perímetro urbano do Rio de Janeiro, mas, sobretudo, uma normatização higienista do corpo? É mais ou menos o *a priori* histórico de cada uma dessas três questões que conduzem a ordem dos capítulos do livro.

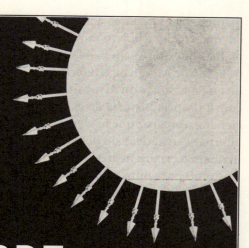

A FEBRE AMARELA EM 1850: DO CORPO-MICROCOSMO AO CADÁVER COMO QUESTÃO DE SAÚDE PÚBLICA

Antes de 1832 – ano de fundação, sob influência de médicos franceses que residiam na Corte, de Escolas e Faculdades de Medicina em Rio e Bahia –, a prática da medicina, quando existia, era delegada a físicos portugueses ou brasileiros formados em Coimbra. De modo que, enquanto os fenômenos pestilenciais reinavam no nordeste açucareiro nos séculos XVII ou XVIII, era esta medicina, de raízes neo-hipocráticas, a convidada a prestar socorros. Interessa-nos, neste primeiro momento, o estatuto do corpo adoecido para esse tipo de medicina. Mas interessa, sobretudo, o regime de verdade que sustenta a necessária simpatia metafísica entre castigo da peste e conjunção dos astros.

Na segunda parte, discutiremos a primeira epidemia de febre amarela na Corte do Rio de Janeiro (1849-1850), que causou, em uma população de 266.000 habitantes, 90.658 amarelentos e ceifou 4.160 vidas. Na ocasião, o Império se apressou em criar instituições de saúde particularmente responsáveis pelo combate às epidemias. A partir de então, os higienistas já não mais seriam convocados a agir apenas em caráter excepcional. O campo de experiência da febre amarela, a partir da grande epidemia de 1850, estaria em vias de se institucionalizar – o que significa que as estratégias de poder passariam a ser exercidas por um agenciamento regular do estado sanitário voltadas a minimizar efeitos desencadeados pelo surto epidêmico. No curso da epidemia de 1850, o território passava a assumir momentaneamente a constituição epidêmica: era a cidade na sua territorialidade que carecia de ser sangrada. Porém, o efetivo processo de despatologização ou desinfecção da cidade careceria ainda de esperar algumas décadas para entrar em marcha. Por ora, o dispositivo médico-higienista atuará em regime mais combativo do que propriamente preventivo. Proliferarão técnicas de quarentena – o estado de emergência –, entendidas como procedimentos francamente adequados a uma experiência da epidemia associada ao perfil sanitário que um território assume momentaneamente por ocasião da grande mortandade – o que pôde oferecer motivo suficiente para que a "essência perniciosa" se instalasse. Paralelamente, o dispositivo médico-higienista procurará estabelecer de forma pioneira o controle sobre uma nova cultura fúnebre, primeiro ao transformar o cadáver em fenômeno repugnante e a morte, consequentemente, em fenômeno insólito. Em seguida, reorganizando consideravelmente a repartição urbana dos espaços de isolamento e quadriculamento da morte.

1 . O CORPO-MICROCOSMO E A MEDICINA DAS SEMELHANÇAS

> Octavio paz escreveu: "A palavra pão, tocada pela palavra dia, torna-se efetivamente um astro; e o sol, por sua vez, torna-se alimento luminoso."
>
> Paul de Man escreveu: "Ninguém em seu perfeito juízo ficará à espera de que as uvas em sua videira amadureçam sob a luminosidade da palavra dia."
>
> — Ana Martins Marques, *O livro das semelhanças*

Conta-se que no ano de 1685 certa moléstia epidêmica grassou o Recife e logo se foi ateando no povo, passou à cidade de Olinda e seu recôncavo, continuou "com alguma pausa, mas com tal intenção e força que era o mesmo adoecer que em breves dias acabar, lançando pela boca copioso sangue".[9] Era febre ordinariamente do gênero dos sinocos podres, epidêmica – descreve João Ferreira da Rosa, então físico da Capitania: "pois tem causado tal mortandade, que em seus princípios quase o deixou deserto, morrendo com muita brevidade; (...) ainda que o número de mortos neste Recife neste contágio não passe muito de duas mil pessoas".[10] Alcançou a Bahia, iniciando seu rastro de defuntos em abril de 1686, e fez durar o efeito dos venenos influxos até 1695. Em Pernambuco, ceifou discriminadamente o governador

---

9 Cândido Barata Ribeiro, *Quais as medidas sanitárias que devem ser aconselhadas para impedir o desenvolvimento e propagação da febre amarela na cidade do Rio de Janeiro?*, tese apresentada à Faculdade de Medicina do Rio de Janeiro como primeira prova de concurso de Lente Substituto a um lugar vago, na seção de Ciências Médicas (Rio de Janeiro, Typographia do Direito, 1877), p. 13.

10 João Ferreira da Rosa, *Tratado único da constituição pestilencial de Pernambuco* (Lisboa, Oficina de Miguel Manescal, 1694), p. 4-5.

da Capitania, Fernão Cabral (descendente de Álvares Cabral) e um seu filho. Não menos mortífera foi a manifestação na Bahia, sede do governo geral: segundo Rocha Pitta, em sua *História da América Portuguesa*, os primeiros feridos do achaque foram dois homens que "jantando em casa de uma mulher meretriz, morreram em 24 horas; caso que a fez ausentar, por se lhe arguir que em um prato de mel lhes disfarçara o azíbar do veneno; mas pelos sintomas e sinais, com foi ferindo o *contágio*, se conheceu que dele faleceram".[11] Logo mais cinco desembargadores, um tenente-general, o arcebispo do Brasil, além do governador geral Matias da Cunha. Dentre os jesuítas mais de cem.[12] "Foram logo adoecendo e acabando tantas pessoas, que se contavam os mortos pelos enfermos. Houve dia em que caíram duzentos, e não escaparam dois".[13] E em tão grande miséria e consternação de espírito que destoou do aspecto afetivo da cidade, do simpático telhado de quatro águas e das treliças portuguesas típicas, porque uma vez abatidos os pastores da lei, também a redentora autoridade das mesmas, das divinas como das humanas. Em alguns o sentimento do desamparo foi tanto mais eficiente que, comovidos no argumento de que nenhuma medicina traria remédio, abandonaram a cidade, homens e mulheres, largavam parentes e animais e tramavam nos sertões ou lugar alheio à pestilência. Assim já havia descrito Giovanni Boccaccio em 1348, quando testemunhou o comportamento da praga em Florença: "como se a cólera de Deus estivesse destinada não a castigar a iniquidade dos homens com aquela peste, onde eles estivessem, e sim a oprimir, comovido, somente os que teimassem em ficar dentro dos muros de sua cidade".[14] Outros não se precipitavam pelos arrabaldes de travessas acidentadas, tampouco abriam as varandas ou metiam os narizes pelas brechas das gelosias, o que faziam (ao menos nas casas) era acender incensos ou ter em mãos ervas aromáticas, "como rosas, sândalos, tragacanto, benjoim, rosmaninho, alecrim, estoraque, mirra, almíscar, como ensina Zacuto

---

11   Sebastião da Rocha Pitta, *História da America Portugueza* [1730], citado em Cândido Barata Ribeiro, *Quais as medidas sanitárias* , 1877, p. 13.

12   Cf. Licurgo Santos Filho, *História geral da medicina brasileira* (São Paulo, HUCITEC / EDUSP, 1977), p. 172.

13   Cândido Barata Ribeiro, *Quais as medidas sanitárias* , 1877, p. 13.

14   Giovanni Boccacio, *Decamerão* [1353], trad. Torrieri Guimarães (São Paulo, Abril Cultural, 1981), p. 14.

Lusitano: porque com estas coisas se faz o ar mais puro, e cheiroso".[15] Isso quando não traziam às narinas exaustivamente aquelas flores ou raras especiarias, como se estimassem ser ótima coisa conformar o cérebro com perfumes para amortecer o vapor dos defuntos ou o ar impregnado de vinagre.

Ao que tudo indica, no curso da década em que perduraram, os sinais da constituição pestilencial foram infiltrando continente adentro – é o que traz Odair Franco, em sua *História da febre amarela no Brasil*, de 1969. Na velha igreja de São Cosme e São Damião, em Igarassu-PE, o historiador encontrou um painel com uma legenda que guarda a memória do socorro dos padroeiros:

> Um dos especiais favores que tem recebido esta freguesia de Igarassu dos seus padroeiros São Cosme e São Damião, foi o de a defenderem da peste a que chamaram males que infestaram a todo Pernambuco, e duraram muitos anos, começando em 1685 e ainda que passaram a Goiânia e outras freguesias adiante, só a toda esta Igarassu deixaram intata, porque se bem 2 ou 3 pessoas os trouxeram do Recife nelas se findaram sem passar a outra, o que tudo é notório (...).[16]

Quanto às causas, é ainda João Ferreira da Rosa quem diz no *Tratado único da constituição pestilencial de Pernambuco*:

> Tendo nós já dado notícia que o ar se pode influenciar pelos Astros (quaisquer que sejam) e principalmente pelos eclipses do Sol e da Lua, podemos entender que não faltaram estas causas: pois no ano de 1685, a dez de Dezembro (conforme Argolo) houve eclipse da Lua às seis horas para sete neste hemisfério, estando a Lua na cabeça do Dragão no Signo de Gêmeos, e o Sol na cauda do Dragão no Signo de Sagitário, e conjunção com Mercúrio, e oposição com a Lua. Precedeu algum tempo antes outro eclipse do Sol, a quem um insigne Matemático Padre da Companhia Valentim Estancel chamava Aranha do Sol; e conforme a calculação, e juízo, que formou dos movimentos dos Planetas, além de outros infortúneos, prognosticava doenças. E em um Tratado manuscrito diz nesta forma: Durarão os efeitos de seus venenos influxos (se a Divina Misericórdia não se compadecer de suas criaturas) até o ano de 1691. Oxalá não passem a mais anos nossas calamidades.[17]

---

15 João Ferreira da Rosa, *Tratado único* , 1694, p. 36-7.

16 Odair Franco, *História da febre amarela no Brasil* (Rio de Janeiro, Ministério da Saúde – Dep. Nacional de endemias rurais, 1969), p. 21.

17 João Ferreira da Rosa, *Tratado único* , 1694, p. 11

Uma coisa nos interessa particularmente no tratado de Rosa: um sistema global de correspondências entre entes singulares – terra e céu, corpo-microcosmo e macrocosmo, epidemias e órbitas celestes –, que vêm se alojar em uma sorte de metafísica das semelhanças. A relação de conjunto que tais semelhantes comunicam entre si se apresenta na forma de uma estrutura circular: o céu envolve a terra, o cosmo determina o corpo, as esferas concêntricas entram em um jogo de espelhos com o espaço envolvido, de modo que já não nos será possível assinalar, dos mútuos reflexos que percorrem o espaço, quem será o primeiro, quem age sobre quem, de quem é o primado na ordem das simpatias. Será notável a riqueza da trama semântica da semelhança. Ela pareceu ter organizado as figuras do saber, ou mesmo definiu as formações discursivas do conhecimento médico luso-brasileiro – pelo menos até meados do XVIII. Interrogamos o lugar que ocupa o corpo-microcosmo nessa forma de saber médico, de que modo este ente constelado, que é o homem, sustenta-se sob a condição de ter sido criado à imagem e semelhança da ordem do mundo. Ou, mais especificamente, como foi possível a uma cultura pensar o corpo-microcosmo esmorecido por uma doença, se esta designa apenas perda momentânea do equilíbrio entre o firmamento – onde cintilam estrelas visíveis – e o firmamento íntimo do corpo constelado? Sob os termos da análise histórico-filosófica foucaultiana, equivaleria dizer: como pensar o pensamento de um horizonte histórico soterrado por outros estratos arqueológicos do saber?

Face erguida entre as faces das coisas, o corpo-microcosmo pertence a um horizonte das semelhanças que é, no fundo, um "espaço de irradiação. Por todos os lados, o homem é por ele envolvido; mas esse mesmo homem, inversamente, transmite as semelhanças que recebe do mundo. Ele é o grande fulcro das proporções – o centro onde as relações vêm se apoiar e donde são novamente refletidas".[18] Retenhamos por enquanto que a possibilidade do adoecimento, na perspectiva do *Tratado único da constituição pestilencial de Pernambuco*, teria a ver com esse lapso reversível da natureza, quando o ocaso deixa de exercer justiça às proporções que encadeiam destino humano e conjunção dos astros.

18 Michel Foucault, *As palavras e as coisas* [1966], trad. Salma T. Muchail, 9ª ed. (São Paulo, Martins Fontes, 2007), p. 31.

A concepção do corpo-microcosmo pareceu ter desempenhado um papel construtor no saber médico luso-brasileiro dos séculos XVII e XVIII. A ela está ligado o conceito de clima. (É preciso desembrulhar os fios com cuidado e partir do simples em direção ao complexo para que se prossiga às condições de emergência do problema.) O clima era tão somente a mudança do aspecto do céu, o aspecto que o céu assume, gradativamente, do Equador ao Polo. Os planetas, os astros, os corpos celestes guardarão boas influências enquanto conservam certa forma e figura; e por diversa posição ou ordem, resultam infelizes efeitos que se comunicam mediante o ar. Por sua vez o ar recebia inquinamento ou sordície, ou qualidade contagiosa, dos eclipses do Sol e da Lua ou quaisquer outros aspectos infaustos das Estrelas e Planetas: "a conjunção de Saturno e Marte, por exemplo, no signo de Aquário, relacionava-se para muitos com o surto de várias pestilências particularmente perigosas".[19]

O próprio Fracastoro – que bem ou mal costuma surgir alinhado como precursor das teorias modernas da transmissão – reúne registro dos sinais cósmicos que anunciam o perigo do contágio presente.[20] Quando no cimo do céu algum desses astros chamados planetas setentrionais ou austrais procuram entrar em conjunção, sabe-se que forçosamente nessa região se fazem grandes mudanças no entorno da terra: grandes umidades como efeito de vapores que exalam da terra e das águas; em seguida as secas que causam incêndios para desfazer a nuvem de vapores. O que significa que mudanças no aspecto celeste trazem consigo putrefação ou corrupção do ar, que são as causas do contágio à distância nas febres pestilentas. Mas o recurso à influência dos astros, como expediente para a prática médica, permite ainda que se façam previsões de um contágio por vir. Lembrava, o mesmo Fracastoro, que em 1546, os astrônomos teriam anunciado com anos de antecedência o aparecimento da sífilis. "Se a conjunção dos astros se faz sob as maiores estrelas que chamamos fixas, então vocês podem prever algum contágio notável. Há certos aspectos de planetas aos quais os astrônomos atribuem estes presságios, e que não se deve negligenciar absolutamente (...). O ar também pode

---

19 Sergio Buarque de Holanda, *Visão do Paraíso: os motivos edênicos no descobrimento e colonização do Brasil* [1959] (São Paulo, Brasiliense, 2000), p. 328.

20 N. da E.: Girolamo Fracastoro (c.1478-1553), professor de medicina da Universidade de Pádua e médico-chefe do Papa Paolo III, autor de *De contagione et contagiosis morbis* (Sobre o contágio e doenças contagiosas), de 1546.

nos dizer sinais: tais como os numerosos e frequentes incêndios que aparecem na região mais elevada chamada zênite, como as estrelas, os cometas, os meteoros, e outros fenômenos do mesmo gênero que fazem putrefações em torno da terra".[21]

A medicina portuguesa não era exatamente empírica – as raízes hipocráticas que interligavam filosofia e medicina permaneciam intactas nos séculos XVII e XVIII. O domínio do Latim, da *Física* de Aristóteles, do *Tetrabiblos* de Ptolomeu, dos trabalhos de Avicena construíam o currículo na Universidade de Coimbra, em comunhão com a leitura e comentário dos textos de Hipócrates e Galeno. O médico – cuja formação, prognósticos e terapêuticas estão costurados pela continuidade entre causas meteorológicas e o corpo-microcosmo – não arrasta o mundo pelos cabelos para torná-lo mais racional e higiênico, mas faz restituí-lo ao jogo primevo de semelhanças, como quem fecha um mapa de modo a dobrar o mundo sobre si, para que entre terra e céu se estabeleça o jogo de espelhos – dois espelhos que se enxergam um no outro, um mundo constituindo cadeia consigo, o corpo humano visto como o espelho dos céus. Em uma espécie de metafísica das semelhanças, a linguagem está assentada no mundo e o mundo retém uma sintaxe que dele fez parte desde idades remotas. "Trata-se da teoria da simpatia universal, intuição vitalista do determinismo universal, que dá seu sentido à teoria geográfica dos meios".[22]

O reconhecimento das semelhanças que preveem pestes e cataclismos dirige o prognóstico, e este auxilia o médico em uma descoberta que é da ordem da simpatia das coisas entre si. Para tal, as coisas humanas, as esferas celestes, os entes sublunares serão dotados de uma linguagem sem historicidade. As coisas falam uma língua que se dispõe a narrar a sintaxe que as liga originariamente, e é pelo manejo dessa sintaxe que o médico discerne como agir com correção em sua arte. Não há que se temer a penúria ou a escassez ou o vazio dos signos quando se trata de uma sociedade que de uma ponta a outra expõe seus signos ou códigos de registro, não podendo haver algo que escape, não podendo porventura subsistir o não assinalável em relação

---

21   Girolamo Fracastoro, *La contagion, les maladies contagieuses et leur traitement* [1546] (Paris, Société d'éditions scientifiques, 1893), p. 72-4.

22   Georges Canguilhem, *O conhecimento da vida* [1952], trad. Vera L. A. Ribeiro (Rio de Janeiro, Forense Universitária, 2012), p. 63.

à própria sociedade. Foucault[23] aponta nessa direção quando, pensando a Renascença, diz que a natureza das coisas, sua coexistência, o encadeamento que as vincula e pelo que se comunicam não seria diferente de sua semelhança. Mas entre realidade e imagem projetada, como é possível – seria possível? – enumerar um duplo domínio, já que a sua razão de ser é justamente uma espécie de conterraneidade?

A semelhança não é precisamente um código genético das coisas, as coisas mesmas são modos de marcação dotados de uma potência e fluidez extraordinárias, o que nos leva ao raciocínio de que ela não se presta a categorias no formato significante-conteúdo. A semelhança é sim uma dobra do ser. Ela é, em uma única figura, as leis de afinidade, o domínio das marcas e o conteúdo assinalado. Paracelso compara tal "duplicação fundamental do mundo à imagem de dois gêmeos 'que se assemelham perfeitamente, sem que seja possível a ninguém dizer qual deles trouxe ao outro sua similitude'".[24] Por exemplo, o homem há de ser, como o firmamento, um "constelado de astros": "Seu céu interior pode ser autônomo e repousar somente em si mesmo, sob a condição, porém, de que, por sua sabedoria, que é também saber, ele se torne semelhante à ordem do mundo, a retome em si e faça assim equilibrar no seu firmamento interno onde cintilam as estrelas invisíveis. Então, essa sabedoria do espelho envolverá, em troca, o mundo onde estava colocada; seu grande elo girará até o fundo do céu e mais além; o homem descobrirá que contém 'as estrelas no interior de si mesmo (...), e que assim carrega o firmamento com todas as suas influências'".[25]

Talvez daí a preferência por partos durante a lua cheia e a lua nova, em detrimento das luas crescente e minguante, que são as piores luas. Ou a poda preferida na lua nova, ao passo que a poda durante a lua crescente mirra os frutos.[26] Daí o plano piloto das povoações que originam as cidades romanas, orientadas por duas fartas avenidas principais que se cruzam, o *cardo* e o *decumanus*, respectivamente: "duas linhas traçadas pelo

---

23 Cf. Michel Foucault, *As palavras e as coisas* [1966], 2007, p. 40.

24 Citado em idem, p. 27.

25 Paracelso, *Liber Paramirum* [1531], trad. francesa Grillot de Givry (Paris, 1913), p. 3, citado em Michel Foucault, *As palavras e as coisas* [1966], 2007, p. 28.

26 Cf. Ptolomeu, *Tetrabiblos* [c. séc. I], trad. inglesa J. M. Ashmand (London, W. Foulsham & CO., 1917), p. 3. Tradução nossa.

littus do fundador, de norte a sul e a de leste a oeste, que serviam como referência para o plano futuro da rede urbana. (...) Nestas o agrupamento ordenado pretende apenas reproduzir na terra a própria ordem cósmica".[27]

Talvez não se possa falar em princípios fundamentais para um código da medicina luso-brasileira no período colonial. Mas tampouco é absurda a proposta de fixar Hipócrates como o grande instaurador de discursividade, espécie de lei que anima a possibilidade infinita dos discursos que a ele pedem fiança e dele se valem como herói e veículo. Hipócrates – não precisamente o autor como esquema de inteligibilidade que reside soberano sobre um *corpus* filosófico, mas o regime de discursividade a ele associado – como um fornecedor fundamental de um modo de ser do discurso médico e da epistemologia médica até, ao menos, meados do Setecentos. Quando Romão Mosia Reinhipo escreve seu *Tratado único das Bexigas e Sarampo* (1683) e apresenta os meios práticos para enfrentar as enfermidades que faziam estragos em Recife, adverte quanto às razões e porquês de os cometas exercerem mais efeitos na América, produzindo Bexigas, que em outros Reinos do mundo.

> A razão parece fácil, e é: que como as Bexigas nascem da ebulição, ou fervor do sangue, e o clima do nosso Brasil seja naturalmente quente, e úmido, mais capaz para estes fervores, junto com o incêndio do Cometa, faz mais os seus efeitos nesta América com estes fervores, produzindo Bexigas, e Sarampos, do que nos outros Reinos, onde produzem guerras, e outros efeitos semelhantes. (...) Advertência, que razão há para que nos outros Reinos haja todos os anos Sarampos, e Bexigas, daquelas, que chamam esporádicas, que são as que vêm por causa interna, e compreendem a pouca gente, e não por influxo celeste, a que a chamamos Epidêmicas, que são as que comumente vêm ao Brasil, e ofendem a todos.[28]

O *Tratado* versará não só nos termos de uma lição de meteorologia, das modificações atmosféricas em seu encadeamento com um influxo celeste capaz de liberar efeitos destrutivos seja no curso da peste, seja no destino dos tronos. Nessa versão tardia da prática hipocrática a percepção do processo mórbido baliza o

---

27 Sérgio Buarque de Holanda, *Raizes do Brasil* [1936], 26ª ed. (São Paulo, Cia. das Letras, 1995), p. 97.

28 Romão Mosia Reinhipo, *Trattado Unico das bexigas e sarampo, oferecido a D. João de Sousa* (Lisboa, na oficina de João Galrão, 1683), p. 12.

traçado onde aparece inserido o raio de visibilidade médica. Não é só uma concepção não ontológica e sim dinâmica da doença, é, ademais, a consideração dinâmica e totalizante de um corpo dotado de todos os meios para a cura.

> Eu responderia que, como o clima do Brasil é tão cálido, e tão úmido, e os poros dos corpos, que nele habitam, andem sempre abertos, suando e tressuando; nesta evacuação do suor, gastam alguma porção do humor, que lhe podia servir de matéria para a Bexiga, e para o contágio, o que não acontece nos outros Reinos, porque como andam com os poros da carne mais fechados, não gastam, como no Brasil, aquela porção de humor, que lhes servem para padecerem lá todos os anos as Bexigas, e no Brasil só uma influência dos astros, e um agente tão poderoso, como é um Cometa, as faz produzir epidemicamente, ofendendo a tantas criaturas.[29]

Quando, indo a praias e águas alheias, um Rosa ou um Reinhipo atracam no porto de Recife, eles chegam inexperientes sobre como as estações do ano deformam ou conservam tal ou qual região, desconhecem como se manifesta o inverno, se é seco e boreal, se a primavera é chuvosa, austral. Naturalmente não discernem que em cidades com esses atributos o verão procura ser propício às febres e produz oftalmias e disenterias em boa escala. Ignoram igualmente, diria Hipócrates, que se o Recife estiver voltado para os ventos quentes – que ocorrem entre nascente e ocaso hibernais do Sol – e resguardado dos ventos vindos das Ursas, as águas serão um pouco salgadas, quentes no verão e frias no inverno, e naturalmente nos homens com mais de 50 anos os fluxos que sobrevêm do cérebro tornar-se-ão na maioria das vezes hemiplégicas. Quer dizer, aquele médico que chega em terra estrangeira precisa estar atento a seus mistérios: "à posição dela, a como está assentada, e aos ventos e aos nascentes do sol; pois não podem ter a mesma propriedade a cidade que está voltada para o bóreas e a que se volta para o noto, nem a que se volta para o sol que se ergue e a que se volta para o sol se pondo".[30] O tratado dos *Ares, Águas e Lugares* se vale da observação dos fenômenos da atmosfera (ou causas meteorológicas) para julgar em

---

29 *Ibidem,* p. 13.

30 Hipócrates, *Textos hipocráticos: o doente, o médico e a doença* [c. séc IV a.C.], trad. Henrique Cairus e Wilson Ribeiro (Rio de Janeiro, Ed. FIOCRUZ, 2005), p. 94 (*Ares, águas e lugares* §I.1.)

quais elos desencadeia-se a produção de doenças. Da intempérie dos dias, das estações, dos anos, provêm doenças epidêmicas. "Igualmente Galeno observa que desde que as estações sejam bem regradas, não há nem peste, nem epidemia, mas somente doenças que dependem da dieta".[31]

A Cosmografia no Seiscentos é a descrição universal do mundo, seu domínio compreende os quatro elementos – a Terra, a Água, o Ar, o Fogo –, o Sol, a Lua e todas as Estrelas, e tudo o que está cercado e coberto pelo céu. Primeiramente, traça os círculos de que dispõe a esfera celeste. "A região celeste (a qual os filósofos chamam quinta essência), é de uma substância invariável, sem mudança ou alteração, e é dividida em dez esferas ou círculos".[32] Pela distinção das esferas se extrai a medida e a distância entre os lugares, a diversidade dos dias e noites, as quatro partes do mundo, o movimento, a nascente, o poente das estrelas, a proporção dos climas e demais caracteres da dimensão sublunar. Seus astrônomos dividiram a largura da Terra em sete fatias, outros em nove, cada uma dessas recebendo o nome de Clima. Clima é um espaço da terra compreendido entre duas linhas paralelas, "o qual vemos mudar a cada meia-hora, para que o dia vá se tornando cada vez mais desigual. (...) Tanto mais um clima está numericamente distante do equinocial, tanto mais as unidades de meia-hora avançam no curso do dia de doze horas".[33] Nessas condições, o primeiro Clima se chama *dia meroës*, porque *dia* em grego significa "por" e Meroe é uma cidade da África, e esse Clima passa por essa cidade. O segundo: *dia Syenes*, porque o meio dele passa por Siena, uma cidade do Egito sob o trópico de Câncer. O terceiro Clima chama-se "por Alexandria" e assim por diante. O que é notável e exige atenção não é a facilidade de algum tipo de passagem permeável entre região celeste e mundo elementar, como se fosse necessário supor alguma causa física, por exemplo, um meio etéreo ou uma matéria sutil cartesiana que faz papel de veículo ou comunica, de uma esfera à outra, a influência mórbida. O que se dá entre mundo celeste e elementar é muito mais a disposição de uma rede complexa de semelhanças alojada em uma língua

---

31 Cf. Louis Lépecq de La Cloture, *Observations sur les maladies epidémiques* (Paris, De l'imprimerie de Vincent, 1770), p. XCVII. Tradução nossa.

32 Pierre Apian, *La Cosmographie* (Paris, par Vivant Gaultherot, 1551), p. 9. Tradução nossa.

33 *Ibidem*, p. 9.

natural. A semelhança funcionou como condição de possibilidade para uma medicina luso-brasileira que, ao seu modo peculiar, serviu-se de Hipócrates. Daí os climas, as causas meteorológicas e os fenômenos atmosféricos tenderem a ser não primeiramente tema ou fonte indefinida de saber, mas quem sabe um possível solo homogêneo de diferenças emergentes e identidades ordenáveis.

No ano de 1685, segundo o *Tratado único da constituição pestilencial de Pernambuco*, um eclipse da Lua sucedeu um eclipse Solar. Três anos antes Reinhipo descrevia como um agente tão poderoso como um Cometa produz as Bexigas em certa constituição, em função do jogo de semelhanças entre os astros e a realidade sublunar. O bexiguento, um amarelento, é um constelado de astros, ele carregará o firmamento consigo em todas as suas influências. Onde entra o médico? Ao médico é aconselhável assistir ao doente e não prescrever drogas de acordo com seu gosto pessoal, muito menos fazer incisão antes que se passem os dez dias. O médico observa o levante dos astros, ele profetiza as pestes tal como as antenas meteorológicas modernas preveem tempestades. Seu raio de ação é sempre estar à espreita do "conhecimento das mudanças das estações, e dos nascimentos e ocasos dos astros, e de como cada um deles ocorre", sabendo "de antemão como será o ano".[34] É preciso estar atento para obter bom êxito na arte hipocrática, ser um conhecedor prévio das ocasiões oportunas ou inapropriadas para a saúde. Com efeito, pode um médico julgar serem esses temas "muito estratosféricos", mas deve assumir como sua a opinião de "que a astronomia tem lugar na medicina, e não um lugar pequeno, mas realmente grande; pois as cavidades mudam nos homens de acordo com as estações do ano".[35] A semelhança entre corpos humanos e astros será "base dos estudos fisiognomônicos, que propunham interpretar o corpo e o comportamento humano fundamentado nas 'assinaturas' deixadas pelos corpos celestes"[36] desde o marco fundamental da Criação. "A teoria hipocrática baseava-se na correspondência isomórfica entre a ordem do cosmo e o equilíbrio do organismo, que se exprimia em um poder natural

---

34 Hipócrates, *Textos hipocráticos*, 2005, p. 95.

35 *Ibidem*, p. 95.

36 Jean Luiz Nevez Abreu, *Nos domínios do corpo: o saber médico luso-brasileiro no século XVIII* (Rio de Janeiro, Ed. FIOCRUZ, 2011), p. 59.

de correção de desordens: a *vis medicatrix naturae*. Para a fisiologia humoral, portanto, a ideia de doença se expressava como desequilíbrio do organismo em face da ordem da *physis*. Buscando reconstituir o equilíbrio humoral rompido pela desarmonia entre o meio interno e o ambiente envolvente, a terapêutica – basicamente expectante – dependia tanto do médico como da sujeição do paciente ao processo de cura".[37]

O corpo humano não é unidade. Diz-se, pois, que a natureza humana não é alguma entidade monista, não é ar, nem fogo, nem água ou quaisquer unidades exclusivas da física antiga. O homem não é uma unidade, pois se assim o fosse não haveria de sofrer e não cairia enfermo. Mas quando as quatro substâncias do corpo (o sangue, o fleuma, a bile amarela e bile negra) entram em desarranjo, quando os humores, contra a natureza do corpo humano, esfriam-se, esquentam-se, secam ou umedecem, eis que se sucedem doenças. E as doenças não são outra coisa senão uma desarmonia ou colapso na ordem dos humores, seja no tocante às proporções, propriedades ou quantidades. É tarefa do médico fazer vigília, "pôr-se em oposição à constituição das doenças, às características físicas, às estações e às idades, e relaxar o que estiver tenso, retesar o que estiver relaxado".[38] Por exemplo: "as doenças que engendram repleção, a evacuação as cura; as doenças que surgem pela evacuação, a repleção as cura; as que são oriundas do exercício, a pausa cura; e as que são geradas pela inércia, cura-as o exercício".[39] Ora, as doenças "provêm umas das dietas, outras do ar, o qual inspiramos para viver"[40], porque quando muitos são ao mesmo tempo tomados por uma só doença, quando se instaura uma *epidemia*, deve-se atribuir a causa ao ar, porque é o que há de mais comum, aquilo de que todos nos servimos em comunhão. E mesmo no instante em que se instaura a carnificina da peste, o bom médico vem a ser filósofo virtuoso e seguro de que é a natureza quem sozinha cura as doenças. Pois o que faz o médico versado em Hipócrates no contexto da epidemia? Ele é uma farmácia de

---

37 Flavio Coelho Edler, *A Medicina no Brasil Imperial: clima, parasitas e patologia tropical* (Rio de Janeiro, Ed. FIOCRUZ, 2011), p. 30.

38 Hipócrates, *Textos hipocráticos*, p. 46 (*Da natureza do homem* §9).

39 *Ibidem*, p. 46.

40 *Ibidem*, p. 46.

regimes de vida, um balcão de comércio de sabedoria: é aconselhável não "mudar as suas dietas (...); estar atento ao corpo que emagrece e se enfraquece ao máximo (...); porque se muda rapidamente a dieta, o elemento mais novo torna-se um perigo no corpo; mas é preciso manter as dietas como estavam, quando parecem em nada prejudicar".[41]

Corpo aberto com poros e cavidades que fazem transbordar e jorrar humores em porções. Um corpo enquanto ponto de partida para a produção e fluxos de humores, ponto de chegada para a interceptação de venenos, vapores e qualidades comunicadas dos Astros, lugar de discórdia. Como lugar de interseção e ponto de corte dessas qualidades, ele é sua condição de hiância, um sempre estar em estado de mudança com tendências ao equilíbrio. O corpo-microcosmo é um corpo de ordem diversa quando temos em mãos o seu sistema de interações dinâmicas com a atmosfera. Porque, tratando-se das epidemias, são justamente as intempéries climáticas as responsáveis por romper o equilíbrio humoral e instaurar alguma desarmonia entre meio interno e esferas envolventes.

O *Tetrabiblos* de Ptolomeu já interrogava ser ou não possível desenvolver um prognóstico da disposição do corpo humano pelo conhecimento acurado da qualidade das estações.[42] "Através da configuração celestial, (...) o tipo corpóreo e a capacidade mental da qual a pessoa é dotada desde o berço podem ser anunciados".[43] Brás Luís de Abreu, em seu *Portugal Médico* (1726), dizia que os homens dotados de compleição saturnina tinham com frequência a estatura do corpo "grossa, avultada e grave, mas com alguma improporção a respeito das partes que a compõe": o rosto é vertical e gordo, a cabeça em um arredondamento estabanado, os olhos negros e góticos, "centralmente dispostos, um maior que o outro", "o nariz grande, descarnado e agudo".[44]

---

41   *Ibidem*, p. 47

42   "O que impediria esse pesquisador cuidadoso de compreender também a qualidade geral da idiossincrasia de cada um dos homens (por exemplo, qual é o seu tipo de corpo e qual é o seu tipo de alma), com base no seu ambiente de nascimento? E de compreender também os eventos de cada momento, tendo em vista que, por um lado, um tipo de ambiente é proporcional a um tipo de temperamento e pode contribuir para a saúde, e, por outro lado, outro tipo de ambiente é desproporcional e contribui para a adversidade? Portanto, através desses e de semelhantes argumentos, pode-se compreender que esse tipo de conhecimento é possível." Ptolomeu, *Tetrabiblos*, p. 6 da versão inglesa, tradução de Marcus Reis, *Caderno de História e Filosofia da Ciência*, Campinas, série 4, vol. 1, n. 2, jul.-dez. 2015, p. 315.

43   Ptolomeu, *Tetrabiblos*, p. 4-5. Tradução Nossa.

44   Citado em Jean L. N. Abreu, *Nos domínios do corpo*, 2011, p. 57.

A noção de *medicina das semelhanças*, que forjamos a fim de caracterizar o registro tardio da prática hipocrática em Portugal, baseia-se em um duplo valor, que até aqui quisemos atribuir na forma de conceitos: primeiramente, certa percepção historicamente situada da peste, o reconhecimento de que a peste estaria associada a mudanças do aspecto do céu. Logo, era competência do médico o manejo da astronomia, a fim de manter claro o jogo das semelhanças que envolve surtos epidêmicos e influxos celestes. Papel, portanto, importante esse dos fenômenos atmosféricos, ou da posição dos astros, para uma medicina que reclama a tarefa de antecipar, na forma de presságios, as pestes, pelo recurso à astronomia. Em seguida, a noção de corpo-microcosmo, se por um malabarismo conceitual nos for possível dizer, em relação ao microcosmo, que a menção a alguma escala ou proporção não é o mais fundamental. O corpo-microcosmo, pensamos, funciona como zona de indistinção ou conflito entre um corpo interno ou autônomo e a ordem do mundo. A consideração dinâmica, diferencial e totalizante de um corpo, para quem a doença significaria um colapso reversível da ordem dos humores, está ligada à própria dinamicidade da doença. O colapso, por sua vez, no caso das epidemias, tinha a ver com a qualidade das interações dinâmicas do corpo com as causas meteorológicas. O que nos leva a pensar que os dois valores invocados na forma de conceitos não deixam de ser como duas faces de uma só moeda.

O procedimento cartesiano tende a preparar terreno para outra ordem de coisas,[45] pelo menos no plano filosófico. Hobbes

---

45 Não nos deve causar surpresa o fato de que Descartes e Hobbes sejam contemporâneos da publicação de boa parte dos Tratados de medicina luso-brasileira aos quais fizemos menção. Pelo menos dois motivos justificam o fato de os médicos formados em Coimbra não participarem, até talvez início do XVIII, dos circuitos de transformações nos estudos de anatomia em outras regiões da Europa. Em primeiro lugar, um sistema de conhecimento esgotado na interpretação e no comentário dos cânones, o que manteve à margem dos currículos as experimentações anatômicas animadas pelo mecanismo. O currículo do ensino de medicina na Universidade de Coimbra foi durante muito tempo tributário, quase que exclusivamente, da leitura e comentário dos autores da Antiguidade – principalmente Hipócrates, Galeno e os comentadores árabes, como Avicena. O comentário foi técnica pedagógica por excelência na Escolástica e, por essa via, existia como uma tecnologia de controle dos discursos. Ele, mais fundamentalmente, mantinha aceso e em movimento um sistema de conhecimento que não teria tanto a ver com demonstração ou classificação e sim com o interpretar. E porque o objetivável do comentário de Hipócrates seria um programa de semelhanças entre o texto primeiro (que quase assumia *status* de transcendental) e o infinito das interpretações, não era intenção do ensino da medicina instaurar novos saberes, mas preparar profissionais competentes para atuar segundo o conhecimento, a memória e a proliferação do já dito. "O comentário", diz Foucault, "se assemelha indefinidamente ao que ele comenta e que jamais pode enunciar (...), assim a tarefa infinita do comentário se assegura na promessa de um texto efetivamente escrito,

publicava o *Leviatã* (1651) em Londres, sete anos após Descartes ter publicado os *Princípios de Filosofia*. Figura na introdução do livro de Hobbes: "Pois o que é o coração, senão uma mola; e os nervos, senão outras tantas cordas; e as juntas, senão outras tantas rodas, imprimindo movimento ao corpo inteiro, tal como foi projetado pelo Artífice?"[46] Sabe-se como Descartes compara o coração a um relógio, afirmando que o sangue circula no corpo como os contrapesos movem engrenagens. Também as árvores produzem frutos como os relógios indicam as horas. O que vemos nascer aos poucos é a imagem do corpo extensivo. Trata-se da assimilação do funcionamento do corpo à tecnologia do dispositivo mecânico, substituição do corpo constelado pelo jogo de ligações mecânicas;[47] substituição do corpo-microcosmo pela *res extensa* integrada pela coisa pensante; substituição da semelhança entre corpo-microcosmo e conjunção de astros por uma analogia entre espantalhos autômatos e corpo humano. É como se em Descartes o real repetisse certa estrutura mecânica, e essa tese é favorecida pela unicidade da matéria e pela identificação da matéria à extensão: os movimentos dos órgãos estão encadeados como engrenagens de um corpo autômato porque as regras da Mecânica são as regras da Filosofia Natural e as coisas artificiais não diferem das naturais.

que um dia a interpretação revelará por inteiro." Cf. Michel Foucault, *As palavras e as coisas* [1966], 2007, p. 57-8. O segundo motivo para o aparecimento tardio dos valores que já haviam ativado a modernidade filosófico-científica em França e Inglaterra talvez tenha sido a Igreja. A impressão e a circulação, em Portugal, dos tratados de medicina nos séculos XVII e XVIII exigiam como pré-requisito uma listagem de Licenças do Santo Ofício, que serviam para assegurar que o livro não continha matéria que contrariasse a fé e os bons costumes católicos. "Em Portugal, não só a medicina teria ficado alheia à maior parte dessas renovações, como também as demais ciências continuaram a se fundamentar nos princípios aristotélicos e na tradição escolástica (...). Esses autores e comentários de suas obras eram obrigatórios nos cursos, submetidos a uma concepção sacral e teológica do saber. Segundo os princípios do Tomismo, vigentes na cultura ibérica até o século XVIII, a inteligência primeira que tudo ordenava era Deus. Sendo assim, as ações humanas transcendiam o próprio homem. Em razão dessa premissa, as ciências naturais não encontraram um espaço de autonomia, pois as leis relativas a esse mundo sublunar não poderiam explicar o supralunar, não autorizando 'uma superposição epistemológica das ciências físicas e naturais sobre a teologia'. (...) Apesar da relativa 'abertura' dos jesuítas no restante da Europa, que propunham conciliar as doutrinas aristotélicas com a ciência nos moldes do cartesianismo, o ensino em Portugal não incorporou tais mudanças. Em 1746, o reitor do Colégio de Artes determinava por meio de um edital a proibição em ensinar e defender as 'opiniões recebidas ou inúteis (...) como são as de Renato Descartes, Gassendi, Newton (...) ou quaisquer outras conclusões, opostos ao sistema de Aristóteles'". Cf. Jean L. N. Abreu, *Nos domínios do corpo*, 2011, p. 18-9.

46   Thomas Hobbes, *Leviatã* [1651], trad. João Monteiro e Maria da Silva, 2ª ed. (São Paulo, Abril Cultural, 1979), p. 5.

47   Cf. Canguilhem, Georges Canguilhem, *O conhecimento da vida* [1952], 2012, p. 122-123.

Canguilhem sugere ser essa compreensão da analogia entre máquina e organismo algo inseparável do próprio *cogito*: "A distinção radical da alma e do corpo, do pensamento e da extensão, acarreta a afirmação da unidade substancial da matéria, seja qual for a forma afetada por ela".[48] Em outras palavras, um binômio metafísico requer a positividade de cada um dos atributos que compõem a natureza do homem. O homem é composto de *cogito* e da extensão do corpo.

Era antes o coração humano o sol da esfera humana, os olhos as estrelas, "as vistas meteoros, as iras raios, os mugidos trovões, os flatos ventos; as lágrimas chuveiros, as palpitações terremotos, e tempestades as aflições".[49] Pela imagem dos autômatos, os corpos, privados de qualidades humorais, distinguem-se agora unicamente pela figura geométrica que podem assumir, "tudo quanto pode ser atribuído ao corpo pressupõe a extensão e não passa de dependência do que é extenso".[50] Quebra-se a ordem da *phýsis* como função do corpo.

> Relacionada ao caráter analítico que se imprime à racionalidade científica moderna há a proliferação, a partir de 1650, dos termos derivados do vocábulo "órgão" – organização, organizado, orgânico, organismo –, o que mostra a tentativa de filósofos e médicos no sentido de encontrar uma ordenação capaz de explicar a vida. O organismo passou a representar uma *ordem de relações entre as partes de um todo, um mecanismo*. O ser vivo, a partir de então, foi compreendido por meio do desvendamento do seu funcionamento (...). A ordem dos seres vivos passou a ser concebida como a de uma máquina e pensada mediante as leis da mecânica. Não por acaso foi nessa época que Harvey explicou o funcionamento da circulação sanguínea, comparando o coração a uma bomba hidráulica e analisando-o em termos de volume e fluxo.[51]

Então volumes atomizados, nascerão em pouco mais de um século os indivíduos divorciados do sistema de interações cósmicas.[52]

---

48 *Ibidem*, 2012a, p.118.

49 Jean L. N. Abreu, *Nos domínios do corpo*, 2011, p. 53.

50 René Descartes, *Princípios de Filosofia* [1644], trad. João Gama (Lisboa, Ed. 70, 2006), p. 46.

51 Dina Czeresnia, *Do contágio à transmissão: ciência e cultura na gênese do conhecimento epidemiológico* (Rio de Janeiro, Ed. FIOCRUZ, 1997), p. 23.

52 Já nas histórias naturais do século XVIII, no domínio discursivo aí compreendido, Foucault reconhecerá o conceito de organização atribuído aos entes, um modo de composição de indivíduos complexos a partir de materiais mais elementares, coisa que produzirá um corte no espaço taxinômico. Ao agregado dos sólidos brutos, à justaposição da matéria bruta, opunha-se a composição dos sólidos organizados enredados em um

E o homem tornar-se-á, um dia, organismo. Alguns aspectos do racionalismo serão, entretanto, ligeiramente convertidos em obstáculo epistemológico, para o surgimento de uma medicina moderna como ciência anatomoclínica. Entre esse mecanicismo cartesiano e o nascimento da anatomia patológica mudam aprioristicamente as formas fundamentais de espacialização do corpo como *organismo*. A ênfase migrará, aos poucos, da doença para o doente, da medicina das classificações das espécies patológicas para a objetivação biológica do corpo. É uma espécie de ensaio para uma revolução copernicana acessória. (E quando o fenômeno patológico chegar um dia a ser quantificado como variação mórbida do funcionamento normal do organismo doente, surgirá o problema da vida, da vida não como valor, mas como norma. Porque a noção de vida será drasticamente colonizada pela noção de bem-viver, ou seja, pela *saúde*. E uma ciência do bem-viver não é outra senão a Higiene.) Voltaremos ao fio dessa discussão no terceiro capítulo, e lá será preciso situar de antemão o nascimento dessa experiência outra da doença dentro de uma profunda transformação arqueológica. Para que a Higiene possa se constituir positivamente ela dependerá de uma medicina que disponha de um olhar anatomoclínico, diferente do "olhar cartesiano".[53]

Logo as formas da racionalidade médica penetrarão a maravilhosa espessura da percepção, e o leito do doente, convertido em experiência de laboratório, se abrirá sob o comando de outro regime de visibilidades. Aí, nesse contexto, a relação entre palavras e coisas mudará de figura, e o olhar assumirá o poder de trazer à luz objetividades até então neutralizadas. O surgimento do *organismo* e a biopolítica do corpo medicalizado nos

---

número infinito de partes orgânicas. Uma mutação no sistema de pensamento da história natural "acarreta uma consequência maior: a radicalidade da divisão entre orgânico e inorgânico. No quadro dos seres que a história natural desdobra, (...) a oposição entre o orgânico e o inorgânico torna-se fundamental." Michel Foucault, *As palavras e as coisas* [1966], 2007, p. 318.

53 "Segundo Descartes e Malebranche, ver era perceber (e até nas espécies mais concretas da experiência: prática da anatomia no caso de Descartes, observações microscópicas no caso de Malebranche); mas tratava-se de, sem despojar a percepção de seu corpo sensível, torná-la transparente para o exercício do espírito: a luz, anterior a todo olhar, era o elemento da idealidade, o indeterminável lugar de origem em que as coisas eram adequadas à sua essência e a forma segundo a qual estas a ela se reuniam através da geometria dos corpos; atingida sua perfeição, o ato de ver se reabsorvia na figura sem curva, nem duração, da luz". Michel Foucault, *O Nascimento da Clínica* [1963], trad. Roberto Machado (Rio de Janeiro, Forense Universitária, 1977), p. XII.

interessam tão somente como acesso para tratarmos a higiene geral como ciência do bem-viver, como ciência, a rigor, da saúde moral e física de populações policiadas. Mas até lá tentemos recobrar nossos primeiros caminhos, delimitemos as relações entre "experiência da epidemia no período pré-higienista" e a sucessão dos surtos de febre amarela que varreram a antiga capital do Império, a partir de 1850.

2 . CONSTITUIÇÕES EPIDÊMICAS E PATOLOGIZAÇÃO DO CADÁVER

> *Pode ser que o veneno teatro lançado no corpo social o desagregue, como diz Santo Agostinho, mas à maneira de uma peste, um flagelo vingador, uma epidemia salvadora na qual épocas crédulas quiseram ver o dedo de Deus e que nada mais é senão a aplicação de uma lei da natureza pela qual todo gesto é compensado por outro gesto e toda ação por uma reação (...) O teatro, assim com ao peste, é uma crise que se resolve pela morte ou pela cura. E a peste é um mal superior por ser uma crise completa, não sobrando nada depois dela a não ser a morte ou a purificação.*

— Antonin Artaud, "O teatro e a peste"

No 15 de fevereiro de 1850, a ordem do dia na Câmara traz à tribuna uma série de juízos desencontrados sobre a febre reinante na Corte Imperial. Existem pomos de discórdias constantes entre deputados, médicos diplomados e charlatões das boticas clandestinas: a qualidade contagiosa ou não da moléstia, o dispêndio político, o humor popular associado à confirmação da possibilidade de contágio, a quarentena e seus prejuízos comerciais etc. Mas a epidemia de febre carecia de reputação. Teria sido inédita na cidade do Rio de Janeiro, e mesmo as razões que a enquadram ou liberam do gênero epidêmico são rodeadas pelo descrédito da legislatura. O deputado Cruz Jobim, presidente da Academia Imperial de Medicina, pede urgência para que se imprima um projeto de resolução sobre saúde pública. Urge regularizar em todo o Império e quanto antes um serviço sanitário dos portos e povoações. Será preciso superintender a polícia médica e a higiene pública no que for relativo à limpeza das povoações, das valas, dos aquedutos e matadouros, ao abuso das bebidas alcóolicas, à prostituição, à extinção dos mangues ou quaisquer focos de infecção permanente ou temporária. O projeto faz coro pela fiscalização da prática médica, a expansão do serviço de *cowpox*, um modelo geral para os atestados de óbito a fim de que se produzam estatísticas com mapas necrológicos. Porém, a Assembleia não contabiliza a criação dos conselhos de saúde pública com a mesma pressa com que se avaliarão nos tempos de guerra os gastos com balas, pólvora e saca-trapos. Fala-se em transitar ou passar pelos trâmites, e o projeto empaca, engaveta-se por ora. Não é oportuno – são as vésperas de uma sequência de cataclismos que irão desencadear na Corte empestada a incrível mortandade do ano de 1850. A peste não despertara ainda seus sentimentos escatológicos, é cedo para que os padres ressuscitem o vertiginoso desatino do mundo, o terror público sob prenúncios de fim dos tempos não havia chegado às paróquias. Enquanto ela silencia – porque a princípio a peste caminhava devagar e "com passo certo, quase de uma casa para outra, de uma travessa para outra, e nas casas e nas travessas atacando uma pessoa após outra"[54] – o deputado e médico Paula Cândido, futuro presidente da Junta Central de Higiene Pública, toma a palavra sobre um objeto que de perto nos toca:

> Senhores, como eu entendo que a epidemia atual não é coisa que nos deva surpreender porquanto os caracteres que até agora ela tem apresentado não são assustadores, dando a comparação entre o número dos afetados, e dos mortos, resultado muito favorável, acho-me habilitado para dizer que a epidemia atual é sem dúvida da natureza dessa afecção chamada febre amarela, mas como acontece na epidemia da *cholera morbus*, como acontece durante a influência da peste nos países afetados destes flagelos, acontece também com a epidemia atual; na grande maioria dos casos os doentes se restabelecem (...). A ser pois esta afecção a febre amarela, será isto motivo para causar terror? Não, porque se a febre amarela é mortal em muitos casos, também é mortal o cancro, a tísica, a pleurisia, e outras moléstias, entretanto que elas não

---

54   Roberto Lallement, *Observações acêrca da epidemia da febre-amarela no ano de 1850, no Rio de Janeiro*. (Rio de Janeiro, Tip. Imp. e Const. de J. Villaneuve & Comp., 1851), citado em Odair Franco, *História da Febre Amarela no Brasil* (Rio de Janeiro, Ministério da Saúde/ Dep. Nac. de Endemias Rurais, 1969), p. 38.

causam terror. Eu quero dizer com este argumento que a proporção dos mortos, embora a moléstia seja por sua natureza grave, não deve a ninguém atemorizar; esta proporção é muito pequena. (...) Eu tenho a persuasão, não ouso dizer a convicção, de que a epidemia está muito longe de ser contagiosa, porquanto (...) temos nós visto morrer algum médico no hospital, no Lazareto? Não consta.[55]

No mês de março, a esposa do deputado adoece atingida pela febre e ele se ausenta da Câmara. Um irmão seu, deputado por Minas Gerais, Antonio Cândido, também adoece de febre, e morre. Os trabalhos na Câmara estariam em breve suspensos em função dos estragos realizados. "A enfermidade já se tinha emancipado, tinha já principiado seu passeio terrível pelas ruas".[56]

—

Nesse mesmo 1850, do outro lado do Atlântico, dois médicos franceses travam um duelo na *Revue médicale française et étrangère, journal des progrès de la médicine hippocratique* pela verdade etiológica da febre amarela, doença que o Dr. Sigaud, médico do Imperador, classificara como "patologia intertropical".[57] A par da eclosão da epidemia no Brasil, um desses senhores, o Dr. Dourand-Fardel, traz a seguinte consideração:

Eu gostaria de investigar se, do ponto de vista das grandes epidemias, a peste não é efetivamente para o ocidente o que o tifo é para os climas temperados e frios, e o que a febre amarela é nos climas intertropicais, isto é, a forma especial que de acordo com o clima, engendra espontaneamente influências análogas, de corrupção ou de indiferença nos seres organizados, e consequentemente doenças infecciosas.[58]

As falas de Paula Candido e Dourand-Fardel apontam para a repetição de certa experiência da epidemia, solo comum (que ajuda a esclarecer o porquê de o contágio ser questão inofensiva) que

55 "Câmara dos Srs. Deputados. Sessão em 12 de fevereiro de 1850", *Jornal do Commercio,* Rio de Janeiro, 15 de fevereiro de 1850, p. 1-3.

56 Roberto Lallement, *Observações acêrca da epidemia da febre-amarela,* 1851, citado emOdair Franco, *História da Febre Amarela no Brasil,* 1969, p. 38.

57 Joseph François Xavier Sigaud, *Du Climat et des Maladies du Brésil* (Paris, Fortin, Masson et Cie, Libraires, 1844), p. 215. Tradução nossa.

58 Maxime Durand-Fardel, "Des maladies contagieuses et infectieuses. A propos d'un mémoire de M. Audouard", *Revue médicale française et étrangère, journal des progrès de la médicine hippocratique,* t. II (Paris, 1850), p. 653, tradução nossa.

permitirá em seu fechamento a conjunção de um princípio geográfico e certa etiologia miasmática da doença: "as manifestações febris no caso das chamadas febres essenciais (remitentes, intermitentes e perniciosas) não possuíam uma base anatômica clara e suas lesões eram secundárias e sintomáticas, o que sugeriria uma etiologia especial".[59] Mas há um tema mais decisivo em jogo a respeito da epidemia, pedra de toque para algo que supomos importante. A epidemia, para a patologia de então – a epidemia, pensamos, e não o sentido tardio atribuído à palavra e ao conceito –, não é o estado que uma forma particular de doença atinge quando ganha proporções, também não é modo de ser de uma doença ou modo autônomo de percepção de tal ou qual enfermidade. Em *O nascimento da clínica* Foucault argumenta como o suporte dessa experiência da epidemia não é um tipo específico de doença, "mas um núcleo de circunstâncias. A essência da epidemia não é a peste ou o catarro; é Marselha em 1721, é Bicêtre em 1780; é Ruão em 1769".[60] Emendamos: é o Rio de Janeiro de 1850? Primeiramente a febre não carrega o sentido de sintoma, ela não é sinônimo da pirexia (estado mórbido de elevação anormal da temperatura do corpo). Era a febre epidêmica não um signo clínico que remetia a alguma doença indeterminada. A febre não era um sintoma principal, não era evidência próxima da essência patológica, era algo pelo qual se reconhecia uma série de doenças epidêmicas que recebiam o nome de "febre".[61]

Uma doença – para o neo-hipocratismo do século XVIII – era o esforço ativado pela natureza para evacuar uma matéria mórbida. Se essa matéria deriva em parte de certas partículas do ar que não são análogas aos humores, que se insinuam sobre o corpo e se misturam com o sangue corrompendo-o, no que diz respeito especialmente às *febres*, deve-se interpretá-la como um recurso "para separar do sangue as partículas que o infectam, e evacuá-las pelo curso do ventre, pelas erupções ou outras vias".[62] Entretanto, caso a febre, ou doença específica, ocupe um lugar no rol de uma dada circunstância sanitária, adquire

---

59   Flavio C. Edler, *A Medicina no Brasil Imperial: clima, parasitas e patologia tropical*, 2011, p. 94.

60   Michel Foucault, *O Nascimento da Clínica* [1963], 1977, p. 26.

61   Cf. *ibidem*, p. 183.

62   Thomas Sydenham, *Médicine Pratique* (Paris, chez Théophile Barrois le jeune, 1784), p. 3, n. 4, tradução nossa.

nessa passagem a essência da morbidez epidêmica. Na temporada que marca o fenômeno epidêmico, a epidemia ganha status de uma entidade nosológica com uma história própria, de maneira que o lugar de origem da verdade de uma doença haverá de ser a "constituição epidêmica" na sua condição de acontecimento datado. Ou seja, a verdade da enfermidade epidêmica não pertence a lesões ou agentes microbióticos. A produção das diversas febres, uma vez que epidêmicas, não é atribuída a índices mórbidos alojados nos órgãos e tecidos; ela tampouco se confunde com causas atmosféricas ou com o atributo de a muitos encomendar a sepultura.

No curso da epidemia, era o território que assumia a constituição epidêmica. Era a cidade, em sua forçosa materialidade, mas apenas sob a perspectiva de ser um território dinâmico, território, e não tanto o *ethos* do indivíduo sitiado, que emerge como objeto da disciplina médica. Para que haja epidemia, encomenda-se que mate a muitos, sendo dos mortos a maior parte, mas, para que a essência perniciosa esteja instalada, basta que o território tenha assumido naquele ano um determinado perfil sanitário.

Em 1852, quando das idas e vindas dos surtos de febre amarela que se arrastarão pelo menos até 1857, o procônsul britânico John J. C. Westwood certifica à Vossa Majestade da ineficiência das práticas de segregação, alvos permanentes do desespero da classe mercantil. Uma economia de estrutura agrária e exportadora, orgulhosa do salto desenvolvimentista ensaiado na época áurea dos saquaremas, não sairia ilesa após assaltos periódicos de epidemias. O ano de 1850 é marcado não só pela Lei Eusébio de Queirós, que proíbe tráfico de africanos escravizados no Império, ou pela regulamentação do acesso à terra e o fim do regime de posses na letra da Lei de Terras: nesse ano terá também início a primeira linha regular de vapores para Grã-Bretanha partindo do Brasil, privilégio entregue à inglesa *Royal Mail Steam Packet Company*. Ora, somente no ano da grande epidemia, a Inglaterra remetera 3.000.000 de libras de produtos manufaturados para o Império. O café é a cultura brasileira que melhor navega o Atlântico desde a década de 1840, coisa que não se explica apenas pelo consumidor inglês. A maior parte das exportações de café escoava para os Estados Unidos. É, por sua vez, de Nova Orleans, em 30 de setembro de 1849, que chegara à Bahia o brigue com o gérmen da epidemia, conforme exaustivamente notificado pela imprensa. A febre amarela manterá de sobreaviso a gestão de equilíbrio da balança comercial por longa data. Mais tarde, no ano de 1872, boatos de que uma nova epidemia de febre amarela reinava em terras imperiais acabaria por gerar não só embargos comerciais, mas verdadeiros embaraços diplomáticos com Argentina e Uruguai. Via de regra o estado de quarentena nunca deixou de ameaçar interesses de negociantes britânicos, traficantes de escravizados e latifundiários nacionais, estes quase sempre atolados em dívidas com casas bancárias estrangeiras que forneciam crédito para custeio da lavoura de café e cana.[63] Daí a vontade do legislativo, nem sempre realizada, pela suavização de práticas policiais de quarentena no porto a partir desse período. A presença da polícia na zona portuária é comercialmente indesejada. É então de se esperar que o comentário do procônsul John J. C. Westwood não esteja livre de suspeitas, visto o papel da Inglaterra no monopólio do mercado mundial e, especialmente, na restruturação de um novo pacto colonial[64] – dentro da ordem capitalista oitocentista – com a economia brasileira. No relatório do consulado publicado pela Comissão Geral de Saúde, Westwood argumenta que qualquer que venha a ser a natureza da febre amarela, ela "é local e endêmica na sua origem". Ou seja, não há argumento que sustente o juízo de que a epidemia fora importada: "julgamos que ora é opinião geral e unânime de acordo com o que se tem demonstrado" que *quarentenas* e *cordões sanitários* não oferecem proteção real contra a introdução e o desenvolvimento da febre amarela. Por quê? Pois "as condições que influem na localização da febre amarela são sabidas, definidas e em grande parte removíveis" – e como se parafraseasse Paula Cândido: essas condições "são substancialmente as mesmas que as causas locais da Cólera e de todas as outras moléstias epidêmicas".[65] O que nos permite

63 Cf. Raimundo Faoro, *Os donos do poder: formação do patropato polótico brasileiro vol. 2* [1958], 10ª Ed. (São Paulo, Globo, 2000), p. 3-43.

64 "A *preeminência britânica* motivava o comentário de Sérgio Teixeira de Macedo, ministro brasileiro na Grã-Bretanha, em 1854, de que 'o comércio entre dois países é movimentado pelo capital inglês, em navios ingleses e por firmas inglesas. Os lucros, (...) os juros sobre o capital, (...) o pagamento dos prêmios de seguros, as comissões e os dividendos provindos das operações financeiras, tudo é carreado para o bolso dos ingleses'." Ilmar Rohloff de Mattos, *O tempo saquarema* (São Paulo, HUCITEC, 1987), p. 16.

65 BR RJAGCRJ 8.3.7 Fundo Câmara Municipal – Série Higiene Pública (Higiene e Saúde

então traçar esse paralelismo entre as causas locais da Cólera, as causas locais do tifo nos climas temperados, o diagrama da febre amarela nos climas intertropicais?

Há casos regulares das doenças epidêmicas acompanhados dos mesmos sintomas e fenômenos em cada organismo – essas são epidemias que, "por um instinto secreto da Natureza, a exemplo de certos pássaros e de certas plantas, acompanham tempos particulares do ano".[66] Há, do contrário, surtos esporádicos de epidemias de disenteria, câmaras de sangue, diarreia ou tifo que parecem simular vez em quando a providência de uma praga bíblica. Falar em "estado sanitário" local era falar das epidemias que grassaram uma província, ou seja, quando um órgão do governo emitia um relatório anual sobre o estado sanitário de alguma província do Império, o que se fazia era notificar a respeito de quais moléstias adquiriram caráter epidêmico naquele ano, o número das vítimas, o grau de intensidade do achaque etc.[67] O "estado sanitário" de uma cidade não correspondia à causa ou condição propícia para a moléstia, mas à própria constituição de uma epidemia que variava, obedecendo ou não a ciclos. Dentro desse contexto, até mesmo uma cifra estatística da "salubridade" de um país como o Brasil se fazia calcular de acordo apenas com o número proporcional de doentes e mortos comparado ao índice de doentes e mortos de outro país tomado como unidade de medida.[68]

Nessa dinâmica se insere um importante nome da medicina do séc. XVIII, o "Hipócrates Inglês"[69] como bem o diz Dr. José Pereira Rego: Thomas Sydenham. Foucault acomoda Sydenham como fundador do pensamento da medicina classificatória[70] no século XVIII, mas é ele também talvez o pilar desse sistema de pensamento que alguns historiadores da ciência identificam

---

Pública / Avisos / 1850-1854), p. 660-2. Grifo nosso.

66   Thomas Sydenham, *Médicine Pratique,* 1784, p. XXIII, n.11. Tradução nossa.

67   Ver os relatórios sobre o estado sanitário das Províncias do Maranhão, Pará, Bahia, Pernambuco e Sergipe durante o ano de 1856, escritos pelas respectivas Comissões d'Higiene à Junta Central d'Higiene Pública e reproduzidos pelo presidente da Junta, Dr. Francisco Paula Candido, 15 de Abril de 1857. (ARQUIVO NACIONAL. MAÇO IS 4-24 / Série Saúde - Higiene e Saúde Pública - Instituto Oswaldo Cruz).

68   Cf. Flavio C. Edler, *A Medicina no Brasil Imperial*, 2011, p. 66.

69   José Pereira Rego, *Historia e Descripção da Febre Amarella Epidemica que grassou no Rio de Janeiro em 1850* (Rio de Janeiro, Typographia de F. de Paula Brito, 1851), p. 66.

70   Cf. Michel Foucault, *O Nascimento da Clínica* [1963], 1977, p. 23.

como a "topografia médica". Só que apesar da alcunha de discípulo de Hipócrates, ele parece ter medido os limites pessoais do seu hipocratismo. Sydenham empenhou-se em observar por um tempo, embora inutilmente, as constituições meteorológicas para deduzir constituições médico-epidêmicas. Não podendo encontrar nas primeiras a causa completa das segundas, buscou nas qualidades ocultas e secretas do ar um *divinum quid* capaz de estabelecer isso que quis chamar de *constituição geral* ou *constituições anuais*, uma vez que a cada ano se produz particularmente uma ou outra epidemia como resultado da alteração secreta ou degeneração das qualidades do ar. Diferentemente do pensamento médico hipocrático, atribui-se à constituição geral "o poder de dominar todas as outras doenças imprimindo-lhes seu gênio particular, de sorte que, durante o reino de uma constituição epidêmica inflamatória, todas as doenças assumirão esse tipo".[71] Por exemplo, uma pneumonia poderá tornar-se, nesse sistema, "inflamatória, biliosa, pútrida, e reclamar tratamentos diferentes. Esse mesmo gênio epidêmico poderá assim criar, em cada detalhe, doenças especiais, que imprimem então seus caracteres em todas as doenças sazonais".[72]

No vocabulário taxonômico que é caro a Sydenham, as doenças epidêmicas formam uma *família*, que se divide em duas *classes* em função dos equinócios: doenças de primavera e de outono. A *cholera morbus*, por exemplo, é uma *espécie* que integra as doenças epidêmicas de outono, porque inaugura seu domínio no mês de agosto e dura o mês. Mas particularmente, no tocante às febres, "(...) a maior parte das que são *contínuas* não possuem nenhum nome particular, uma vez que dependem da constituição geral. Os nomes que as distinguem entre si são tomados de alguma alteração considerável no sangue ou de algum sintoma mais evidente. É só neste sentido que são chamadas *pútridas, malignas* etc. Mas já que ordinariamente cada constituição, além das febres que provoca, tende a provocar ao mesmo tempo outra doença mais epidêmica e de maior consequência, tais como a peste, a varíola e a disenteria, eu não sei por que essas febres não derivariam seus nomes da constituição

---

71 Adolphe Motard, *Traité d'Hygiène Générale – Tome Second* (Paris, J. B. Baillière et Fils, 1868), p. 527-8. Tradução nossa.

72 *Ibidem*, p. 527-8

que as faz eclodir, e sim uma alteração qualquer do sangue ou sintoma particular que pode ser encontrados igualmente em febres de uma outra espécie".[73]

As epidemias não estão ligadas a causas mórbidas produzidas pelo organismo. É coisa evidente, dirá Sydenham, que todo homem que for para as regiões onde reina uma febre epidêmica será atacado ao fim de alguns dias, goze ele ou não da mais perfeita saúde do mundo.[74] A febre epidêmica pertence à lógica das constituições variáveis que qualificam cada ano em sua inconfundível especificidade. Uma constituição geral epidêmica não tem origem no calor, no frio ou na umidade, mas depende de "mudanças ocultas e inexplicáveis dentro das entranhas da terra. O ar se torna infectado de perniciosas exalações que causam esta ou aquela enfermidade".[75] Essa sorte de doença que reina durante uma constituição do ar específica e em nenhuma outra é justamente a das doenças denominadas "epidêmicas". Elas derivam de alguma alteração secreta e inexplicável do ar que infecta o sangue. Isso significa que a epidemia não depende de alguma qualidade particular do sangue e dos humores, senão ao longo do tempo que dura o contágio, se por contágio entendermos a ação através da qual o ar infectado imprime uma qualidade perniciosa no sangue e nos humores. As doenças vêm em parte de certas partículas do ar que não são análogas aos humores e que se insinuam sobre o corpo, e se misturam com o sangue infectando-o e corrompendo-o.

Após os ciclos dos anos, no curso dos quais a influência de uma constituição geral reina em uma cidade, um novo espaço-tempo se instaura e sob nova superfície emerge uma nova constituição geral. "Cada qual e todas estas constituições gerais assumem a melancólica característica de alguma forma adequada e peculiar da febre; forma que em nenhum outro período será igual".[76]

Thomas Sydenham converge em sua *Medicina Prática* duas tradições do pensamento de origem diversa: em alguma medida a medicina grega hipocrática (para quem os fatores cósmicos são de primeira importância na arte de curar); e as Histórias Naturais

---

73   Thomas Sydenham, *Médicine Pratique*, 1784, p. 8, n. 13. Grifo e tradução nossos.

74   Cf. Thomas Sydenham, *Médicine Pratique*, 1784, p. 11, n.19. Tradução nossa.

75   Thomas Sydenham, *The Works – Vol. 1*, translated from the latin ed. by R. G. Latham (London, printed for the Sydenham Society, 1848), p. 33-4, §5.

76   *Ibidem,* p. 33-4 (§5)

do século XVIII, cuja cientificidade é pautada pela reprodução do imperativo cartesiano da medida e da classificação. Importante é que também, entre os naturalistas anteriores a Cuvier e Darwin – para invocarmos um Buffon com símbolo –, a noção de clima traria consigo um componente cosmológico que, por sua influência, estremeceria o equilíbrio e a individuação das espécies. Em Buffon, a má influência do meio[77] sobre o organismo desdobra-se na ação desordenada do clima, da alimentação e dos costumes sobre as moléculas orgânicas, naquilo que deveria ser, do contrário, a manutenção da espécie e da hierarquia dos viventes regida pela obediência ao "molde interior" (algo como um princípio de individuação da espécie). Logo, os caracteres degenerados pela influência do meio, "sendo em seguida perpetuadas pela geração, tornaram-se caracteres gerais e constantes, através dos quais nós reconhecemos as raças e mesmo as diferentes nações que compõe o gênero humano".[78] Essa noção negativa e diferencial do clima, própria do séc. XVIII, não serviu à necessidade de definição em termos genéticos das adaptações e convergências. Ela pleiteou explicar a cor da pele dos povos ameríndios (Buffon); as paixões do coração, a moral, e, portanto, o espírito geral de uma nação como elemento determinante das leis e estilos de governo (Montesquieu); as pestes ou as doenças epidêmicas pela introdução do conceito de *aclimatação* (Boudin).

Naquela primeira quinzena de fevereiro de 1850, como a peste, para ferir, não fazia discriminação social – como diz Lallement –, e "exercendo assim o socialismo mais genuíno" contabilizava entre 80 e 90 vítimas por dia,[79] o Ministro dos Negócios do Império, Visconde de Mont'Alegre, nomeou dez médicos dentre os mais distintos da Corte[80] para a criação de uma Comissão Central de Saúde Pública. Em caráter de emergência o governo financia uma Comissão que frequentemente se reúne para deliberar medidas necessárias a fim que se evite a propagação do mal e

---

77 Cf. Claudio Medeiros, *O devir do conceito de "meio" entre os séculos XVII e XIX, segundo a História das Ciências de Georges Canguilhem*, Mestrado em Filosofia (São Paulo, PUC-SP, 2014), p. 106-38.

78 Georges Louis Leclerc de Buffon, *Histoire Naturelle, générale et particuliere, avec la description du Cabinet du Roy, Tome Quatorzième* (Paris, de l'Imprimerie Royale, 1749), p. 316. Tradução nossa.

79 Cf. Odair Franco, *História da Febre Amarela no Brasil*, 1969, p. 39-40.

80 Compondo a mesa perfilavam personagens como José Pereira Rêgo, José Francisco Xavier Sigaud, Roberto Jorge Haddock Lôbo e José Maria de Noronha Feital.

em busca de meios para remediá-lo. Imediatamente jornais publicam os "Conselhos às Famílias sobre o comportamento que devem observar durante a epidemia":

> Para tranquilizar o espírito do povo, a comissão declara que a febre amarela, que principia a reinar epidemicamente nesta cidade, acomete de preferência as pessoas recém-chegadas de países estrangeiros, marinheiros e outros indivíduos não aclimatados ou não habituados às influências de temperatura e outras especiais ao clima do nosso país: que ela se desenvolve a bordo dos navios e em terra, nos lugares onde costumam reunir-se e pernoitarem marinheiros, como se observa em certas casas da Rua da Misericórdia e praia de D. Manoel; que nas pessoas nacionais e estrangeiras já aclimatadas residentes nesses distritos a febre apresenta-se benigna e pouco caracterizada.[81]

Semelhante às plantas encontradas em todos os lugares do mundo, ao passo que em algumas zonas circunscritas existe uma flora nacional que convive ao largo das ervas que crescem de maneira endêmica, as doenças do homem são, elas também, ou disseminadas sobre toda a superfície da terra, ou ligadas a zonas e localidades. É preciso destacar: a distribuição geográfica da doença pretendida por Boudin em seu *Tratado de Geografia e de Estatística Médicas e das Doenças Endêmicas* (1857) difere razoavelmente da representação sazonal da doença em Sydenham. A imagem sazonal ilustra a intermitência de certas epidemias: "a exemplo de certos pássaros e de certas plantas, acompanham tempos particulares do ano".[82] Não se trata de dizer que o conceito de "aclimatação", às custas da miopia de um neo-hipocratismo, preexistia nos trabalhos de Sydenham. É evidente que, quando determina que os estrangeiros não aclimatados são mais sensíveis à epidemia, a Comissão Central de Saúde Pública inova justo pela tênue descontinuidade entre a "aclimatação" com o acento na patologização de um fator topográfico passível de intervenção (o relevo, o clima, a urbanização insuficiente) e a "aclimatação" em sentido diverso, de caráter antropológico e normativo, com ênfase na raça que congrega em si as circunstâncias que predeterminam a frequência ou raridade da manifestação de uma doença. Entre as duas acepções

---

81 "PARTE OFICIAL. Ministério do Império. Conselhos às Famílias sobre o comportamento que devem observar durante a epidemia", *Jornal do Commercio*, Rio de Janeiro, 15 de fevereiro de 1850, p. 1.

82 Thomas Sydenham, *Médicine Pratique*, 1784, p. XXIII, n.11.

do conceito de aclimatação, insiste, com maior ou menor complexidade, o mais bruto colonialismo. Para Boudin, que era médico de uma Armada francesa ocupada com a burocracia colonial, a aclimatação do homem era um problema do domínio do projeto imperial, envolvendo, por exemplo, a escolha das raças recrutadas para as tropas que serviriam em campos de batalha longe da metrópole; a aclimatação era igualmente tema de economia política, uma vez que forneceria ao parlamentar base experimental adequada para as instituições de quarentena.

Há tipos de raças que parecem se adaptar maravilhosamente bem às mudanças do clima, enquanto outras suportam a duras penas os menores deslocamentos, o bastante para que o médico e militar francês acrescente "que o negro jamais consegue se aclimatar fisicamente e a perpetuar sua raça fora dos trópicos, esta mudança de clima parece trazer graves danos a suas faculdades intelectuais".[83] De que maneira a distribuição geográfica das doenças passa a ser de interesse da higiene pública é tema que exigirá nosso cuidado adiante. O que cabe antecipar é que a transplantação do programa higienista das metrópoles europeias para um país da periferia do capitalismo se dá por uma descontinuidade histórica entre os fatores comumente considerados produtores de epidemias. Aos ares, às águas e lugares serão incrementados alguns aspectos urbanísticos, sociais e, tardiamente, higiênico-normativos. Segundo Edler, quando "a obra de Boudin veio a público, a estatística já se consolidara como o principal instrumento metodológico da saúde pública francesa, provendo fortes evidências em favor da teoria social de causação das doenças".[84] Basta por ora que os juízos da Comissão Central de Saúde Pública sobre a predileção da epidemia pelos estrangeiros não aclimatados e o conceito de constituição geral epidêmica, colhido de Sydenham e enriquecido por alguns hábeis médicos da Corte, lancem luz sobre os episódios de 1850. Roberto Lallement descreveu assim a propagação da epidemia:

> Como um raio no céu azul, caia em geral a febre-amarela, sobre o povo. Quando os marinheiros estavam carregando os seus navios, quando os negociantes iam à Praça do Comércio,

83 Jean Christian Marc BOUDIN, *Traité de géographie et de statistique médicales et des maladies endémiques* (Paris, J.-B. Baillière et Fils, 1857), p. XXXVII. Tradução nossa.

84 Flavio C. Edler, *A Medicina no Brasil Imperial*, 2011, p. 64-5.

quando os oficiais seguiam seu trabalho e os pretos puxavam suas carroças e levavam o café, pelas ruas, neste instante mesmo, de repente, aparecia uma horripilação, mais ou menos forte, um frio e a febre se manifestava.[85]

Veio-nos a peste de presente por uma barca dinamarquesa de nome *Navarre*, que rápida paragem fizera na província da Bahia e que aportou à nossa baía no 3 de dezembro de 1849. Nada constando sobre o risco oferecido pelos tripulantes, ou pelos vapores de miasmas que transpiravam nas madeiras podres do calabouço dos navios (exalações emanadas nos lugares da decomposição de corpos orgânicos, as quais desenvolvem certos gases[86]), teve a embarcação livre prática no porto. Assim que o consignatário da barca viu a enfermidade que grassava a bordo, estremeceu e tratou às pressas de vendê-la, e a tripulação dispersou-se. Alguns marinheiros passaram para outros navios, alguns correram para terra e foram morar em uma *public house* mantida por um francês de nome Frank, na Rua da Misericórdia. Os que moravam próximo das praias em geral, mormente daquelas que ficam vizinhas dos ancoradouros, e bem assim aqueles que residiam nas ruas da Misericórdia, S. José, Direita e becos adjacentes, foram as vítimas prediletas do achaque. O Hotel de Neptuno, na Rua da Misericórdia, a tal *public house* de Jack, defronte da de Neptuno, o Hotel da Califórnia, na Rua Fresca, e a casa de New York no Beco do Cotovelo eram alguns desses estabelecimentos, junto à orla da baía, que careciam da boa fama junto à autoridade policial. A ruidosa clientela de marinheiros de navios de guerra e mercantes, cada qual a se servir de idioma próprio, consumia em semelhantes casas o duplo serviço de inferninho e pernoite. Francisco Gonçalves Martins, presidente da Junta de Higiene Pública no ano de 1852, solicitará auxílio policial "contra a existências de certas casas de hospedaria", cujos hóspedes, "os quais entregando-se a repetidas orgias, saem dali afetados da febre amarela, e uma grande parte deles é vítimas de tais excessos e do mal que em semelhantes

---

85 Roberto Lallement, *Observações acêrca da epidemia da febre-amarela*, 1851, citado em Odair Franco, *História da Febre Amarela no Brasil*, 1969, p. 38-9.
86 Cf. "Camara dos Srs. Deputados. Sessão em 12 de fevereiro de 1850", *Jornal do Commercio*, Rio de Janeiro, 15 de fevereiro de 1850, p. 1-3.

ċasas parece estar localizado".[87] Desse sítio teriam remetido o primeiro doente para a Santa Casa, um marinheiro dinamarquês, logo seguido de outros russos:

> A 28 de dezembro, quando o médico alemão Roberto Cristiano Bertoldo Lallement fazia a visita habitual na enfermaria dos estrangeiros no Hospital da Santa Casa, sua atenção voltou-se para dois doentes, os marinheiros Anderson e Enquist, que estavam febris, ictéricos, vomitando um líquido escuro; tinham soluços, oligúria. Um morreu à noite; o outro, no dia seguinte. O sueco Anderson, ex-tripulante do "Navarre", morava na hospedaria de um tal Frank; o finlandês Enquist, que viera no brigue russo "Wolga", hospedara-se numa casa da ladeira do Castelo, que ficava atrás daquela hospedaria, e era freqüentador da estalagem de Frank.[88]

Segundo a opinião da Comissão Geral de Saúde Pública, a moléstia apresentava duas divisões bem distintas, ora atacando nacionais e aclimados, ora os recém-chegados. No primeiro caso era de natureza benigna e de diagnóstico pouco preciso, no segundo era bastante grave. Consta que a moléstia fixava-se particularmente nos centros nervosos e no fígado – ordinariamente o órgão que mais sofre. Que os nacionais poderiam vir a sentir calafrios, dores de cabeça, ou sobre os olhos, tonteiras, dores contusivas pelo corpo, costas, lombos ou cadeiras, fraqueza geral, inapetência, dores pelo ventre, pulso cheio e duro. "Que estes sintomas duram de 12 a 60 horas, (...) sucedendo-lhes o restabelecimento do doente com apenas falta de apetite e algum abatimento do corpo".[89] Conforme, os doentes que no primeiro perfil da moléstia se apresentavam eram imediatamente sangrados, "em seguida tomavam óleo de rícino e uma infusão de flores de borragem com duas oitavas de acetato de amônia; adicionando sinapismos ou banhos de pés com mostarda. Nos casos mais simples limitava-me ao óleo e bebida sudorífica".[90] Nos estrangeiros que davam entrada no Hospital da Marinha sob o segundo aspecto da moléstia, ou quando do no hospital passavam a esse estado, os vômitos verde escuros,

---

87 BR RJAGCRJ 8.3.7 Fundo Câmara Municipal – Série Higiene Pública (Higiene e Saúde Pública / Avisos / 1850-1854), p. 587.

88 Odair Franco, *História da Febre Amarela no Brasil*, 1969, p. 35.

89 "Publicações a pedido. A febre reinante", *Jornal do Commercio*, Rio de Janeiro, 7 de março de 1850, p. 2.

90 "Estatística dos doentes da febre amarela que se trataram nas enfermarias a cargo do 1º cirurgião do hospital da marinha até 31 de março", *Jornal do Commercio*, Rio de Janeiro, 8 de maio de 1850, p. 2.

cor de café ou pretos, a boca pastosa ou amarga, as náuseas, a falta de secreção de urinas, a pele seca e quente, as hemorragias, a língua seca, o aspecto tifoide e "a icterícia etc., mostram-se comumente nelas, mas não em todos os casos, faltando várias vezes a icterícia, que de ordinário se estabelece em o segundo período, e que muitas vezes só se desenvolve depois da morte".[91] O Dr. José Maria de Noronha Feital – integrante da Comissão e 1º cirurgião do Hospital da Marinha – aconselhava, para o tratamento dos que chegavam em estado terminal, empregar "as limonadas muriática ou sulfúrica geladas, o sulfato de quinina interna e externamente, o cozimento antifebril de Lewis, os banhos tépidos ou frios e os sinapismos; tendo rara vez lançado mão das ventosas, das sanguessugas ao ânus e dos cáusticos".[92]

No 14 de fevereiro, o Visconde de Mont'Alegre, a mando do Imperador (que contava apenas 25 anos), remete à Câmara um artigo com providências[93] para evitar a entrada e o reingresso do mal. Institucionalizava-se o sequestro dos afetados – esse é o regime de *quarentena*.

Para "prevenir e atalhar o progresso da febre amarela", todos os navios considerados focos de infecção são "colocados em lugar afastado, e a sotavento da cidade, conservando entre si a maior distância possível"; serão forçados a subir barra afora, a fim de serem descarregados, lavados e fumegados nas ilhas para isso destinadas. Um novo lazareto seria construído na Ilha do Bom Jesus (atualmente integrada à do Fundão) para atender aos fins ditados. Os doentes a bordo são obrigados a recolherem-se nos referidos lazaretos e não só os marinheiros, como "todos os outros moradores no Porto desta Cidade, serão visitados duas vezes ao dia pelos Médicos (...) que observarão o estado de asseio, e de arejamento, e darão destino aos doentes que encontrarem". Além da Santa Casa, do Hospital da Marinha e de uma enfermaria a ser criada na Rua da Misericórdia, seriam estabelecidos mais dois lazaretos: o da Rua do Livramento e outro de "extraordinária

---

91 "Publicações a pedido. A febre epidêmica reinante é o tifo americano, ou a febre amarela", *Jornal do Commercio*, Rio de Janeiro, 29 de março de 1850, p. 3.

92 "Estatística dos doentes da febre amarela que se trataram nas enfermarias a cargo do 1º cirurgião do hospital da marinha até 31 de março", *Jornal do Commercio*, Rio de Janeiro, 8 de maio de 1850, p. 2.

93 AGCRJ Códice 43.3.26 – Fundo Câmara Municipal – Série epidemias (Febre Amarela – Medidas Higiênicas – Portaria do Ministro do Império Visconde de Monte Alegre, etc. – 1850), folhas 1-5.

mortalidade", estabelecido na Gamboa pelo Dr. Peixoto, do qual se ouviu dizer "geralmente que quantos entravam para aquele lazareto de lá iam para o cemitério".[94] Em todos os aposentos das casas dos doentes da epidemia reinante serão feitas "fumigações cloruretadas; e aquele em que houver permanecido o doente, será mais que todos lavado, caiado e fumegado".

A prática de controle da epidemia, entregue nas mãos de uma polícia médica especializada, passará por uma terapêutica do território. Se a atmosfera foi infectada, urgente é transportar os doentes dos navios para lazaretos nas áreas extremas da cidade e expô-los aos ares salubres das ilhas. Anular momentaneamente a constituição geral epidêmica no território se faz acendendo fogueiras de lenha, alcatrão e aroeira nas praias e sobre as sepulturas dos infelizes, encomendando meios adequados e espaços exclusivos para a sepultura dos infelizes, disparando tiros de canhão para purificar os ares, incinerando roupas, móveis e pertences das vítimas da epidemia, lançando cal virgem sobre o chão das casas, baixando normas de asseio corporal e temperança alimentar, proibindo amancebamentos públicos para que não se desperte a doença pela via dos abusos venéreos, para que não se deboche demais da ira divina.

Atormentada era a impressão que encontrava o navio que tentasse aportar: as fogueiras nas praias e os fios de fumaça subindo dos arrabaldes, a cidade febril sob o sol de fevereiro; o efeito do creosote, da terebintina, a ação enérgica das águas de Labarraque, que, ao serem aplicados para frear a decomposição dos miasmas, ardiam as vistas já lacrimejadas. "Qual é a família que não vê assustada escoarem-se os dias, acreditando sempre que o dia seguinte pode talvez ser de luto? Quantos não veem os seus últimos recursos exaustos, e choram na impossibilidade de acudirem às mais urgentes necessidades de suas famílias?"[95] O aspecto de descalabro geral, a sensação de indolência nos transeuntes, quando não as ruas desertas, pois o Visconde orientava que os mendigos fossem recolhidos, que os exercícios militares fossem suspensos, que quaisquer obras que remexessem as entranhas do solo fossem interrompidas.

---

94 "Senado. Sessão de 17 de abril e 1850", *Jornal do Commercio*, Rio de Janeiro, 19 de abril de 1850, p. 1.

95 "Comunicado", *Diário do Rio de Janeiro*, Rio de Janeiro, 24 de abril de 1850, p. 2.

Geralmente – conforme relato de Ribeyrolles em *Brazil Pittoresco*, de 1859 –, a cidade "envenenada pelas infiltrações e engulhos de suas valas, guarda ainda dentro das casas, e por carregar através das ruas, outras pestilências".[96] Não havia poços na Corte de então, e sim barris; as carroças passavam em certas horas, e o tonel exalando as águas servidas e as matérias fecais tomava o caminho das praias. "Quanto ao resto... lá vai indo até o mar à cabéça dos negros, como um cesto de laranjas. (...) A este pormenor de edilidade chama-se o serviço de *tigres*. Arreda-se a gente de noite, quando esses tristes obreiros da labutação imunda se prolongam pelas ruas".[97] Capistrano de Abreu em sua história do Brasil condena o fato do enterro dos "cadáveres nas igrejas. Só a pouca população explica a ausência de epidemias. Da higiene pública incumbiam-se as águas da chuva, os raios do sol e os diligentes urubus".[98] E enquanto a água e os esgotos eram entregues à iniciativa particular, conclui Ribeyrolles, semeavam os *tigres* "a cada passo a vingança, e mais tarde, no encalço do infecto, chegam as exalações que trazem a morte, febres, tifos e pestes. Os *tigres* tem seu cortejo!"

O Visconde estabelece paliativos em proveito do asseio público. Ordena que praias, praças, ruas e cocheiras sejam diariamente limpas das imundícias. Que os tais negros seminus, rígidos e firmes, sob os pesados fardos em seus crânios, fizessem seus despejos "ao mar o mais longe das praias que for possível; fazendo-se para isto, o quanto antes, em diferentes pontos do litoral, pontes estreitas mas de suficiente extensão".[99] Ordena-se, por fim, que as cadeias fossem alternadamente esvaziadas para serem consertadas, fazendo asfaltar o solo, caiá-las, lavá-las e fumegá-las repetidas vezes; e os presos obrigados a lavarem-se a miúdo e a mudarem roupas, fornecendo-se uma muda aos pobres.

Pobres torravam seus fundos para arcar com as modestas honrarias fúnebres, e a resolução para muitos corpos negros atacados da febre eram valas coletivas – quando não amanheciam

---

96   Charles Ribeyrolles, *Brazil Pittoresco – Tomo II* (Rio de Janeiro, Typographia Nacional, 1859), p. 43-4.

97   *Ibidem*, p. 43-4.

98   Capistrano de Abreu, *Capítulos de história colonial, 1500-1800* [1907], 7ª ed. (São Paulo, Publifolha, 2000), p. 240.

99   AGCRJ Códice 43.3.26 – Fundo Câmara Municipal – Série epidemias (Febre Amarela – Medidas Higiênicas – Portaria do Ministro do Império Visconde de Monte Alegre etc. – 1850).

cheirando nas vielas. Morria-se, e morria-se às claras. O chefe da intendência de polícia aciona a Câmara pedindo que se mande fixar o preço dos caixões, dos artigos para enterros, do carreto dos corpos, já que havia quem especulasse com a dor popular, exigindo o cocheiro dos tílburis fúnebres uma taxa além da quantia previamente combinada.

O Teatro de S. Pedro, o Teatro São Januário, os demais teatros da cidade, tudo cheirava à peste – não havia espetáculo, por melhor que fosse, que lhe fizesse concorrência. Uma infeliz companhia artística italiana encontrou quase toda a morte no flagelo. Os abastados da alfândega, o comissariado, a classe política, a burguesia urbana subiam para a Tijuca e Petrópolis. Os que cá embaixo penavam cruzavam com cadáveres nas ruas ou com o cheiro da cera queimando das procissões. Subtraindo os anos epidêmicos – em que seria quase inacessível ao pobre receber algum tipo de sacramento antes de falecer – o bom católico costumava morrer assistido por algum vigário, geralmente em seu leito, geralmente segurando uma vela piedosa e sussurrando nomes do Cristo e da Virgem. Mas no contexto de 1850, na falta de padres, o cotidiano dos mortos contados aos milhares seria diferente. "O pastor fluminense, ferido do mal comum, jaz no seu leito; o seu vigário geral, acompanhado do clero das paróquias, o substitui carregando a Imagem do Crucificado nas numerosas procissões de penitência; o povo aterrado grita misericórdia".[100] As ordens religiosas convocam preces públicas por três dias sucessivos e, no fim dessas, uma grave procissão de penitência, à qual concorriam corporações, confrarias e irmandades, conduzindo em ardor sua imagem de devoção particular. "Era para admirar a concorrência do povo que, em cardumes, logo cedo se vinha apinhar no templo em todos os dias de preces, regressando muitos nos dois dias últimos por já não caberem na igreja, apesar de ser desmedidamente grande, e a maior sem dúvida dessa cidade. (...) Todos, com os pés descalços, para mais de quatro mil pessoas sem exageração, caminhavam, segundo suas antiguidades e hierarquias com o mais profundo silêncio, indo atrás das alas o clero da cidade de Albados, e com estelões roxos, e coroas de cordas sobre amictos

---

100 "Correspondência. Febre Amarela", *Diário do Rio de Janeiro*, Rio de Janeiro, 19 de abril de 1850, p. 2.

nas cabeças, e o capitulante no meio, trajado na mesma forma, mas com estola roxa pendente".[101]

A procissão infundiu tristeza e compunção nos ânimos, e todos, ferindo contritamente os peitos, disciplinando os ombros com veemência, vertendo lágrimas de dor e sentimento, temiam o juízo escatológico: "É o anjo da morte que Deus enviou a esta cidade, é o enviado da justiça de Deus, que pairando há dois meses sobre esta população, abaixa o dedo e aponta hoje sobre estas casas, amanhã sobre aquelas, e os seus moradores caem mortos ou feridos..".[102] Mas o chefe de polícia solicita o controle da consagração religiosa pelo toque de recolher. As frequentes procissões, da maneira como ocorriam, demorando-se as multidões nas ruas da cidade desgraçada e viciando o ar das igrejas, "não podem ser agradáveis à Infinita Bondade porque eles tendem pelas leis da natureza a provocar e desenvolver a horrível enfermidade; o fervor religioso do povo pode e deve ser modificado pela prudência, segundo os mesmos sãos princípios religiosos".[103]

No espetáculo lúgubre que por alguns meses a cidade estreou não se ouviu mais o dobre das igrejas, e o povo em luto não tardou em esvaziar velórios empestados, não armavam mais as portas com safenas, não desciam dos sobrados. E já que cemitérios eram predominantemente para protestantes, pagãos, pobres – e não para quem fosse da religião oficial e pertencesse à nobreza rural ou à burguesia patriarcal –, começavam a rarear igrejas, conventos e capelas particulares para o rito e sepultamento católicos. No antigo templo cristão, enterra-se pelo solo e, dependendo da origem do morto, da irmandade religiosa à qual se pagava donativos, enterra-se "pelas paredes, debaixo dos altares, por cima deles, por detrás dos oratórios. (...) *Recheio de igreja é defunto*".[104] Escreveu-se recentemente sobre a cultura fúnebre brasileira[105] que a

---

101 "S. João D'El Rei, 17, 18, 19, 20 e 21 de abril", *Jornal do Commercio*, Rio de Janeiro, 8 de maio de 1850, p. 2.

102 "Correspondência. Febre Amarela" *Diário do Rio de Janeiro*, Rio de Janeiro, 19 de abril de 1850, p. 2.

103 "Comunicados", *Diário do Rio de Janeiro*, Rio de Janeiro, 23 de março de 1850, p. 2.

104 Luís Edmundo, *O Rio de Janeiro no tempo dos vice-reis – 1763-1808*, (Brasília, Senado Federal – Conselho Editorial, 2000), p. 81.

105 Cf. João José Reis, *A morte é uma festa: Ritos fúnebres e revolta popular no Brasil do século XIX* (São Paulo, Companhia das Letras, 1991); e também idem, "O cotidiano da morte no Brasil oitocentista", em Luiz Felipe de Alencastro, *História da vida privada no Brasil/Império* (São Paulo, Cia. das Letras, 1997).

década de 1850 foi importante para que o Governo Imperial decidisse sancionar leis e decretos que estabelecessem cemitérios nos subúrbios da Corte, não apenas para indigentes e escravizados, mas para mortos em geral. Havia décadas a medicina acadêmica vinha alardeando os efeitos mórbidos causados pelos cadáveres, alertando sobre a tarefa de neutralização de suas exalações pútridas com projetos para cemitérios salubres isolados da rotina urbana. Antes de 1850, no destino reservado para os sepultamentos, "os cadáveres ali se atiram a montes em um grande valado; são mal cobertos de terra e ainda pior socadas as camadas que neles lançam. Resulta passarem para o ar as matérias gaseificadas dos corpos em decomposição. Quando os valados abrem, ainda se não acha completada esta decomposição; os ossos saem ainda pegados pelos ligamentos e a putrilagem dos outros tecidos brandos sai com lama nas enxadas, lançando uma prodigiosa quantidade de corpúsculos e emanações pútridas".[106]

Tradicionalmente, o que se poderia chamar de cemitério foi um lote agregado ao edifício hospitalar. Havia o Hospital da Santa Casa de Misericórdia, mais aparentado a uma instituição filantrópica de assistência material e espiritual preparada para o pobre, não tanto para que se fizesse medicalizar, mas para que o pobre tivesse um leito onde morrer. Em meados do XIX, quinta parte dos que para ali se dirigiam anualmente, na expectativa de alívio para sua moléstia, eram de lá prontamente direcionados ao túmulo. O hospital é o lugar que restou para morrer, onde a religião encontrava termo para o indigente, recolhia o marinheiro estrangeiro acometido de febre, recebia o escravizado invalidado pelas mãos do senhor. Logo, função de transição entre vida e morte, função de algum precário registro obituário, função de salvação pela oferta de algum sacramento e, por fim, esta tarefa bastante urgente que é a encomenda dos meios e destino adequado para o enterro. Para a sensibilidade popular a experiência do hospital era já como a antecâmara do túmulo e o túmulo não era outro senão a vala coletiva do tamanho de nove palmos de largura. Disso surgirão conflitos incitados por forças policiais, na hora de se fazer

---

106   "Relatório da Comissão de Salubridade geral da Sociedade de Medicina do Rio de Janeiro sobre as causas da infecção da atmosfera da corte, aprovado pela mesma Sociedade em 17 de dezembro de 1831", *Semanário de Saúde Pública*, 1832, p. 12, citado em Roberto Machado, *Danação da Norma: a medicina social e constituição da psiquiatria no Brasil* (Rio de Janeiro, Graal, 1978), p. 289.

arrastar coercitivamente amarelentos para enfermarias e lazaretos criados por ocasião da epidemia de 1850. Quanto ao histórico de sepultamentos, havia esse terreno junto ao Morro do Castelo nos fundos do Hospital Geral da Prata de Santa Luzia, pertencente à Santa Casa, que durou algum tempo como cemitério. Somente na década de 1830, quase 30 mil enterros em valas quase à flor da terra. Em 1830 seria desativado o Cemitério dos Pretos Novos, no Valongo, especialmente destinado a africanos capturados que, já em terra, "eram mortos" (antes de serem traficados para a lavoura) e ali depositados a um palmo do chão. Em 1840 o cemitério anexo ao Hospital também viria a ser desativado.

> Algumas irmandades religiosas e ordens terceiras, que inumavam os segmentos mais altos da sociedade nos terrenos adjacentes às igrejas, ocupavam-se, em alguns casos, do enterro de escravos, porém era bastante comum seus corpos serem apenas jogados à beira dos caminhos e de praias. (...) Em meados do século XIX, a situação do Hospital (...) tornara-se insustentável com o cemitério ao seu lado. Os médicos protestavam violentamente contra a proximidade dos cadáveres, tanto de mendigos quanto de irmãos da Misericórdia, em número crescente, comprometendo a salubridade não só do hospital, como também da própria cidade.[107]

Na década de 1850, junto a viúvos, órfãos, padres e cadáveres, soma-se ao elenco da morte o nariz do higienista. O caráter escatológico do regime de práticas funerárias da Corte, expresso na utilização, em lápides tumulares, de "signos macabros, mórbidos e sombrios, como caveiras, morcegos, corujas, serpentes, entre outros que remetem à consumação dos tempos",[108] a visibilidade de um cadáver chorado por dias a fio, a prática do luto, tudo isso será objeto de uma inquietação e suspeita. Uma vez que a encomendação da alma não isenta o corpo morto das suas imundícies e dos efeitos da putrefação, *ao medo do inferno soma-se o medo do morto*.

A epidemia de 1850 não reservará apenas lugar distinto para a sepultura: há algo de fundamental no cotidiano da morte que

---

107 Tania Andrade Lima, "De morcegos e caveiras a cruzes e livros: a representação da morte nos cemitérios cariocas do século XIX (estudo de identidade e mobilidade sociais)", *Anais do Museu Paulista*, N. Ser. Vol. 2., São Paulo, Jan/dez. 1994, p. 92.

108 Tania Andrade Lima, "Humores e odores: ordem corporal e ordem social no Rio de Janeiro, século XIX", *História, Ciências, Saúde – Manguinhos*, Vol. II (3). Nov. 1995 – Fev. 1996, p. 44-5.

sofrerá uma mudança sensível e isso, presumimos, na medida da frequência com que epidemias mais ou menos avassaladoras varrem a cidade. Tem-se certo número de pequenos pânicos alimentados pela exposição de cadáveres e pela maneira como os médicos avaliam nos jornais o efeito nocivo dos odores. Mas o que tomou de assalto a vida urbana, a ponto de conseguir mover um pouco o oportunismo de uma classe médica em busca da credibilidade popular, foi um cio de heroísmo dos higienistas movido por um entusiasmo possibilitado pela abertura na instância oficial do poder.

Entusiasmo médico-higienista, para não dizer policial, atrelado primeiramente a uma nova cultura de controle do registro dos óbitos. Nas *Constituições primeiras do arcebispado da Bahia* – legislação eclesiástica do início do XVIII, que serviu de base para a implementação da doutrina católica até o período imperial –, nenhum defunto poderia ser enterrado sem antes ser encomendado pelo pároco. Era a "oficialização da entrega do corpo à Igreja, sendo também uma forma de o sacerdote garantir o recebimento dos emolumentos pagos pelos parentes vivos por ocasião dos óbitos, além de ter o controle sobre o registro das mortes ocorridas em sua paróquia".[109] Quando, em 1850 e 1855, reinam epidemicamente entre nós a febre amarela e a *cholera morbus*, respectivamente, o Governo Imperial manda estabelecer, em diferentes pontos da capital – por proposta da Comissão Central de Saúde Pública –, "postos médicos criados e sustentados pela Polícia nos quais eram encontrados, em horas determinadas, os médicos verificadores de óbitos que não se negavam a socorrer também as pessoas que as procuravam".[110] Esse postos da Polícia com médicos verificadores de óbitos seriam extintos quando suprimidas as epidemias que reclamavam sua criação, mas é a partir dessas primeiras decisões que se aperfeiçoaram, ao longo da segunda metade do XIX, as estatísticas patológicas e mortuárias da Corte. Veremos como esses relatórios estatísticos perderão o caráter de excepcionalidade ligado à irrupção de epidemias, inscrevendo-se na cultura

109 Claudia Rodrigues e Maria da Conceição Franco, "O Corpo morto e o corpo do morto entre a Colônia e o Império", em Mary Del Priore (org.), *História do Corpo no Brasil* (São Paulo, Ed. Unesp, 2011), p. 172.

110 ARQUIVO NACIONAL. MAÇO IS 4-27 - Série Saúde – Higiene e Saúde Pública – Instituto Oswaldo Cruz, sem paginação.

de competências da Junta de Higiene.[111] Muda-se, portanto, de mãos, da Igreja para as autoridades policiais, e daqui para uma instituição de saúde pública responsável pela elaboração de um atestado, sem o qual, pelas disposições das posturas municipais, "nenhum corpo pode ser dado à sepultura".[112] De maneira que, por mais frouxos que sejam ainda os reais efeitos de poder desta instituição higienista, parecem ter sido tanto o território quanto o corpo do cadáver – e não propriamente o corpo higiênico, mas sim o corpo do cadáver, singularizado de acordo com a qualidade da moléstia, sua duração e a origem do infeliz – seus objetos de investimento pioneiro.

O fato da reorganização de uma matriz normativa de controle obituário em torno de uma instância política nova não será descolado da efetivação de certas relações estratificadas que compõem práticas e saberes médicos. Mas esse complexo de práticas e saberes desenvolve não simplesmente um novo regime de visibilidade reportado à presença/ausência do cadáver. Insistimos que a lenta transformação do cotidiano da morte é garantida, promovida, forjada, por um processo de patologização do cadáver, e por um processo de patologização dos territórios sujeitos à ação do princípio miasmático. É pela emergência do "cadáver" como um corpo matriz de uma nova constelação de problematizações, até então evanescentes ou latentes, que o dispositivo médico-higienista tentará esticar seus cordões sanitários dos períodos caracterizados por "constituições epidêmicas" para outros aspectos mais cotidianos, menos espetaculares, das formas de morrer.

Mas há um segundo aspecto do entusiasmo policialesco que novamente aponta para a contribuição do dispositivo médico-higienista na transformação da cultura fúnebre no Império. Em seu *Os exercícios da arte de curar no Rio de Janeiro (1828 a 1855)*, a historiadora Tânia Pimenta narra algumas denúncias contra os excessos de poder ocorridos na tutela dos cadáveres, por ocasião da epidemia de cólera de 1855:

---

111   Um médico empregado pelo Ministério percorrerá os hospitais militares, religiosos e filantrópicos, coletando as informações sobre o número dos óbitos, tal como as causas da morte e do perfil do defunto, de modo a compor mensalmente um boletim estatístico entregue à mesa do presidente da Junta. A partir de epidemia de 1873 os boletins de mortalidade passam a ser encomendados cuinzenalmente, e não mais mensalmente, como de costume.

112   ARQUIVO NACIONAL. MAÇO IS 4-27 - Série Saúde – Higiene e Saúde Pública – Instituto Oswaldo Cruz, sem paginação.

Hipólito de Assis Araújo compartilhou o seu drama com os leitores do jornal ao enviar uma carta em que narrava os constrangimentos a que fora submetido. Segundo Hipólito, depois da morte de sua mulher por cólera, a família foi compelida a deixar a casa para que esta fosse fumigada, estragando alguns pertences. Para piorar a situação, o enterro ocorreu apenas três horas e meia depois da morte e nem os familiares puderam acompanhar o funeral – chocante para os costumes da época. (...) Provavelmente, dramas semelhantes foram vividos por muitos outros que, no entanto, sem acesso às folhas em circulação, permaneceram incógnitos sob denúncias genéricas da oposição. Podemos inferir essa situação a partir da correspondência entre o ministro Coutto Ferraz e o provedor da Santa Casa, responsável pelos cemitérios públicos da cidade. O último tranquilizava o primeiro dizendo que desde o aparecimento da cólera, os corpos das vítimas das epidemias eram conduzidos diretamente para os "campos santos". A Misericórdia também deveria seguir a recomendação do presidente da Junta de fumigar a cama dos falecidos com ácido sulfuroso, destruir as roupas usadas e envolver o cadáver em cal, cloreto para então "depositá-lo convenientemente".[113]

Somente para efeito de comparação, remeto a um exemplo, um testemunho de um rito fúnebre, que fora editado em Portugal no século XVII. Trata-se de um relato originalmente impresso em Roma em um pequeno volume de 1689, *Relação verdadeira da última enfermidade e morte de N. Santíssimo Padre Inocêncio XI*, que dá notícias de um Papa que sofria de febres fortíssimas e chagas distribuídas pelo corpo em seus últimos 58 dias de vida. Diz o escrito que logo assim que o corpo do Pontífice expirou, e na presença de um amplo secto de Cardeais, padres penitenciários, clérigos, jesuítas, Superiores de três Ordens etc. entraram os cirurgiões para abrir o cadáver a ser embalsamado e encontraram pedras nos "interiores membros" do Pontífice. Declara, aí, o narrador: não posso deixar de lembrar que enquanto estavam abrindo o Santo Cadáver, todos aqueles que estavam presentes "procuravam adquirir alguma pequena parte para guardarem como relíquia", e os da alta esfera "molhavam os lenços com o seu sangue por devoção, e os que se ocupavam naquela função não se davam mãos a molhar, mas a ensopar os lenços beijando-os e venerando-os com grandíssimo sentimento e saudade". Na tradição cristã, os pedaços do corpo eram relíquias que atualizavam a presença do

---

113 Tânia Salgado Pimenta, *O exercício da arte de curar no Rio de Janeiro (1828 a 1855)*, tese de doutorado (Campinas, UNICAMP, 2003), p. 209-10.

santo entre os fiéis. Naturalmente, a excepcionalidade de uma liturgia fúnebre dedicada a um chefe de Estado dá margem para pensarmos se tratar de uma comparação sem lugar. Há, no entanto, passagens da biografia de Rosa Egipcíaca de Vera Cruz – religiosa católica rejeitada pela Igreja e levada como herege à Inquisição no século XVIII – que afirmam que, ainda em vida, "suas companheiras de jornada religiosa recolheram cabelos, água de banho e saliva da santa, por acreditarem poder preparar poções milagrosas de cura e até mesmo afastar o diabo utilizando partes do corpo dela".[114] Não eram excepcionais os valores atribuídos ao corpo santificado. Era uma sociedade que enquanto aguardava o sepultamento dos seus santos podia permitir aos devotos não só tocar as feridas e disputar partes do hábito que vestia seus santos, mas embeber lenços de sangue e beijá-los como sinal de devoção.

A serenidade no tratamento do corpo de um Pontífice difere da repugnância diante do corpo atacado por moléstia epidêmica, em princípio, por aquilo que a epidemia de febre amarela foi capaz de produzir, que é tomar de assalto a "convivência pacífica" com os avanços cotidianos da morte para transformá-la, a morte, e de modo insólito, em um fenômeno súbito e repugnante em grandes proporções. Mas esse é apenas um dos aspectos do problema. Segundo João José Reis – em artigo sobre o cotidiano da morte no Brasil em meados do Oitocentos – essa convivência proporcionava certo ideal da boa morte. A morte ideal, a boa morte,"não devia ser uma morte solitária, privada. Ela se encontrava mais integrada ao cotidiano extradoméstico da vida, desenhando uma fronteira tênue entre o privado e o público. Quando o fim se aproximava, o doente não se isolava num quarto hospitalar, mas esperava a morte em casa, na cama em que dormira presidindo a própria morte diante de pessoas que circulavam incessantemente em torno de seu leito (...). Reuniam-se familiares, padres, rezadeiras, conhecidos e desconhecidos. Era como em Portugal".[115]

Outrora era o leito de morte um mecanismo de concessão de perdão divino e reparação moral. Quitação de dívidas com credores, pagamento de promessas com santos de devoção pessoal, reconhecimento da prole extraconjugal eram compromissos de

114 Anderson J.M. Oliveira, "Corpo e santidade na América Portuguesa", em Mary Del Priore (org.), *História do Corpo no Brasil*, 2011, p. 67.
115 João José Reis, "O cotidiano da morte no Brasil oitocentista", 1997, p.104.

preservação da honra e memória do futuro defunto. Era preciso aprender a morrer como quem se prepara para entrar na eternidade, saber ordenar o tempo para as despedidas mundanas, não esquecer pendentes pecados antigos, fazer a confissão da verdade sobre si. "A hora da morte não era momento de mentiras porque, se ludibriar os que ficavam ainda era possível, não o era fazê-lo com o Pai Eterno, cujo julgamento seria implacável".[116] A vida mal havia estrebuchado no peito do próprio Brás Cubas de Machado de Assis e ele já prontamente se posicionava: cá estou "do outro lado da vida, posso confessar tudo". As *Memórias Póstumas* são escritas "com pachorra, com a pachorra de um homem já desafrontado da brevidade do século".[117] A salvo da censura pela enunciação da verdade sobre o poder senhorial que o patrocinou em vida, o defunto falastrão usará da verdade como procedimento que traz às claras a ideologia saquarema de Casa-Grande. Portanto, meta final de dizer a verdade sobre si, meta de dizer a verdade sobre a sociedade de classes que dá coesão à sua visão de mundo sem que lhe seja requisitado vincular a verdade dita ao sujeito que a profere. Afinal uma das vantagens de ser um defunto-autor é não mais poder ser objeto de escândalo. Do leito de morte Machado extrai o cenário confortável para que Brás Cubas golfasse livremente seu narcisismo de classe senhorial, pusesse às claras íntimos privilégios de herdeiro, confessasse amores ilegítimos com Virgília, exibisse descarada complacência com o nepotismo e o regime de favores dentro do alto funcionalismo imperial. Não há nada, afinal, "tão incomensurável como o desdém dos finados".[118] Mas ainda não se trata de dizer que a epidemia de 1850 encomendara apenas lugar distinto para a sepultura, ou que simbolizara o desencantamento da morte: o ano de 1850 rompe ou pelo menos modula diferentemente a conivência pacífica entre mortos e vivos diante do espetáculo da epidemia.

Carl Schilichthorst, que organizou memórias sobre a vida social e política no Primeiro Reinado, impressionou-se com o "excessivo desperdício nos enterros" católicos. Cobre-se o caixão de "veludo preto, ricamente agaloado de ouro. (...) Na igreja, colocam-no

---

116   *Ibidem*, p. 104.

117   Machado de Assis, *Memórias Póstumas de Brás Cubas; Dom Casmurro* [1881; 1889] (São Paulo, Abril Cultural, 1978), p. 19, cap. IV.

118   *Ibidem*, p. 54, cap. XXIV.

aberto sobre uma eça. As pessoas que o acompanham e qualquer outra que se ache presente recebem uma vela de cera acesa. Começa, então, o ofício do corpo presente, (...) em excelente acompanhamento vocal e instrumental".[119] Era regra enterrar-se ao cair da noite, sob efeito da luz de tochas e velas. Terminada a prece, lança-se sobre o defunto água benta e "uma medida de cal virgem e fecha-se o esquife, que é metido num dos nichos abertos nas paredes"[120]. Salvo situações em que a causa da morte pudesse produzir contágio, era autorizado aos corpos serem conduzidos embalados em redes às catacumbas das igrejas, que eram cobertas com tábuas de madeira ou pedra lioz. Essas catacumbas acolhiam vários cadáveres ao longo dos anos, e eram abertas e reabertas em função do processo de decomposição para dar lugar às gerações seguintes.

O livro *Lugares dos mortos na cidade dos vivos*[121] descreve certa tolerância cotidiana com o odor dos cadáveres no interior das igrejas, ao menos na cidade de Salvador na passagem do XVIII para o XIX. É um país onde os exercícios religiosos formam parte essencial da vida, onde a instituição católica era não só matriz da experiência oficial do sagrado mas também do lazer popular, segundo o calendário das festas, batizados, as festas de matrimônios. Era uma Corte onde – diz o protestante Schilichthorst – "todos os dias parecem mais ou menos domingos. (...) Pela manhã, inúmeras igrejas abrem as largas portas à piedosa multidão, que nelas se reúne para rezar. Uma curta Ave Maria marca o fim de cada dia. Entre as preces matutinas e da tarde, a vida segue sua rotina".[122] Portanto, é de se esperar que seus fiéis participassem do processo de consumo do cadáver nos demorados velórios, nas paredes, dentro do assoalho. Bem distribuídos estavam os papéis entre os que mandavam dizer missa para as almas do purgatório, as carpideiras, os que pediam donativos para a filantropia dos enterros, as viúvas de luto e as outras almas ali sufragadas cujos corpos dariam o ar da presença pelo cheiro. Nesse sentido, talvez fosse possível contrapor a sensibilidade olfativa dos "melindrosos

---

119   Carl Schilichthorst, *O Rio de Janeiro como é (1824-1826)*, trad. Emmy D. G. Barroso (Brasília, Senado Federal, 2000), p. 122-3.

120   *Ibidem*, p. 122-3.

121   Cláudia Rodrigues, *Lugares dos mortos na cidade dos vivos: tradições e transformações fúnebres no Rio de Janeiro* (Rio de Janeiro: Secretaria Municipal de Cultura – Dept. Geral de Documentação e Informação Cultural – Divisão de Editoração, 1997).

122   Carl Schilichthorst, *O Rio de Janeiro como é (1824-1826)*, p. 105.

modernos" àquela dos "católicos piedosos", como faz o livro de João Reis, *A morte é uma festa*.[123] De certa maneira o "'incômodo passageiro do mau cheiro dos defuntos' era um ato de fé e porque a dor da perda amainava na certeza de que os entes queridos jaziam em terra abençoada, esperando-os para 'participar com eles dos mesmos jazigos, e das mesmas honras'".[124]

Em 1843, no Rio de Janeiro, uma portaria do ministro do Império era enviada à Câmara cobrando algum rigor no cumprimento das Posturas que estipulavam prazo de 18 meses para reabertura das catacumbas. "Ao contrário do estabelecido, elas estariam sendo abertas para dar lugar a novos sepultamentos no intervalo de quatro a cinco meses, (...) de forma que se pedia à municipalidade (...) 'a fim de pôr termo a tão escandaloso abuso'".[125] Daí até 1850 o que se espera é a oportunidade política e sanitária para se fazer valer essa nova sensibilidade, animada pela emergência de uma morte limpa, invisibilizada, e de um cadáver higiênico. Porque onde antes se enxergava a doméstica integração entre o teatro da vida e o teatro da morte, onde vivos e mortos "faziam companhia uns aos outros nos velórios em casa, (...) atravessavam juntos ruas familiares, os vivos enterravam os mortos em templos onde estes haviam sido batizados, tinham casado, confessado, assistido a missas e cometido ações menos devotas"[126]; onde antes

---

123   Exemplo semelhante suscita Alain Corbin enquanto mede a influência da medicina neo-hipocrática sobre a vigilância atmosférica própria da epidemiologia do Antigo Regime francês e das técnicas de saber do período napoleônico. Enquanto a medicina clínica que se esboça na passagem do XVIII para o XIX põe em relevo o mórbido e as lesões observadas no interior do cadáver, um neo-hipocratismo mesclado à herança mecanicista toma por referência para os odores do patológico a gama definida pela observação da decomposição pútrida. Disso veremos aos poucos fervilhar e brotar espontaneamente uma política higienista resultante de um sincretismo médico cuja epidemiologia residirá não tanto na qualidade dos lugares, na altitude ou na natureza dos ventos, mas na cruzada contra miasmas pútridos, na valorização de desinfetantes, na fumigação com ervas aromáticas etc. O interessante é que desse dispositivo médico-higienista dependerá uma vigilância olfativa que nem sempre encontrou correspondência na conivência pacífica com um tipo de *visibilidade* dos mortos: "'Perseguidas pelas exalações dos cadáveres empilhados no cemitério dos Inocentes, as jovens passeiam e conversam; é em meio ao odor fétido e cadaveroso que as vemos comprar coisas da moda, fitas...' As meninas da paróquia de Santo Eustáquio ouvem o catecismo sem ficar enjoadas com as emanações nauseabundas. O texto redigido pelos curas de Paris com a finalidade de se opor ao translado dos mortos traz a marca dessa relativa anestesia popular. O fato essencial continua sendo que essa tolerância com a 'proximidade exasperante' passa doravante a ser marcada com o selo da estranheza." Alain Corbin, *Saberes e odores: o olfato e o imaginário social nos séculos XVIII e XIX* [1982], trad. Lygia Watanabe (São Paulo: Cia. das Letras, 1987), p. 80.

124   João José Reis, *A morte é uma festa*, 1991, p. 268.

125   Cláudia Rodrigues, *Lugares dos mortos na cidade dos vivos*, 1997, p. 93.

126   João José Reis, "O cotidiano da morte no Brasil oitocentista", em L.F. Alencastro, História da vida privada no Brasil/Império, 1997, p. 140-1.

isso se enxergava, o que se verá é o cadáver assumindo o signo de doença, de sede da doença, e não tanto de objeto de culto ou do estímulo para preces e súplicas.

"Crê-se, frequentemente, que foi o cristianismo que ensinou à sociedade moderna o culto dos mortos", diz Foucault. A individualização do cadáver, do caixão e do túmulo aparecem "por razões não teológico-religiosas de respeito ao cadáver, mas político-sanitárias de respeito aos vivos. Para que os vivos estejam ao abrigo da influência nefasta dos mortos é preciso que os mortos sejam tão bem classificados quanto os vivos".[127] Não uma ideia cristã, portanto, mas médica, política. De maneira que começa a acontecer, um ano após a epidemia de febre amarela, a fundação de cemitérios públicos nos subúrbios. Em 1851, D. Pedro II funda pelo Decreto nº 842 os cemitérios públicos de S. Francisco Xavier – na Ponta do Caju – e de S. João Baptista – Botafogo.[128] O poder político centralizador submeterá a partir de agora a concessão de terrenos para cemitérios particulares das Ordens Terceiras e Irmandades à autorização do governo. Cemitérios deverão ser cercados por muros com altura de dez palmos, além de uma grade que vede a entrada de animais. As covas terão sete palmos de profundidade, deverão ser individualizadas e numeradas, lançando-se o número no livro dos assentos dos enterramentos. Será obrigatório o uso do caixão. Valas gerais para sepultura dos pobres falecidos em hospitais serão separadas das valas dos negros; ambas terão nove palmos de largura, 14 de profundidade, comprimento compatível com a qualidade do terreno. Os corpos, cobertos na medida em que forem depositando uma camada de terra socada – que não poderá ter menos de três palmos de altura, de modo que os últimos cadáveres ficarão pelo menos quatro palmos abaixo do chão.

É de fato provável que o cal virgem aplicado sobre o cadáver e o uso de defumadores na liturgia católica competissem com os odores dos corpos dentro das igrejas. Seria um pouco absurdo admitir algo diferente. Mas à parte o aspecto do infectado – tanto um

---

127 Michel Foucault, "O nascimento da medicina social" [1974], em *Microfísica do poder*, trad. Roberto Machado (Rio de Janeiro, Graal, 1979), p. 89-90.

128 A proposta para cemitérios extramuros e para o serviço de enterros já havia sido minuciosamente regulamentada no texto de um decreto do mesmo ano. Cf. Decreto nº 583, 5 de Setembro de 1850 (Coleção de Leis do Império – 1850, página 273. vol. 1, pt. 1); Decreto nº 796, 14 de Junho de 1851 (Coleção de Leis do Império – 1851, página 138. vol. 1, pt. II); Decreto nº 842, 16 de Outubro de 1851 (Coleção de Leis do Império – 1851, página 314. vol. 1, pt. II).

bexiguento quanto o Papa Inocêncio XI traziam chagas sobre a pele –, o que tornou possível a sensibilidade olfativa de melindrosos homens de ciência? Talvez não se trate exatamente de reduzir o acontecimento à aparição de nova sensibilidade diante da morte, agora colonizada por um discurso secular alinhado aos progressos do espírito científico, mas de interrogar sobre esse novo objeto ausente na paisagem mundana e na liturgia fúnebre do XVIII: o cadáver, a visibilidade do cadáver, o cadáver no que pesa ao perigo que exerce para o estado sanitário da cidade.

Em 1853, na ausência de uma grande epidemia na constituição da cidade, a Junta oficiava ao chefe de polícia que não fosse sepultado "cadáver de indivíduo falecido repentinamente sem que primeiro se procedesse à autópsia cadavérica; e isto não só para evitar se há impunidade de algum crime, como também para que a ciência ganhe reconhecimento da lesão patológica que determina tais mortes repentinas".[129] Os primeiros exemplos documentados de referências a biópsias no Brasil datam de 1835, ao menos até onde se pôde atestar. E de fato, "a expansão sistemática, verificada na Europa desde o final do século XVIII, da biópsia e da inspeção anatomopatológica, tinha já substituído a leitura de marcas no corpo do doente pela investigação de lesões no seu corpo, até mesmo depois da morte".[130] Ora, a tarefa reclamada pela Junta de proceder a biópsias de indivíduos falecidos repentinamente nos faz presumir que a biópsia cadavérica em circunstâncias de eclosão da febre amarela pode não ter sido comum por razões mais ou menos previsíveis, seja pelo perigo que envolve a exposição do cadáver, seja pela diretriz teórica dos instrumentos de diagnóstico da anatomia patológica. Bichat diz que, mediante o fato de a anatomia patológica se reportar ao conhecimento das doenças, as doenças deverão ser divididas em duas classes: as que afetam o regime geral do corpo e aquelas que atacam um órgão particular. As primeiras não são absolutamente objeto da anatomia patológica.

> Todas as diversas espécies de febres causam uma afecção geral, sem que por causa delas, na maioria das vezes, algum órgão seja particularmente lesionado. O conhecimento das doenças gerais difere essencialmente do conhecimento das doenças

---

129 Cf. Tânia Salgado Pimenta, *O exercício da arte de curar no Rio de Janeiro*, 2003, p. 157, nota 127.

130 Georges Canguilhem, *Ideologia e racionalidade nas ciências da vida* [1977], trad. Emília Piedade (Lisboa, Edições 70, 1977), p. 69.

orgânicas: para aquelas, a observação é suficiente; para as últimas, a observação e a abertura dos cadáveres. Eis o que faz com que o conhecimento das doenças gerais não se baseie em certos signos desencontrados. Tal é a etiologia das febres e doenças semelhantes: todas as distinções, classificações, segundo as estações dos anos, os humores etc., dão evidentemente em círculos viciosos. Sua nosografia apresenta uma dificuldade extrema.[131]

A lesão anatômica, para Bichat identificada na observação do cadáver segundo o enquadramento epistemológico do diagnóstico, é perseguida em casos da morte repentina, não em casos de doença crônica, ou epidemias de febre, e sim quando as causas da morte não se oferecem ao esculápio imediatamente na superfície dos signos do corpo. Mesmo para as gerações de médicos brasileiros academicamente regidos pela anatomia patológica, fundada sobre bases dessa primeira grande tradição médica que é a anatomoclínica francesa, a etiologia das epidemias continuaria ligada, pelo tempo que durou o impulso neo-hipocrático sobre o pensamento higienista, ao princípio miasmático. Aqui, o odor que se desprendia do cadáver ganhara uma carga adicional de periculosidade. Por sua vez, a inalação do ar viciado, das emanações pútridas nos anfiteatros das aulas de anatomia, expunha os estudantes a prováveis acidentes.[132]

Durante as epidemias de febre, por algumas razões, as biópsias realizadas por médicos verificadores não eram uma prática, conforme dizíamos, seja pela recorrência de uma combinação dos mesmos sintomas em uma vasta população de enfermos e, portanto, pela previsibilidade do diagnóstico, seja pela periculosidade que envolve frequentar o odor infecto dos cadáveres. E isso é realmente decisivo: não se exercia com frequência a biópsia de cadáveres vítimas de epidemia pela sua disposição a produzir o

---

131 Xavier Bichat, *Anatomie pathologique*, dernier cours de Xavier Bichat: d'après un ms. autographe de P.-A. Béclard avec une Notice sur la vie et les travaux de Bichat / par F.-G. Boisseau (Paris, chez J.-E. Baillière, Libraire, 1825), p. 1-2. Tradução nossa.

132 É ainda Bichat quem o atesta, segundo relato no livro de Alain Corbin: "Observei que com a permanência nos anfiteatros, minhas ventosidades adquiriram com frequência um odor exatamente análogo ao que exalam os cadáveres em putrefação. Mas vejamos como me assegurei de que é a pele, assim como o pulmão, os que absorvem, portanto, as moléculas odoríficas. Tapei meu nariz e adaptei minha boca a um tubo bastante largo, que atravessando a janela me servia para respirar o ar externo. Pois bem, minhas ventosidades, depois de uma hora de permanência em uma pequena sala de dissecação ao lado de dois cadáveres muito fétidos, apresentaram um odor mais ou menos semelhante ao deles." Alain Corbin, *El perfume o el miasma: el olfato y lo imaginario social, siglos XVIII y XIX* [1982], trad. Carlota Lazo (México, Fondo de Cultura Económica, 1987, p. 53 [ed. bras.: *Saberes e odores: o olfato e o imaginário social nos séculos XVIII e XIX*, 1987].

contágio. O contágio não era, ainda, um instrumento conceitual de peso no regime discursivo do dispositivo médico-higienista. Na verdade não se procedia à biópsia de cadáveres, em meados do XIX, na ausência de um minucioso processo químico de desodorização dos gases nauseabundos. Não são incomuns relatos dramáticos entre os médicos sobre os "perigos das sepulturas", ligados ao poder infeccioso da exposição dos cadáveres. *Perigos das sepulturas* é o título de uma coletânea de acontecimentos fantásticos organizados por Vicq d'Azyr, que demonstram como cadáveres e túmulos atuaram diretamente como focos de gases tóxicos. Phillipe Ariès reproduz, entre outros casos, o seguinte:

> Em Nantes, em 1774, durante um enterro em uma igreja, ao deslocar-se um caixão, um odor fétido exalou-se: "Quinze dos presentes morreram pouco tempo depois; as quatro pessoas que haviam removido o caixão foram as primeiras a morrer e os seis padres presentes à cerimônia por pouco não pereceram".[133]

Na primeira metade do XIX, algumas estratégias de desodorização como alternativa para purificar o espaço urbano foram impulsionadas por uma verdadeira "revolução farmacêutica dos cloretos". Conforme Alain Corbin, em 1823 o grande toxicólogo Mathieu Orfila deveria praticar biópsia em um cadáver exumado. A pestilência do cadáver se revelava espantosa. O farmacêutico Labarraque encontrou no cloreto de cal meio de deter a marcha da putrefação. A sugestão de Labarraque, aspersão com o cloreto de cálcio dissolvido em água, produzia "efeito maravilhoso" e o "odor infecto é instantaneamente destruído". A morte de Luís XVIII vem confirmar o êxito de Labarraque. O cadáver do rei se encontrava em estado de podridão, chamaram o farmacêutico, ele empapou um lençol com a fórmula, cobriu o corpo e conseguiu que desaparecesse o mau cheiro. François Delavau, médico e prefeito após a revolução de 1830, reproduziu a experiência: ordenou desinfetar com água de Labarraque "latrinas, urinóis e outros banheiros hediondos da capital". A "água de Labarraque"

> se converterá rapidamente em instrumento indispensável de todas as grandes empresas higiênicas. Em 1826, permite desinfetar os operários que se ocupam da limpeza do esgoto de Amelot. É este novo licor que, em 1830, desodoriza cadáveres

---

133 Philippe Ariès, *História da morte no ocidente* [1974], trad. Priscila Viana de Siqueira (Rio de Janeiro, Nova Fronteira, 2017), p. 161.

dos falecidos de julho. A Revolução de 1830 marca o triunfo definitivo da água de Labarraque. O Dr. Troche borrifa as covas que mandou cavar sob a praça do mercado dos Inocentes e ante Colunata do Louvre. (...) Menos de dois anos mais tarde, quando estala a cólera morbus, é da capital inteira de que se trata de desinfetar (...). O prefeito Gisquet dá ordens para utilizá-la na limpeza das vitrines dos açougueiros e toucinheiros, e para "neutralizar" as "emanações pútridas que escapam das fossas e trincheiras (...); manda regar o piso dos mercados, o pavimento das ruas, os fossos dos boulevares.[134]

A desodorização de Labarraque permite ressituar um espinhoso problema que planteia a biópsia, mas não só. Até então, o fedor nauseabundo dos anfiteatros despertava o temor constante de infecção. Empregado como desodorante e desinfetante, o licor era aspergido no chão para purificar o ar das enfermarias, anfiteatros e outros lugares infectos. Aconselhou-se o uso da composição líquida nos quartos das vítimas da febre, nas roupas, nos móveis e no cadáver.[135] O óxido de cálcio, o chamado cal virgem, a água de Labarraque, sucederam-se ao longo do XIX como procedimentos prescritos pela Junta Central de Higiene Pública, destinados a desinfetar as emanações cadavéricas, as alas das enfermarias, os calabouços dos navios, os presídios, as matérias fecais ou qualquer tipo de acumulação de detritos. Os muros urbanos degradados pela urina, a localização dos matadouros, a assombrosa vigilância olfativa do ar que se respira na atmosfera do quarto de um enfermo: naturalizou-se a tutela do dispositivo médico-higienista sobre a liturgia fúnebre justificada pelos efeitos mórbidos que o cadáver em putrefação exerceria sobre a economia sanitária da cidade.

De um ponto de vista estritamente teórico, não seria inédito entre nós o encadeamento entre epidemia, higiene pública e a prática de inumações intramuros. Em 1846, José Pereira Passos defendeu na Faculdade de Medicina do Rio de Janeiro a tese *Sobre a influência perniciosa das inumações praticadas intramuros.* Em 1831, Manuel Maurício Rebouças obtinha o título de Doutor em Medicina pela Faculdade de Paris defendendo sua *Dissertação*

---

134 Alain Corbin, *El perfume o el miasma* [1982], 1987, p. 139.

135 O *Dicionário* de Chernoviz aconselha que "pessoas expostas a emanações paludosas ou de substâncias em putrefação" em geral lavem bem as mãos com "água de Labarraque; o gás cloro, que se acha nela, fixa-se na pele por algum tempo e neutraliza as emanações nocivas." Pedro L. N. Chernoviz, *Diccionario de Medicina Popular – Volume Primeiro A-F* (Paris, A. Roger & F. Chernoviz, 1890), p. 73).

sobre as inumações em geral. Rebouças foi aluno de Bayle, Trousseau e Broussais, este ocupante da cadeira de Patologia e terapêutica médicas. "É ainda comum no Brasil enterrar os mortos nas igrejas ou em cemitérios próximos a elas", de maneira que diariamente populações inteiras estão expostas a miasmas pútridos. "Nenhum médico ignora que sepulturas feitas em lugares pouco arejados são perigosas, e não é à medicina que falta prová-lo. Esclarecer nossos cidadãos a este respeito é aquilo a que me proponho".[136] Por que perigosas? Diz o autor: Buffon estabelece a existência de um movimento, que se produz nos corpos retirados do seio da terra, cuja ação "determina o que atualmente chamamos de *fermentação pútrida*".[137] A fermentação ocasiona a exalação de moléculas que tornam o ar carregado de substâncias orgânicas do cadáver em decomposição. Como o ar é facilmente comprometido pelas moléculas que os cadáveres exalam, suas impurezas penetram os humores dos vivos, seja pelos pulmões, seja pelos poros da pele. Mediante a perda da sua pureza natural, os princípios da putrefação tornam o ar funesto e desencadeiam epidemias.

O mesmo dispositivo que cria a morte limpa e invisibilizada do cadáver higiênico, o mesmo poder que promove o corpo pós--morte como sede da epidemia; a mesma medicina que reclama o monopólio sobre os meandros da morte contribuirá na década seguinte, e de maneira eficaz e bastante feliz, para que o Rio de Janeiro fosse uma das primeiras capitais a contratar a instalação de um moderno sistema domiciliar de esgotos. A companhia inglesa *The Rio de Janeiro City Improvements* ficaria encarregada pelo governo imperial de implantar uma rede de esgotos na capital. Portanto, será a partir não só da suspeita quanto às imundícies do corpo do cadáver, mas do combate às emanações nocivas próprias da coexistência urbana, que os higienistas, quase 20 anos mais tarde, poderão aparelhar sua forma de atuar.[138]

---

136 Manuel Maurício Rebouças, *Dissertation sur les inhumations en géneral (leurs resultats fâcheux lorsqu'on les pratique dans les églises et dans l'enceinte des villes, et des moyens d'y rémedier par des cimetières extra-muro)*, thèse présentée et soutenue à la Faculté de Médicine de Paris (Paris, l'imprimerie de Didot le Jeune, 1831), p. 31. Tradução nossa.

137 *Ibidem*, p. 32.

138 "À medida que se agravava o quadro sanitário da cidade, especialmente desde a primeira grande epidemia de febre amarela, em 1850, o sistema de esgotos tornou-se o principal alvo da campanha movida pelos médicos e, logo, por toda a "opinião pública" ilustrada em favor de melhoramentos que saneassem a capital do Império. As valas, sumidouros e fossas negras causavam a infecção do lençol de água subterrâneo e, segundo as concepções médicas ainda predominantes, contaminavam o ar com seus pútridos miasmas, propiciando

Voltemos, no entanto, ao estado atual do nosso problema. A epidemia de 1850 dizimou nada menos do que 4.160 vidas de uma província de 266.419 habitantes, e tudo indica que essa estimativa oficial foi consideravelmente subestimada. "Houve quem falasse em 10 mil, 12 mil, 15 mil vítimas fatais".[139] Em um relatório de 1858, reencontramos o deputado Dr. Paula Candido, então Presidente da Junta de Central Higiene Pública, a comentar que a Capital do Império

> tem ainda de sofrer os tristes efeitos da epidemia que em Dezembro de 1849 pela primeira vez nos visitou, e depois se hospedou, sem que se tenha de fato conseguido extinguir-lhe o germe. Em fins de Novembro de 1856 começou a febre amarela, como minuciosamente expus no meu relatório de 1855, chegou a fazer as duas primeiras vítimas nas tripulações dos navios; e crescendo gradualmente de intensidade, chegou ao seu apogeu em março de 1857, e desapareceu na descida de Abril, tendo causado a morte a mais de 1000 doentes.[140]

No ápice dos efeitos da epidemia de 1850 a Comissão redige um Regulamento Sanitário a ser observado, por aviso do dia 6 de março, nas comissões paroquiais de saúde pública. O que se lerá não difere essencialmente das medidas que instauraram o regime de quarentena (os mesmos zelos e cuidados pelo asseio dos espaços públicos, a mesma atribuição da febre à insalubridade e aos defeitos da topografia), com exceção para os artigos que preveem um controle estatístico dos mortos, doentes e da população flutuante. Pede-se às "autoridades policiais competentes uma relação circunstanciada do número de indivíduos indigentes que residir em cada quarteirão, com indicação de seus nomes, sexo, idade, ocupação, nome da rua e número da casa em que habitarem".[141] Instaura-se uma organização semanal da estatística mortuária, onde se deve registrar o nome do falecido, a enfermidade, sexo, estado, idade, profissão, condição e residência. Por fim, um

---

o desenvolvimento da febre tifoide, cólera, diarreias infecciosas, febre amarela e de um sem-número de moléstias." Jaime Larry Benchimol, *Pereira Passos: um Haussmann tropical: a renovação urbana da cidade do Rio de Janeiro no início do século XX* (Rio de Janeiro, Dep. Geral de Documentação e Informação Cultural – Divisão de Editoração, 1992), p. 72-3.

139 Sidney Chalhoub, *Cidade febril: cortiços e epidemias na Corte Imperial* (São Paulo, Cia. das Letras, 1996), p. 61.

140 ARQUIVO NACIONAL. MAÇO IS 4-24 / Série Saúde – Higiene e Saúde Pública – Instituto Oswaldo Cruz, sem paginação.

141 "Regulamento sanitário mandado observar por aviso d'esta data nas commissões parochiaes de saude publica, creadas por aviso de 14 de fevereiro de 1850", *Diário do Rio de Janeiro*, Rio de Janeiro, 6 de Março de 1850, p. 1.

esquadrinhamento das freguesias nos distritos onde fosse conveniente a inspeção das habitações dos doentes, com fiscalização de prisões, hospitais, estalagens ou quaisquer estabelecimentos onde se reúnam mais de 20 indivíduos, "superintendendo em tudo que for concernente à polícia médica e higiene pública".

Em 14 de setembro de 1850, o Visconde sanciona o decreto nº 598, para que se execute uma resolução que cria a Junta de Higiene Pública, a quem competirá, no curso das décadas seguintes, pôr em marcha os melhoramentos do estado sanitário da Capital e das outras Províncias do Império (o decreto não é senão uma cópia daquele projeto de lei do deputado Dr. J. M. Jobim – presidente da Academia Imperial de Medicina –, apresentado na sessão da Câmara no dia 12 de fevereiro).[142] Cria-se de fato uma instituição oficial responsável pela promoção da higiene após o advento da calamidade febril. Será preciso, nos capítulos seguintes, afinar os sentidos e valores atribuídos tardiamente ao conceito de "higiene", já que por ora o conceito não está descolado daquilo que entendemos indistintamente por "estado sanitário" ou "salubridade pública". Os trabalhos da Junta consistirão em lidar com tais objetos relativos à salubridade: "dessecamento de lugares alagadiços, que se tenham reconhecido insalubres, o estabelecimento de valas, e canos de despejo, e reparação e limpeza dos existentes, a multiplicação de depósitos de água para uso, e asseio das Povoações e outros trabalhos de semelhante natureza".[143] Não nos cabe agora medir o grau de eficiência e o raio de ação efetivo desse braço do governo imperial; o que interessa notar por ora é que as funções políticas atribuídas à Junta são bem mais flexíveis do que a letra que rege o regulamento. Vimos como as tarefas atribuídas à Junta nem de longe se restringem à promoção do saneamento básico e, portanto, em que medida o que é visto não é redutível ao enunciável. Visibilidades não se confundem com os objetos nem com as qualidades vistas, o que complexifica nossa tarefa. Aquilo que faz ver o raio de ação policial da Junta, o seu campo ou cercado de visibilidade, atua de maneira estratégica com um decreto ou um regulamento que lhe confere sanção jurídica.

---

142 "Câmara dos Srs. Deputados. Sessão em 12 de fevereiro de 1850", *Jornal do Commercio*, Rio de Janeiro, 15 de fevereiro de 1850, p. 1-3.

143 "Decreto nº 598, de 14 de setembro de 1850", *Coleção de Leis do Império – 1850*, página 299. vol. 1, pt. 1.

Ainda no calor do momento epidêmico, exatamente um ano depois, o Dr. Pereira Rego – membro da Comissão, futuro presidente da Junta e, possivelmente, dentre os higienistas brasileiros, aquele que mais tentará fazer valer o poder normativo do dispositivo – publica sua *Historia e Descripção da Febre Amarella Epidemica que grassou no Rio de Janeiro em 1850*. O livro, um tanto quanto indeciso nos seus diagnósticos, funciona como uma espécie de constelação de tudo que poderia ser dito ou visto pela sensibilidade médica brasileira de então a respeito da epidemia. Sem o saber, Pereira Rego fornece um horizonte em relação ao que era possível se dizer sobre a experiência da epidemia na primeira metade do XIX. Esse "campo do possível", aparentemente desregrado e disperso, remete a certas regularidades enunciativas cuja manifestação gêmea são as próprias práticas sanitárias e regimes institucionalizados de quarentena:

> A causa eficiente e especial da moléstia, aquela que se pode chamar essencial, nos é inteiramente desconhecida, como as de todas as moléstias epidêmicas ou contagiosas, os quais só se deixam apreciar por seus efeitos sobre o organismo. O que unicamente podemos dizer a tal respeito, é que ela consiste em um princípio miasmático, *sui generis*, resultante da decomposição de substâncias orgânicas vegetais e animais, princípio miasmático para cujo desenvolvimento se exige certo grau de calor e umidade unido a condições especiais de localidade, como parece demonstrar a observação.[144]

Morria-se intoxicado pelos miasmas que se desgarravam de matéria orgânica em decomposição. E seria imprudente subestimar a ação dos miasmas. A febre amarela limitava-se à esfera da constituição geral da epidemia, logo, "a infecção", diria um tratado sobre a febre amarela do início do XIX, "não tem propriedade contagiosa *a posteriori*".[145] Além disso, indaga Pereira Rego, já sabemos se o miasma, "ou essa substância desconhecida assim denominada, não é suscetível de sofrer modificações em sua natureza essencial, segundo as circunstâncias climatéricas e outras a que seja ela submetida?"[146] E conclui: o homem de ciência que contemplava o estado aparente de salubridade de que gozávamos no meio desses

---

144 José P. Rego, *Historia e Descripção da Febre Amarella Epidemica...*, 1851, p. 85.

145 Louis Valentin, *Traité de la fièvre jaune d'Amérique* (Paris, Méquignon Libraire, 1803), p. 238. Tradução nossa.

146 José P. Rego, *Histcria e Descripção da Febre Amarella Epidemica*, 1851, p. 65-7

elementos de destruição, decerto não podia deixar de enxergar"-nesse como torpor ou inação dos elementos de destruição que nos rodeavam um desfecho tanto mais terrível para a humanidade, quanto maior fosse sua duração, uma vez que condições favoráveis viessem pôr em conflagração os elementos combustíveis há tanto tempo acumulados, atendendo a que a reação devida ao rompimento desse como equilíbrio aparente devia ser igual à força de ação das leis que o mantinham".[147]

O médico francês Louis Valentin, que, escrevendo em 1803, tentou conceitualizar a ação à distância dos miasmas, dizia que, como na peste, a febre amarela está limitada ao domínio das circunstâncias locais: "se os doentes são (...) transportados para fora dos navios ou dos hospitais, e expostos ao ar salubre, eles não comunicam mais sua infecção".[148] Os princípios miasmáticos decorriam de um modo de ser ou das condições especiais de uma localidade. O que significa que o material das epidemias está no país e, tal como um fogo sem combustível, o miasma é ineficaz ou se extingue caso se tomem medidas harmonizadas em direção a um serviço sanitário do mar e de terra de tal Cidade comerciante fundada à borda de um estuário. Os miasmas, portanto, as "emanações de substâncias animais e vegetais em putrefação",[149] aderiam aos corpos "por meio da atração química"[150] e causavam doenças infecciosas em função de uma atmosfera degenerada.

Há, portanto, um ponto cardeal onde devem mirar as medidas, tendo como urgência atenuar os efeitos das epidemias: por ora, não tanto extrair os agentes patológicos, mas modular o "excitador" que instaura a constituição geral epidêmica. Agir contra miasmas contidos na própria economia do território significa "neutralizar o excitador epidêmico nos veículos que o importam antes que eles contaminem a povoação, e destruí-lo ou neutralizá-lo nos primeiros centros que ele invadir no interior da povoação".[151]

Um artigo remetido da Bahia pelo Dr. Egas Muniz Barreto Carneiro de Campos, no dia 26 de janeiro, reproduzia raciocínio semelhante a respeito das condições em que a febre se alojara em Salvador:

---

147 *Ibidem*, p. 1-2.

148 Louis Valentin, *Traité de la fièvre jaune d'Amérique*, 1803, p. 150.

149 *Ibidem*, p. 238.

150 *Ibidem,* 238.

151 Arquivo Nacional. Maço IS 4-24 Série Saúde – Instituto Oswaldo Cruz, *sem numeração*.

A febre amarela manifesta-se de preferência nas cidades populosas, situadas em costas marítimas mais ou menos úmidas, e raras vezes estende seus estragos a mais de dez léguas distantes do mar, propagando-se somente mais longe ao longo de algum rio considerável. Ela prefere os lugares baixos, e não se pode duvidar que as emanações paludosas, bem que contribuam para seu aparecimento, contudo não são sua única causa (...). Donde se pode concluir que se a atmosfera em que vivemos não estivesse viciada, o gérmen trazido por esse brigue americano não teria desenvolvimento algum.[152]

Novamente, a produção das diversas febres, uma vez que epidêmicas, era atribuída à profusão de substâncias em putrefação que viciavam a atmosfera de um território. Mas esses elementos só ganharam notável importância e abertura para políticas públicas 20, 25 anos mais tarde. Aos poucos, no curso do ano em que agia a epidemia, será o corpo da cidade que assumirá a constituição geral epidêmica, a cidade, em sua economia sanitária própria, que carecerá de ser investida por um processo de desodorização. Daqui toda a legislação dedicada ao asseio público, à disposição correta dos focos das emanações nocivas, à promoção da salubridade, ao poder de polícia – por frouxo que fosse – conferido à Junta. Partirá daqui inclusive toda uma cruzada higienista por décadas afora pelo desmonte dos morros da Cidade Velha, uma condenação moral da Mata Atlântica justificada por um discurso facilmente aderente. Um bizarro combate à proximidade dos morros em relação à Cidade Velha – o do Castelo (o mais nocivo, porque obstrui a viração e causava estagnação do ar), o Sto. Antônio, o Fernando Dias, além daqueles compreendidos entre o S. Bento e S. Diogo, de onde escoariam as águas das chuvas que se acumulam nos mangues.

Quanto à quarentena, a quarentena como tecnologia não profilática é a própria materialização jurídica do tratamento neo-hipocrático da doença. O que fazia a Comissão de Saúde Pública senão assistir policialescamente ao paciente pedindo-o uma contribuição para o tratamento por meio de sua adesão a uma dieta de reclusão? A dura alternativa de deixar perecer ao desamparo os míseros marinheiros enfermos, como se tivessem aportado a terra de bárbaros, ou de relaxar a quarentena, permitindo a

---

152 "Publicações a pedido. A febre epidêmica reinante é o tifo americano, ou a febre amarela", *Jornal do Commercio*, Rio de Janeiro, 29 de março de 1850, p. 3.

ida de facultativos a bordo, ou de suspendê-la, não era signo de irrisória ausência do poder político. A decisão de reunir em um mesmo local pessoas afetadas e em local próximo, mas separado, as que com elas tiveram algum tipo de contato não era tomada sem ponderação. No contexto da epidemia de 1850, a quarentena era uma prática positiva de transferência do ofício da cura para o processo natural de adaptação do indivíduo a um clima que não lhe é habitual, adaptação da economia humana estrangeira ao clima dos trópicos. Portanto, é preciso interpretá-la como uma prática cientificamente prevista. Era normal que um regime de *quarentena* quisesse dizer que tanto poderiam ser 40 dias como 40 semanas, ou 40 meses. O que é preciso é que não saiam de lá senão quando aclimatados, ou seja, curados. Ou mortos. A quarentena será o cordão sanitário emergencial, que dura enquanto duram as circunstâncias epidêmicas. Já o único cordão sanitário permanente, que simbolizou uma conquista do dispositivo médico-higienista, foi a realização dos cemitérios públicos extramuros.

Por que a época que invisibiliza o cadáver da convivência com as sepulturas intramuros é a mesma época que integra, epistemologicamente, a morte à experiência médica que possibilita a anatomia patológica para os sucessores de Bichat? Sob o risco de deixarmos escapar nossos objetivos, deixemos esse desenvolvimento ao sólido trabalho histórico-filosófico de Michel Foucault, já consolidado em livros como *O Nascimento da Clínica*. Limitemos a fala à hipótese de que o indivíduo e a população, a clínica e o dispositivo médico-higienista, o cadáver e a disciplinarização do cemitério são dados simultaneamente como objetos de saber e alvos de intervenção da medicina, graças a certas mudanças das tecnologias de poder e da experiência da epidemia na nossa sociedade – tema com o qual nos ocuparemos no último capítulo. "A redistribuição dessas duas medicinas será um fenômeno próprio do século XIX. A medicina que se forma no século XVIII é tanto uma medicina do indivíduo quanto da população".[153]

Como e quando passamos da peste como constituição meteorológica da enfermidade para a experiência da epidemia como efeito da insalubridade pública? Se entendermos a salubridade

---

153 Michel Foucault, *Microfísica do poder*, 1979, p.111.

não exclusivamente como oferta de serviço domiciliar de esgotos, e sim como um conjunto de circunstâncias ou como uma base material capaz de assegurar a saúde, então a salubridade se torna questão de governo no momento em que uma epidemia de febre amarela foi capaz de transformar, oportunamente, o cadáver em fenômeno repugnante e perigoso, e a morte em fenômeno insólito, em um acontecimento súbito de grandes proporções. Quais elementos qualificaram como insalubre o estado sanitário da Corte Imperial quando exposta a um grande surto de febre amarela? Uma atmosfera contaminada por emanações de substâncias animais e vegetais em putrefação, um princípio miasmático reinante em uma localidade datada. E, afinal, como o dispositivo médico-higienista responde aos desafios que se apresentam na ocasião da sua institucionalização?

1) Por intermédio de *normas provisórias e combativas* que integram os chamados *estados de quarentena*. A interdição do porto, a promoção do asseio da rua, o esquadrinhamento, a fiscalização e a desinfecção dos navios, prisões, hospitais, estalagens ou qualquer instituição que reúna mais de 20 indivíduos, a instauração de postos de vigilância e o toque de recolher, a purificação das casas e o translado dos enfermos, enfim, medidas de caráter emergencial e passageiro, cujo sentido está em contribuir para que a atmosfera degenerada daquele território recue paulatinamente em direção ao seu estado anterior. É a tecnologia de policiamento extensivo que faz funcionar o estado de quarentena, e o mais importante: é o modelo de uma atmosfera desodorizada e desinfetada que irá selar o estado sanitário ótimo de um território. Trata-se, *in summa*, de frear a degeneração da atmosfera através de um combate a princípios miasmáticos decorrentes da incúria dos homens e da natureza.

2) Paralelamente, o dispositivo procura realizar de forma *preventiva e pioneira o controle* sobre uma nova cultura fúnebre, que alterará consideravelmente a repartição urbana dos espaços de individualização e o registro obtuário. Do caos dos sepultamentos nas igrejas ao quadriculamento das covas do Cemitério do Caju – mas não só isso. O cadáver, ao qual resiste por definição o corpo vivo, virtualmente já se faz presente, segundo o calendário que acompanha a evolução da epidemia, na própria

materialidade do corpo enfermo. Da mesma maneira como é preciso manter sob custódia um amarelento no lazareto, uma morte limpa e inofensiva deve estar ao seu alcance. Desenvolveu-se na experiência da epidemia de febre amarela a abertura para um novo investimento contra a doença. Não a partir do ser vivo ou dos seus humores ou da dieta, mas contra a degeneração da vida, contra os efeitos desencadeados pela decomposição orgânica, nesse limite intransponível de uma morte que agora se precipita contra a vida. Um detalhe a mais que é preciso ter presente: as forças que fazem emergir o cadáver sob o signo do patológico, do perigo, e que nos conduzem progressivamente a um "desencantamento do rito fúnebre" se confundem intimamente com as técnicas de desinfecção da constituição urbana. Ambas fazem parte de uma tarefa política muito mais ampla, que tem como plano de reflexão um meio envolvente e como finalidade última a desarticulação dos princípios miasmáticos em seus eixos potenciais de emissão.

Como passamos da peste como resultado da variação meteorológica da enfermidade para essa nova experiência da epidemia como efeito da constituição geral epidêmica? Foi na direção desse tipo de preocupação que optamos seguir até agora. Mas essa é somente a primeira etapa para o desbloqueio de um processo de patologização da cidade movido por certas práticas e saberes reclamados por um corpo médico em vias de se institucionalizar. Interessa-nos, a partir de agora, antever em que medida a cidade anti-higiênica foi uma invenção dos médicos higienistas ou, mais especificamente, de que modo o dispositivo médico-higienista contribuiu para que se criasse a imagem da "cidade colonial retrógrada e anti-higiênica"? Certamente, nisso tiveram o seu lugar os regimes históricos de verdade sobre a epidemia instaurados pelas séries de práticas e saberes médicos que tentamos revisitar.

Vejamos como, com o passar dos anos, o dispositivo médico-higienista desenvolverá um autêntico projeto de cidade, que agrega ao planejamento do espaço urbano – com seu perigoso expoente de dados naturais (focos de emanação de miasmas) e dados artificiais (as ruas estreitas, a localização dos hospitais e cemitérios etc.) – isso que poderemos denominar "corpo higiênico". Há aí uma descontinuidade em termos de funcionamento de poder.

O que era verdadeiramente "característico da medicina urbana", Foucault aponta, "é a habitação privada não ser tocada e o pobre (...) não ser claramente considerado um elemento perigoso para a saúde da população".[154] Há aí uma descontinuidade não só em termos de tecnologias políticas, mas de objetos de investimento que revelam por que a afirmação da Higiene na formação urbana e social da Corte não foi isenta de conflitos e contradições.

---

154 Michel Foucault, *Microfísica do poder*, 1979, p. 94.

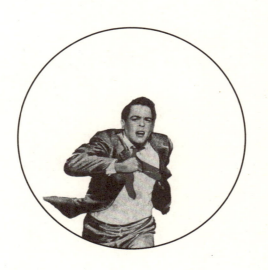

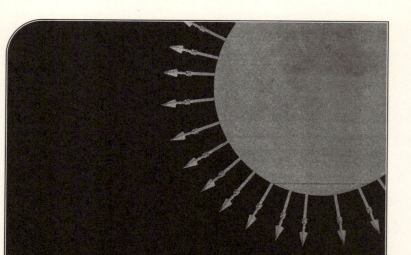

O NASCIMENTO DA CIDADE ANTI-HIGIÊNICA

A cidade anti-higiênica existiu, mas muito mais como produto ou efeito, não como origem. Como foi possível algo que não existia concentrar tamanha densidade ontológica? Como se elaboraram os sólidos contornos discursivos e mecanismos de poder capazes de fazer emergir sob a condição de coisa algo cuja clarividência não foi manifesta? A questão é, portanto, refinando alguns objetivos do capítulo: como foi possível que se assumisse de forma refletida a ligação, o nexo causal, entre o desalinho das ruas coloniais (a disposição, a fisionomia das ruas) e a insalubridade pública (o antiestético, o mau cheiro)? Ou: o que permitiu que o traçado urbano herdado do período colonial fosse considerado insalubre pelo discurso higienista da segunda metade do XIX? Propomos que, em princípio, não foram os higienistas que lançariam as bases de percepção da rua como causa intransigente de uma conveniência com o mau cheiro da cidade. Interessa-nos de que modo o a priori histórico que ativou a sensibilidade para a condição defeituosa da cidade de S. Sebastião já estaria sendo preparado para que a prática higienista objetivasse a cidade como campo potencial de intervenções. A rigor, a importância preliminar do dispositivo médico-higienista foi ter institucionalizado, capturado, um ramo de competências em torno da rua e, depois, do cortiço como formas de problematização quase exclusivas no contexto das epidemias de febre amarela da década de 1870.

3 . "A CIDADE QUE OS PORTUGUESES CONSTRUÍRAM NA AMÉRICA NÃO É PRODUTO MENTAL"

Há duas regularidades na vasta bibliografia de reminiscências de viajantes suíços, franceses, norte-americanos, alemães de passagem pelo Rio de Janeiro ao longo do século XIX – ou, no mínimo, duas impressões comuns do desembarque no Largo do Paço. Um registro visual e cenográfico, e um segundo registro olfativo. Um audiovisual, outro de caráter olfativo, os dois reminiscências que descarregam com exuberância o narcisismo colonialista.[155] Primeiro, a graça pitoresca e o fascínio colorido com que enxergam o espetáculo da escravidão. Sabe-se com que deleite Freyre se alimentou nessas fontes,[156] e em que medida *Vida social no Brasil nos meados do século XIX* começou a bordar a antropologia da mestiçagem e o mito de democracia que *Casa-Grande & Senzala* selou. "No Largo do Paço o forasteiro vê-se envolvido por uma turba multiforme tanto na aparência como nos hábitos, e tão variegada na compleição e nos costumes como jamais poderia imaginar",[157] escreve Daniel

---

155   Sobre o sujeito do discurso protoantropológico em questão ver: Eduardo Viveiros de Castro, "O Anti-Narciso: lugar e função da Antropologia no mundo contemporâneo", *Revista Brasileira de Psicanálise*, vol. 44, n. 4, São Paulo, 2010, <http://pepsic.bvsalud.org/scielo.php?script=sci_arttext&pid=S0486-641X2010000400002>.

156   Em 1836, o britânico George Gardner emite uma opinião digna de nota: "Não sou defensor da manutenção da escravidão; pelo contrário, eu me alegraria em vê-la varrida da face terra – mas não dou ouvidos àqueles que representam o senhor de escravos brasileiro como um monstro cruel. Minha experiência entre eles foi muito boa, e muito poucos atos de crueldade foram feitos sob minha própria observação. (...) Eles são de um temperamento lento e indolente." George Gardner, *Travels in the interior of Brazil* (London, Reeve Brothers, 1846), p. 17. Tradução nossa.

157   Daniel Parish Kidder, *Reminiscências de viagens e permanências no Brasil: Rio de Janeiro e Província de São Paulo* [1845], trad. Moacir Vasconcelos (Brasília, Senado Federal – Conselho Editorial, 2001), p. 62.

Kidder. "Quanto a mim, nunca os negros se me mostraram sob um aspecto tão artístico",[158] diz um suíço. Graça e fascínio: pois pode não parecer que são descrições de escravizados de ganho descalços levando sacas de café de 80 kg, africanos transportando cadeirinhas, adolescentes expostas em vitrines abertas, à venda, como amas de leite. Sim, a escravidão como os joelhos de um projeto econômico de uma nação esclarecida, a escravidão como instituição, ela escandaliza. Mas assusta em maior medida a investida contra a escravidão no Haiti em 1804, a Constituição do Haiti, o confisco das terras dos colonos, os franceses decapitados, a Revolução movida por africanos insurretos. Diferente do Haiti é o golpe desferido contra a escravatura norte-americana em 1863, que, segundo o viajante, "feriu-a de morte onde quer que ela exista; fato esse que nos parece consolador e significativo".[159] Há um paradoxo aqui, mas ele é um falso paradoxo.[160] Se a todos escandalizam as estruturas econômicas que sustentam o poder senhorial, já nem tanto os símbolos e rituais do poder senhorial. Tudo se passa como se o fim efetivo do sistema escravista não implicasse mexer em privilégios ou como se a libertação jurídica dos cativos, no fim do XIX, trouxesse acoplada uma emancipação de séculos de domínio moral e estético. Para o historiador Sidney Chalhoub, "ao menos até a crise que resultou na lei de 1871, o Brasil imperial oferecia ao mundo o curioso espetáculo de um país no qual todos condenavam a escravidão, mas quase ninguém queria dar um passo para viver sem ela".[161] As palavras de ordem do viajante liberal condenam a força produtiva de uma economia de exportação redutível ao braço de homens-propriedade. O que não pode haver é a confrontação franca com

---

158 Jean Louis Rodolphe Agassiz, *Viagem ao Brasil 1865-1866* [1868], trad. Edgar S. de Mendonça (Brasília, Senado Federal / Conselho Editorial, 2000), p. 68.

159 *Ibidem*, p. 67.

160 Aqui, aproximamo-nos em alguma medida da posição de Bosi. Talvez sejam perspectivas que se somem acerca desse aparente paradoxo: "O liberalismo econômico não produz *sponte sua,* a liberdade social e política. O comércio franqueado entre as nações amigas, que o término do *exclusivo* acarretou, não surtiu mudanças na composição da força de trabalho: esta continuava escrava (não por inércia, mas pela dinâmica mesma da economia agroexportadora), ao passo que a nova prática mercantil pós-colonial se honrava com o nome de liberal. Daí resulta a conjunção peculiar ao sistema econômico-político brasileiro, e não só brasileiro, durante a primeira metade do século XIX: liberalismo mais escravismo. A boa consciência dos promotores do nosso *laissez-faire* se bastava com as franquezas do mercado. Nesse bloco histórico não é de estranhar absolutamente que a supressão do tráfico demorasse, como demorou, 25 anos para efetuar-se ao arrepio de tratados que expressamente o proibiam." Alfredo Bosi, *Dialética da colonização*, 3ª ed. (São Paulo, Cia. das Letras, 1992), p. 198-9.

161 Sidney Chalhoub, *Machado de Assis: historiador* (São Paulo, Cia. das Letras, 2003), p. 141.

o sofrimento, pelo contrário, fetichizam-no e o tornam pitoresco, porque o cativo é, sobretudo, a negação de mim, ele é um negro, um rastro de animalidade na cultura, o exótico.

> Gostais da África? Ide de manhã ao mercado contíguo ao porto. Lá a encontrareis assentada, acocorada, ondulando e tagarelando, com seu turbante de cachemira ou de trapos, arrastando a renda, ou os andrajos. É uma galeria curiosa, estranha, um consórcio de graça e de burlesco; é o povo de Cham agrupado.[162]

Em meados do XVIII, o depósito e mercado de escravizados deixou de acontecer na Alfândega porque o governo do Marquês do Lavradio, ao chegar ao Rio de Janeiro, "horrorizou-se com o espetáculo degradante que oferecia o desembarque de escravizados, então efetuado (...) em plena Rua da Direita, a mais importante e central da cidade, onde eram vendidos praticamente nus e aparentando as misérias".[163] Criou-se o Mercado do Valongo, suficientemente distante para que o cenário do atacado de carne humana não contrastasse as galas das novidades francesas nas vidraças e a frivolidade desocupada da rua do Ouvidor. A mercadoria de cor continuaria sendo negociada, mas seria uma venda limpa, nos fundos das lojas de varejo, alugada a terceiros ou mesmo hipotecada, em casas de consignação e de leilões nas imediações das ruas do Ourives, Ouvidor e Alfândega. Não eram poucas, na década de 1860,[164] "casas de compra e venda de escravos que combinavam as duas formas de usura, o empréstimo de dinheiros a juros e os negócios de agências de penhores, sem esquecer que também atuavam como casas de consignação".[165] O que desaparece das imediações do trapiche da Alfândega não é o negócio de escravizados, mas um tipo de visibilidade das misérias sofridas durante o aprisionamento na África e a travessia atlântica. Desaparecem os currais de bexiga, anemia e escorbuto, e em seu lugar ergue-se uma rede bancária e financeira mais adaptada à internacionalização da economia nacional e sem dúvida mais adaptada à capitalização das esferas da

---

162   Charles Ribeyrolles, *Brazil Pittoresco – Tomo II*, 1859, p. 60-1.

163   Luís Carlos Soares, *O "Povo de Cam" na Capital do Brasil: a escravidão urbana no Rio de Janeiro do século XIX* (Rio de Janeiro, FAPERJ / 7Letras, 2007), p. 39.

164   A razão, em fins da década de 1860, do encerramento das atividades de notórios leiloeiros e de traficantes retalhistas de escravizados, ao menos no centro comercial e financeiro do Rio de Janeiro, foi a aprovação da lei de 15 de setembro de 1869, que proibiu a venda de escravizados em lotes cu em exibição pública.

165   Luís Carlos Soares, *O "Povo de Cam" na Capital do Brasil*, 2007, p. 44.

vida social. A intermediação realizada pelos negociantes muda o tráfico de pessoas. O tráfico se despersonifica, desmaterializa-se. Os traficantes de outrora são os banqueiros de casaca e cartola de então. No lugar de escravizados vemos o ganho de rua (comércio ambulante e transporte de carga), negros de ganho mandados à rua para trabalhar e, no fim da semana ou do dia, desembolsar uma quantia de dinheiro previamente estabelecida pelos senhores.[166] O modelo predileto de Debret no Brasil não é a cidade nem o gênero humano, é uma "turba agitada de negros carregadores e negras vendedoras de frutas",[167] e é com a mesma didática e o mesmo pincel de botânico que ele representa um açoite, um calceteiro descalço sob o sol ou uma paquera de galeria. Ao colonizador, seja um viajante em expedição pelo país, seja o pequeno burguês cioso da sua criadagem, a liberdade é um dever porque o Brasil tornou-se o último baluarte da escravidão no mundo civilizado. Menos vexatória, por outro lado, é a perpetuação do colonizador no protagonismo político e estético. Privilégios não são negociados, mas tirados à força. E são menos negociáveis ainda quando, no plano dos valores, o sistema escravista é invisibilizado na sua essência extrativista e predatória para assumir as "sutilezadas" da fantasmagoria de uma relação entre partes interessadas. Para o suíço Agassiz, a indolência da população, as ruas imundas, é compensada por grupos pitorescos que arejam a vida: "o efeito pitoresco é tal, pelo menos aos olhos de um viajante, que todos esses defeitos desapareçam".[168] A indiferença do naturalista europeu é a complacência das elites nacionais, estrangeiras na própria terra. A segunda repetição das impressões dos viajantes é pontualmente o que queremos, neste momento, avaliar mais de perto. Escreveu ainda Agassiz, quando esteve na Corte em 1865:

---

166   "O recenseamento de 1872 nos fornece dados sobre algumas categorias profissionais, entre as quais muitos escravos de ganho podiam ainda ser encontrados. A primeira delas era a dos 'criados e jornaleiros' e entre eles encontravam-se 4.972 escravos (4.203 homens e 709 mulheres) da cidade e 873 escravos (794 homens e 79 mulheres) das freguesias fora da cidade. Obviamente, entre os 'criados' não se encontram escravos de ganho, mas, sim, escravos domésticos que os senhores alugavam a terceiros, muitos deles por intermédio de agências alugadoras. Os escravos de ganho seriam aqueles classificados como 'jornaleiros', numa alusão ao 'jornal' (salário) que recebiam, mas é realmente difícil saber o seu número exato, pois não existem dados específicos para eles e nem para aqueles classificados como 'criados'. Outra categoria que empregava muitos escravos de ganho era a dos 'marítimos', que incluía marinheiros, remadores e barqueiros." Luís Carlos Soares, O "Povo de Cam" na Capital do Brasil, 2007, p. 124.

167   Jean-Baptiste Debret, *Viagem pitoresca e histórica ao Brasil*, T. I, vol. II [1834-39] (Rio de Janeiro, Martins, 1949), p. 126.

168   Jean Louis Rodolphe Agassiz, *Viagem ao Brasil 1865-1866* [1868], 2000, p. 67.

O que chama desde logo a atenção no Rio de Janeiro é a negligência e a incúria. Que contraste quando se pensa na ordem, no asseio, na regularidade das nossas grandes cidades! Ruas estreitas infalivelmente cortadas, no centro, por uma vala onde se acumulam imundícies de todo gênero; esgotos de nenhuma espécie; um aspecto de descalabro geral, resultante, em parte, sem dúvida, da extrema umidade do clima; uma expressão uniforme de indolência nos transeuntes: eis o bastante para causar uma impressão singular a quem acaba de deixar a nossa população ativa e enérgica.[169]

Algumas coisas a examinar. Primeiro, vejamos, a menção ao traçado das ruas se repete em diferentes textos de diferentes épocas. Na década de 1870, o alemão Canstatt é surpreendido na cidade "com o traçado de suas ruas, das quais as mais importantes são tão estreitas que, se duas carruagens se encontram, indo em direções opostas, uma tem que subir na calçada".[170] Em geral, o centro urbano não causa boa impressão ao europeu que o percorre. Excetuando as ruas da Direita e do Ouvidor, Seidler, já em 1835, denunciava as ruas como sendo em sua maior parte "compridas, tortas e estreitas, as casas quase todas baixas, sujas e edificadas em estilo vulgar, sem levar em conta questões de gosto e de comodidade da vida social, à feição da vontade do momento e da urgência".[171] Portanto, primeira regularidade: regularidade do diagnóstico negativo das ruas em textos de épocas muito diferentes. Em segundo lugar, aparição de uma quase natural contiguidade espacial entre imundície, ruas e mau cheiro, como atesta Agassiz na citação anterior. Pois bem, haverá associação direta entre as ruas da Cidade Velha e a "forma como no Rio, e aliás em todo o Brasil, se exige tanto do olfato".[172] A menção a ruas estreitas e sinuosas é naturalmente acompanhada de uma sequência de observações sobre a largura econômica dos terrenos, o acavalamento sem método das casas, as paredes laterais compartilhadas com vizinhos, a alcova, a crítica do pé-de-moleque, o péssimo sistema de escoamento, a falta de asseio das ruas e dos negros, o mau cheiro em geral.

---

169   *Ibidem,* p. 67

170   Oscar Canstatt, *Brasil: terra e gente, 1871,* trad. Eduardo de Lima e Castro (Brasília, Senado Federal – Conselho Editorial, 2002), p. 296.

171   Carl Seidler, *Dez anos no Brasil* [1835], trad. Bertoldo Kliger (Brasília, Senado Federal – Conselho Editorial, 2003), p. 60.

172   Oscar Canstatt, *Brasil: terra e gente, 1871,* 2002, p. 306.

Ademais, o calçamento é inclinado, de ambos os lados, para o centro, de maneira que em lugar de terem duas sarjetas para o escoamento das águas, como na Europa, este se faz por uma só, no centro. Essa disposição, que na época das chuvas transforma as ruas em riachos caudalosos, é tão defeituosa quanto o calçamento, e a consequência natural disso é a acumulação de toda espécie de detritos, a que se deve, em primeira linha, o mau cheiro das ruas do Rio.[173]

A crítica da rua se desmembra como por sucessão causal na insalubridade da cidade, no mau cheiro da cidade. Não foge à regra Luís Edmundo, referindo-se ao Segundo Reinado: "Rio de Janeiro de ruas estreitas, de vielas imundas, quase sem árvores para fazer a sombra das calçadas!"[174] O que justifica a valoração negativa das sinuosidades e tortuosidades das ruas imediatamente acompanhada do diagnóstico sobre a insalubridade?

"As ruas da cidade são, em geral, muito estreitas e calçadas com pedras grandes".[175] Até então nenhum juízo chama a atenção. O notável é ser da natureza desses relatos tanto a relação entre ruas estreitas/mau cheiro como, aliás, a contradição entre embevecimento perante a paisagem natural e a repugnância suscitada pela paisagem material-urbana. Em 1836, o naturalista britânico George Gardner atraca no Rio e hipnotizado recorda que visitou outros lugares celebrados pela beleza e grandeza, nenhum tendo deixado semelhante impressão na alma. "A natureza parece ter depositado aqui todas as suas energias".[176] A bordo, vista do navio pela manhã, "a cidade tinha a mais imponente das aparências, mas um contato mais próximo dissimula a ilusão. As ruas são estreitas e sujas. E com o fedor dos milhares de negros que se aglomeram (...) as primeiras impressões se tornam tudo menos agradáveis".[177] Não é a primeira vez nem a última que o africano desperta aversão e repulsa no estrangeiro pela falta de asseio. Higienistas não se esqueceriam de contabilizar em 1850 que o vômito preto atacava de forma mais benigna a população negra, ao passo que brancos e, mormente, imigrantes não aclimatados morriam em maior escala.

---

173   *Ibidem,* p. 296.

174   Luís Edmundo, *O Rio de Janeiro do meu tempo* [1938] (Brasília, Senado Federal – Conselho Editorial, 2003), p. 26.

175   Daniel Parish Kidder, *Reminiscências de viagens e permanências no Brasil* [1845], 2001, p. 63.

176   George Gardner, *Travels in the interior of Brazil,* 1846, p. 3. Tradução nossa.

177   *Ibidem,* p. 5.

Combinado à pressão britânica pelo fim da importação de escravizados, isso fez dos calabouços dos navios negreiros objetos de investimento das práticas de quarentena. Mas não durou o tempo de promulgação da lei Eusébio de Queirós. No entanto, narrativas que conferem a autoria do flagelo epidêmico à população negra produtiva não se restringem a navios nem param por aí. Em Tocqueville, o negro escravizado é abjeto. "Suscita aversão, repulsa e desgosto. Animal de manada, é o símbolo da humanidade castrada e atrofiada, da qual emana uma exalação envenenada, uma espécie de horror constitutivo".[178] O racismo não termina aqui porque a natureza tóxica do escravizado se converte no comportamento tóxico do *tigre* no exercício das atividades de esgotamento da sociedade. Por exemplo, é decepcionante para a etiqueta de Carl Seidler que "negros encarregados de transportar das casas para a praia toda sorte de lixo, por sua vez se revelem demasiado comodistas para levarem o vaso transbordante em longa caminhada até o mar, e na primeira esquina despejam toda a porcaria e se vão embora".[179]

Aos olhos do proprietário de escravizados, a presença do negro na vida urbana era uma linha tensionada entre escravatura e autoridades policiais, sobretudo após o levante dos Malês, em 1835, em Salvador. No Rio de Janeiro, estamos falando de uma população urbana da qual 48,8% correspondia, em 1849, a pessoas escravizadas e alforriadas.[180] População habilmente inserida na divisão do trabalho imperial, transitando na máquina econômica urbana como pedreiros, sapateiros, quitandeiras, lavadeiras, barbeiros, criados etc., vez ou outra manejando a mesma fé e a mesma língua materna. A Corte havia vivido os últimos anos da década de 1840 constantemente sobressaltada com rumores de levantes de escravizados em fazendas vizinhas – em Campos, Valença, Vassouras etc. Mal se podia imaginar o que aconteceria se o espírito dos insurgentes das áreas de *plantation* contagiasse os mais de 100 mil cativos da capital.[181] Não surpreende que gerassem sobressaltos, em meados do XIX, os rumores de que a escravatura organizada avançava insubmissa, a arriscar a vida pela libertação nas áreas

---

178   Achille Mbembe, *Crítica da Razão Negra* [2013], trad. Marta Lança (Lisboa, Antígona, 2014), p. 146.

179   Carl Seidler, *Dez anos no Brasil* [1835], 2003, p. 63.

180   Sonia Gomes Pereira, *A Reforma Urbana de Pereira Passos e a Construção da Identidade Carioca* (Rio de Janeiro, UFRJ-EBA, 1998), p. 79.

181   Cf. Sidney Chalhoub. *Cidade febril*, 1996, p. 72-3.

rurais da província. Vivia o poder senhorial sob o medo constante dessa ameaça. Agia sob o terror da possibilidade de ser esmagado por um levante dos seus cativos, ou seja, pelas figuras de homens que ele próprio não reconhece como inteiramente humanos.[182] Só que nas décadas de 1860 e 1870 talvez não fossem só os Malês organizados, os calabouços dos navios ou os filhos dos escravizados da África Central que teriam poder virtual de ameaçar a mentalidade da sociedade imperial. As epidemias de febre amarela revisitarão a cidade até o fim do século. Sitiar a cidade, lavar as ruas, contar os corpos, recolher nos lazaretos são medidas de contenção e atalho. Será preciso prevenir a epidemia mediante projetos de redefinição da infraestrutura urbana. Paralelamente, apresenta-se uma agenda política e sanitária para regulamentar a construção das casas, e nesse contexto a habitação coletiva ocupará em pouco tempo o núcleo excelente da insalubridade urbana. Como veremos no fim deste capítulo, o antigo pavor diante da virtualidade de um levante de africanos se redefinirá na habitação da massa produtiva. Mais do que defender a sociedade contra a extinção dos valores sistêmicos que naturalizam a escravidão sob um racismo de Estado, é preciso defendê-la agora dos riscos implicados na existência desassistida da população produtiva. A segregação social dos novos imigrantes e a segregação racial dos afrobrasileiros parecem crescer na proporção em que deixa de haver tráfico humano, quer dizer, na medida em que foi se tornando mais ardilosa, mais tênue, à medida que foi aparecendo nas leis, fortalecendo-se nos detalhes, nos costumes, no mundo do trabalho, nas formas de habitar, de portar-se em público e de ocupar a rua. Veremos na sequência como aos poucos as ruas e a circulação nas ruas serão investidas pelo dispositivo médico-higienista. E de que maneira não é tanto um deslocamento, mas um acoplamento de objetivos e tecnologias de poder que nos conduzirá da crítica da rua colonial à tarefa de controle dos cortiços.

—

Uma das regularidades na vasta bibliografia de reminiscências de viajantes europeus de passagem pelo Rio de Janeiro ao longo

---

182   "Em ofício de 12 de novembro de 1836, Eusébio de Queiroz solicitou que o juiz de paz do segundo distrito da Candelária obtivesse informações sobre 'um tal Emiliano *suspeito de haitismo*', que estaria na casa de Miguel Cerigueiro, na rua da Quitanda." Sidney Chalhoub, *Visões de liberdade: uma história das últimas décadas da escravidão na Corte* (São Paulo, Cia. das Letras, 1990), p. 192. Grifo nosso.

do XIX é a impressão do mau cheiro das ruas, a forma como foram traçadas as ruas, a condição das ruas da cidade, os grupos que compõem a paisagem urbana, a maneira como esse encadeamento de registros exige em demasia do olfato do estrangeiro. A questão por ora não é quão salubre poderia ser a cidade, a questão é como foi possível que se assumisse de forma (aparentemente) irrefletida a ligação entre o desalinho das ruas coloniais, a disposição das ruas e a cidade anti-higiênica.

Em 1846, o britânico Thomas Ewbank veio ao Rio visitar um irmão, permanecendo quase um semestre. A estadia resultou no seu *Vida no Brasil ou diário de uma visita à terra do cacau e da palmeira*. Sobre a natureza imagética do relato, fervilha a atividade dos escravizados nas ruas, o ritmo com que detalhes da arquitetura domiciliar são rastreados. Outra particularidade: Ewbank parece aproximar o Rio de Janeiro Imperial de algumas das cidades coloniais que Portugal erigiu em Marrocos, África Meridional e Ásia, ou propriamente do aspecto da cidade ibérica medieval. A razão dessa identificação se encontra na semelhança entre a Corte e Portugal anterior à expansão europeia no Atlântico – quer dizer, Portugal na época em que não passava de uma colônia periférica do mundo árabe. Encaminha-se o relato para uma comparação entre Rio de Janeiro e a cidade árabe. De que nos serve o imaginário da cidade muçulmana?

Na cidade muçulmana medieval não há propriamente quarteirão: o casario funde-se em um todo homogêneo e indivisível. No Brasil, o casario em questão tem beirada de telhas, vergas das portas em arco batido como quase tudo que é edifício térreo e assobradado do início do XIX – e como talvez ainda vejamos nos arredores do Campo do Santana. Lotes profundos, com largura econômica das testadas, luz e ar extraídos das duas extremidades do edifício. Os sobrados da época – mais tarde, munidos de toldos como ainda vemos em centros comerciais de subúrbio – estavam em uma proporção tal com a largura das ruas que guarneciam o pedestre como algum esconderijo do sol. Algumas galerias, ou as varandas dos edifícios com dois pavimentos, eram ainda fechadas por meio de painéis com treliça, que se abriam como postigos ou se moviam sobre dobradiças colocadas na parte superior. "Atrás destas gelosias", lembra Ewbank, "as mulheres da família eram confinadas, como se estivéssemos na Turquia ou na Grécia antiga, onde às mulheres não era permitido sair de casa senão sob circunstâncias excepcionais e tampouco se mostravam nas janelas".[183] Onde o britânico narrou a ausência de hábitos cosmopolitas, o mouro procurou quietude e recolhimento. "Viviam voltados para dentro, em seus terraços, em seus pátios, desconfiados da rua, de que se protegiam com as suas adufas, gelosias, rótulas e muxarabis. Queriam inspecioná-las, mas sem serem vistos",[184] diz Paulo Santos. Tratava-se de uma sociedade de balcões, avizinhados pelo agrupamento das casas laterais e pela estreiteza das ruas que mantinham próximas as galerias das casas defronte. Foi ali que um estrangeiro, em 1826, acreditou ser agradável o estilo arquitetônico dos portugueses porque favorece as relações amistosas entre vizinhos. "Respira-se o mesmo ar e sente-se o encanto da vizinhança amiga", diz Schlichthorst (dentre uns poucos que pouparam estas construções de comparações depreciativas). Do olhar de relance a um cumprimento "facilmente se passa para relações mais íntimas e, assim, toda a vizinhança forma uma espécie de roda familiar, que, conforme a situação e a necessidade, ora se alarga o quarteirão, ora se reduz às casas mais próximas".[185] O que comandava o traçado da cidade romana era a rua, ao passo que na cidade muçulmana é a casa. Não era a rua, porque sinuosa e não planificada, que orientava o trajeto dos carros. Nisso somos diferentes de Santiago e Buenos Aires: nem sempre teve o Rio vocação para o bulevar ou para o rígido traço ortogonal de acampamento militar. As ruas tornearam os acidentes da topografia primeiro em função da intimidade espontânea entre as casas. Por isso cultivar vizinhos. Gostava-se de conversar debruçado nos balcões, nas janelas ou nas portas, e há "até quem não saia dos salões estufas, e se conserve entre as luzes e o piano".[186] Por isso o quietismo da casa de campo aguçar sentimentos de alerta e incerteza. Por isso não nos é indiferente quando se diz que as "casas do Rio são em geral baixas, pequenas, sujas, sem gosto e incômodas",[187] ou que "o estilo das casas particulares é muito simples, em muitos sentidos muito pouco de acordo com

---

183   Thomas Ewbank, *Life in Brazil, or a Journal of a visit to the land of the cocoa and the palm* (New York, Harper & Brothers publishers, 1856), p. 86. Tradução nossa.

184   Paulo Ferreira Santos, *Formação das cidades no Brasil colonial*, 2ª ed. (Rio de Janeiro, Editora da UFRJ/IPHAN, 2008), p. 26.

185   Carl Schilichthorst, *O Rio de Janeiro como é (1824-1826)*, 2000, p. 71.

186   Charles Ribeyrolles, *Brazil Pittoresco – Tomo II*, 1859, p. 48-9.

187   Carl Seidler, *Dez anos no Brasil* [1835], 2003, p. 62.

o clima".[188] Poderiam ser simples as casas, mas no sentido de não serem de fato construídas para serem pitorescas ou monumentais. Os edifícios eram sensíveis ao papel funcional, seja concernente à forma ou à localização. "Acidentes de vista e contrastes de forma e cor resultavam de contornos da terra (da topografia local) e da engenhosa seleção dos sítios para cada estrutura. A posição do comando da catedral ou igreja dava uma singular unidade à cidade".[189] Para o viajante britânico, as marcas da presença muçulmana na cidade imperial eram fortes também nos costumes da população. Ao lado da baía, não mais de 100 metros dali, Ewbank testemunha a chegada de uma embarcação pesqueira à região do Mercado de Peixe, e os negros cesteiros caymmianos mergulham na arrebentação "rivalizando entre si, correndo e passando uns pelos outros para obter primeiro uma porção da carga; seus berros, gritos e brigas se assemelham às coisas de Níger".[190] Níger, os Turcos, o povo de Cham. A cidade de meados do XIX conservou da influência oriental na Península algo além de gelosias, muxarabis e treliças de casas de poucas janelas.

A largura mínima da rua sombreava o calor do trópico, e o traçado da cidade, que ao forasteiro pareceu confuso, labiríntico, era conhecido pelo cidadão da comunidade como prático, familiar e agradável. Se preferimos hoje a Rua da Alfândega em seu desalinho, para quem quer chegar aos trens da Central, às calçadas uniformes da atual Avenida Presidente Vargas, não é por outro qualquer motivo. Se as freguesias de Sacramento e Candelária não morriam de amores pela linha reta não era "desleixo",[191]

188 Oscar Canstatt, *Brasil: terra e gente, 1871*, 2002, p. 304.

189 Arthur B. Gallion, *The urban pattern* (Londres /Nova York / Toronto, Van Nostrand, 1950), p. 36, citado em Paulo Ferreira Santos, *Formação das cidades no Brasil colonial*, 2008, p. 23.

190 Thomas Ewbank, *Life in Brazil*, 1856, p. 88.

191 "É verdade que o esquema retangular não deixava de manifestar-se – no próprio Rio de Janeiro já surge um esboço – quando encontrava poucos empecilhos naturais. Seria ilusório, contudo, supor que sua presença resultasse da atração pelas formas fixas e preestabelecidas, que exprimem uma enérgica vontade construtora, quando o certo é que procedem, em sua generalidade, dos princípios racionais e estéticos de simetria que o Renascimento instaurou, inspirando-se nas ideias da Antiguidade. Seja como for, o traçado geométrico jamais pôde alcançar, entre nós, a importância que veio a ter em terras da Coroa de Castela: não raro o desenvolvimento ulterior dos centros urbanos repeliu aqui esse esquema inicial para obedecer antes às sugestões topográficas. (...) A rotina e não a razão abstrata foi o princípio que norteou os portugueses, nesta como em tantas outras expressões de sua atividade colonizadora. Preferiam agir por experiências sucessivas, nem sempre coordenadas umas às outras, a traçar de antemão um plano para segui-lo até o fim. Raros os estabelecimentos fundados por eles no Brasil que não tenham mudado uma, duas ou mais vezes de sítio, e a presença da clássica vila velha ao lado de certos centros urbanos de origem colonial é persistente testemunho dessa atitude tateante e perdulária. (...) *A cidade que os portugueses*

como ilustrava Sérgio Buarque ao elaborar sua "leitura liberal do mito racional freyriano".[192] Foi porque houve dias em que a rebeldia caprichosa da paisagem atlântica não exigiu corretivos que fossem muito além da resolução do solo alagadiço. Não foi então falta de trabalho: a Cidade, quando era somente uma entre outras vilas velhas portuguesas, adequou-se à topografia em função da experiência e do expediente dos mestres de obra. Por exemplo, a Avenida Mem de Sá e a Rua do Riachuelo, na antiga freguesia de Sto. Antônio, são o entroncamento de duas cidades do Rio de Janeiro rivais entre si. A primeira fez parte do quadro do ideário reformista que converge para o Plano de Melhoramentos da Cidade implementado a partir da prefeitura de Pereira Passos (1902-1906). Unindo o Passeio Público à Rua Frei Caneca, a avenida foi traçada de antemão na prancheta do engenheiro em uma linha reta na diagonal que só ganhará o plano regular às custas do arrasamento do Morro do Senado. Desmonta-se uma Cidade para que outra rotina passe por cima impondo a necessidade da sua presença. A Rua do Riachuelo é mais antiga, é a antiga Matacavalos, farto cenário de narrativas que vão de românticos a Machado. Caminho tupinambá, antes que se falasse o português nessas terras, ela abria o vale por entre os Morros de Sta. Teresa e o Morro de Sto. Antônio, em seguida vai alisando as costas do Senado, de modo a se formar em uma linha curva que contorna carinhosamente o morro. Ambas largam dos Arcos da Lapa e caem na Frei Caneca: mas depois de arrasados os Morros de Sto. Antônio e do Senado, a rua do Riachuelo segue envergada para a direita, sem que a teimosia do paralelismo com a Mem de Sá pese como dívida. É que elas não são filhas dos mesmos valores, nas duas acepções do termo.

Paulo Santos, nesse imprescindível *Formação de cidades no Brasil colonial*, cita *The Culture of Cities* (1938), do historiador Lewis Mumford:

> Graças à sua faculdade persistente de adaptar-se ao lugar e às necessidades práticas, a cidade medieval apresentava estes

construíram na América não é produto mental, não chega a contradizer o quadro da natureza, e sua silhueta se enlaça na linha da paisagem. Nenhum rigor, nenhum método, nenhuma previdência, sempre esse significativo abandono que exprime a palavra 'desleixo' – palavra que o escritor Aubrey Bell considerou tão tipicamente portuguesa como 'saudade' e que, no entender, implica menos falta de energia do que uma íntima convicção de que 'não vale a pena...'" Sérgio Buarque de Holanda, *Raízes do Brasil* [1936], 1995, p. 109-110.

192   Jessé Souza, *A tolice da inteligência brasileira: ou como o país se deixa manipular pela elite* (São Paulo, LeYa, 2015), p. 42.

exemplos multiformes de individualismo: o homem que fazia o plano tirava proveito do irregular, do acidentado e do inesperado (...) e não era contrário à simetria e à regularidade, quando se podia fazer o traçado num só plano de terra virgem, tal como ocorria nas cidades fronteiriças. *Muitas das irregularidades que ainda podem observar-se nos traçados medievais devem-se à presença de córregos recobertos posteriormente, árvores cortadas ou a obstáculos naturais que outrora serviam de mirões para delimitar a propriedade rural.* (...) Nos domínios das cidades, começamos a dar-nos conta, por fim, de que as *nossas descobertas obtidas depois de tanto trabalho na arte de fazer planos, especialmente se se tem em conta o ponto de vista higiênico, são ainda uma recapitulação, em termos de nossas próprias necessidades sociais, dos lugares-comuns implícitos nos bons princípios medievais.*[193]

Avenida Mem de Sá e Rua do Riachuelo são, melhor dizendo, o entroncamento de duas cidades do Rio de Janeiro que coexistem em um tensionamento resistente a qualquer tentativa de síntese dialética. Toda sanha pela possível reconciliação costuma ser uma entre outras estratégias de conservação de uma filosofia da história, hegemônica, do progresso ou de suas metonímias eleitorais, economicistas e culturalistas: a democracia, a modernização, a revitalização, a Arena Maracanã. A ambição pela modernização da área central e a implementação de inovações tipológicas não atingiram da noite para o dia as áreas centrais da cidade, isto é, aquelas freguesias que são objeto de crítica nas reminiscências dos viajantes. Seja pela valorização do solo que adensava as freguesias[194] do Sacramento e Candelária, seja pela função industrial e comercial, a rua e a construção domiciliar quase não serão modificadas entre as décadas de 1850 a 1870. Não serão modificadas, enfim, pela herança histórica do lugar, quer dizer, pela resistência à temporalização da história redutível ao aspecto cronológico do tempo. O tempo histórico do progresso, da modernização, da *revitalização*, é o tempo cumulativo segundo o modelo da sucessão cronológica, é o tempo capitalizado da venda de crédito, é o tempo da produção de mais-valia. Opõe-se a essa temporalidade linear e vazia da história a ideia benjaminiana de tempo. O tempo histórico em Benjamin é o tempo saturado no qual cada

---

193 Citado em Paulo Ferreira Santos, *Formação das cidades no Brasil colonial*, 2008, p. 22. Grifo nosso.

194 Freguesias eram as áreas de abrangência das paróquias e, como os sacramentos valiam enquanto registro civil, elas acabaram se tornando, além de divisões eclesiásticas, delimitações administrativas.

gesto remete a uma série de gestos passados que nunca passaram completamente, continuando a habitar gestos presentes e dando-lhes uma fantasmagoria propriamente histórica. No estatuto da história em Benjamin, compreende-se o presente como uma contração de múltiplas séries passadas. Tempo no qual coisas que desaparecem não passam por completo, pois não é este o seu destino, porque estamos numa série de repetições de sussurros de antepassados que permite que "pessoas absolutamente sem glória surjam do meio de tantos mortos, gesticulem ainda, continuem manifestando sua (...) invencível obstinação em divagar, compensando talvez o azar que lançara sobre eles, apesar de sua modéstia e anonimato, o raio do poder".[195]

A imagem benjaminiana da história como "objeto de uma construção, cujo lugar não é formado pelo tempo homogêneo e vazio, mas por aquele saturado pelo tempo-de-agora",[196] essa imagem pode ser traduzida por outra, por uma metáfora, na verdade – metáfora que Freud criou em *O mal-estar na civilização* (1930) enquanto tentava ilustrar a estrutura do sujeito psicanalítico. Conquanto se supere o erro de achar que o conceito de *esquecimento* significa "destruição do traço mnemônico", Freud tende à premissa contrária, a de que na economia psíquica (por conseguinte, no tempo histórico) nada que uma vez se formou é a rigor esquecido. E em seguida toma um exemplo: a evolução da Cidade Eterna, Roma.[197] A imagem é a seguinte: uma cidade na qual todos os

---

195   Michel Foucault, "Vida dos homens infames" [1977], em *Ditos e Escritos IV: Estratégia, poder-saber*, trad. Vera L. A. Ribeiro, 2ª ed. (Rio de Janeiro, Forense Universitária, 2006), p. 210.

196   Walter Benjamin, Tese XIV, "Sobre o conceito de história" [1940], em Michael Löwy, Walter Benjamin: *Aviso de incêndio – uma leitura das teses "Sobre o conceito de história"*, trad. Jeanne Marie Gagnebin e Marcos L. Müller (São Paulo, Boitempo, 2005), p. 119.

197   "Seguramente, ainda muita coisa antiga se acha enterrada no solo da cidade ou sob as construções modernas. É assim que para nós se preserva o passado, em sítios históricos como Roma. Façamos agora a fantástica suposição de que Roma não seja uma morada humana, mas uma entidade psíquica com um passado igualmente longo e rico, na qual nada que veio a existir chegou a perecer, na qual, juntamente com a última fase de desenvolvimento, todas as anteriores continuam a viver. Isto significa que em Roma os palácios dos césares e o *Septizonium* de Sétimo Severo ainda se erguiam sobre o Palatino, que o Castelo de Sant'Angelo ainda mostraria em suas ameias as belas estátuas que o adornavam até a invasão dos godos etc. Mais ainda: que no lugar do palácio Caffarelli estaria novamente, sem que fosse preciso retirar essa construção, o templo de Júpiter Capitolino, e este não apenas em seu último aspecto, tal como o viam os romanos da época imperial, mas também naqueles mais antigos, quando ainda apresentava formas etruscas e era ornado de antefixas de terracota. Onde agora está o Coliseu poderíamos admirar também a desaparecida Domus Aurea, de Nero; na Piazza della Rotonda veríamos não só o atual Panteão, como nos foi deixado por Adriano, mas também a construção original de Agripa; e o mesmo solo suportaria a igreja de Maria Sopra Minerva e o velho templo sobre o qual ela está erguida. Nisso, bastaria talvez que o observador mudasse apenas a direção do olhar ou a posição, para obter uma ou outra dessas visões." Sigmund

estágios do seu desenvolvimento estão atualizados num mesmo plano, criando um lugar fisicamente absurdo e irrepresentável. É uma tessitura impossível – por ser a justaposição de um espaço sincronicamente preenchido por sucessões históricas distintas – da tentativa de representar espacialmente o devir histórico.

> Não há dia em que eu pise no velho cais da Praça XV sem lembrar que ali vivem, consagrados na memória das pedras, os marujos que quebraram as chibatas da marinha de guerra do Brasil na revolta de 1910. Na materialidade bruta da Pedra do Sal ressoam batuques de primitivos sambas e berram todos os bodes imolados aos deuses que chegaram da África nos porões dos negreiros, acompanhando seu povo. (...) Existem lugares de esquecimento, territórios do efêmero, e lugares de memória, territórios da permanência. Estes últimos são espaços que, sacralizados pelos homens em suas geografias de ritos, antecedem a sua própria criação e parecem estar aí desde a véspera da primeira manhã do mundo.[198]

O "velho cais da Praça XV" – onde ainda visitamos o Paço e um morro do Castelo que apenas conhecemos pelas curvas de nível dos mapas antigos, mas cujo nome nada abala – estava situado na antiga freguesia de São José,[199] por onde corria a Misericórdia, rua lamentável e verdadeira na dor, que ainda em 1905 João do Rio debochava pelas "hospedarias lôbregas, a miséria, a desgraça das casas velhas e a cair, os corredores bafientos, é perpetuamente lamentável".[200] A "materialidade bruta da Pedra do Sal", como escreve Luiz Antônio Simas, corresponde à área que concentrou, e concentra, a região portuária, com antigos trapiches, estaleiros, o morro da Conceição e a Matriz de Sta. Rita. Defronte à Igreja – que nomeia a freguesia de Sta. Rita – sob a Rua Visconde de Inhaúma, funcionou no XVIII o primeiro cemitério de pretos novos (dos escravizados que morriam imediatamente após o desembarque).

Freud, *Obras completas, vol. 18 – O mal-estar na civilização, novas conferências introdutórias e outros textos (1930-1936)*, trad. Paulo C. de Souza (São Paulo, Cia. das Letras, 2010), p. 15-6.

198 Luiz Antônio Simas, *Pedrinhas miudinhas: ensaios sobre ruas, aldeias e terreiros* (Rio de Janeiro, Mórula Editorial, 2013), p. 36.

199 Em um *Cartograma do Cholera-Morbus durante o ano de 1895 na cidade do Rio de Janeiro*, publicado em 1896 e organizado pelo Instituto Sanitário Federal, encontramos a atual Praça XV situada na freguesia de São José. Não é incomum, antes da República – e o próprio Noronha Santos nos deu prova em *As freguesias do Rio antigo*, de 1965 –, situar na freguesia da Candelária a Praça XV (Antiga Várzea de N. S. do Ó; Terreiro da Polé; Largo do Carmo; Terreiro do Paço; Largo do Paço; Largo do Palácio; Praça D. Pedro II, denominação dada em 1870, antes de se chamar, por decreto, Praça Quinze de Novembro).

200 João do Rio, *A alma encantadora das ruas: crônicas* [1904-07] (São Paulo, Cia. das Letras, 2008), p. 35.

A mais populosa das freguesias urbanas, pelo menos entre as décadas de 1860 e 1880, é a freguesia de Santana, nas imediações do Campo de Santana, do morro da Providência, do Cabeça de Porco e da primeira Casa de Santo da Cidade, e que, em 1870, abrigou mais de 20% da população de cortiço do Rio de Janeiro. A freguesia da Candelária orbita em torno das ruas do Ouvidor e da Direita (atual 1º de Março), e foi o efetivo centro da cidade pelo menos até meados da década de 1880. Abrigava bancos, escritórios, consulados, edifícios comerciais com sobrados habitados por franceses e portugueses, e um Mercado de Peixe que se julgou incompatível com a valorização econômica do solo central, e que remanesce sob um nome de rua.

A freguesia do Sacramento foi provavelmente a área mais afetada pelas obras de melhoramento da virada do século, não coincidentemente a área que melhor mesclou moradias de classes nas situações sociais mais desiguais. Na segunda parte do XIX, a freguesia de Sacramento localizava grande parte dos teatros, a Academia Imperial de Belas Artes e a Escola Nacional de Engenharia, mas também a maior parte das indústrias e de casarios antigos distribuídos ao longo de uma malha viária extremamente densa e complexa. Trata-se de um retângulo que corresponde hoje à região entre o Largo da Carioca e a Av. Presidente Vargas, e da Av. Rio Branco à região que compreende o Saara. Outras duas freguesias completam a região urbana central em meados de 1870, ambas de criação recente, Santo Antônio e Espírito Santo, estabelecidas respectivamente em 1854 e 1865.

Em 1852, a Câmara realizou o aterro do Saco do São Diogo (região de mangue que se estendia da Praça Onze à baía), e com a resolução dos atoleiros que cercavam Santa Teresa e Rio Comprido permitiu-se a ocupação da Cidade Nova. "A rapidez da ocupação dessa 'Cidade Nova' foi tão intensa que, a partir de 1865, criou-se a freguesia do Espírito Santo, (...) tendo sido desmembrada de terrenos pertencentes às freguesias de Santo Antônio, Engenho Velho, Santana e São Cristóvão".[201] Assim nos apresenta Roberto Moura as transformações que sofre a região e a densidade histórica do Espírito Santo no curso do XIX:

> A praça Onze, cercada por casuarinas, e imortalizada como sede do Carnaval popular e do samba no início do século, se

---

201 Mauricio de Abreu, *Evolução urbana do Rio de Janeiro* (Rio de Janeiro, IPP, 2008), p. 41.

constituía no único respiradouro livre de toda a área do bairro. Já no século XVIII, chamada de Rossio Pequeno, era local aberto de uso comum junto aos mangues onde a população jogava seu lixo, como o Rossio Grande, atual praça Tiradentes, na época também área de serventia e gueto dos ciganos na cidade. Com o desenvolvimento do bairro, a praça é urbanizada em 1846, quando são plantadas as árvores e colocado em seu centro um chafariz projetado por Grandjean de Montigny, arquiteto vindo com a Missão Francesa trazida pelo conde da Barca em 1816. A partir da ocupação da Cidade Nova pela gente pobre deslocada pelas obras [da prefeitura de Pereira Passos] (...) a praça se tornaria ponto de convergência desses novos moradores, local onde se desenrolariam os encontros de capoeiras, malandros, operários do meio popular carioca, músicos, compositores e dançarinos, dos blocos e ranchos carnavalescos, da gente do candomblé ou dos cultos islâmicos dos baianos, de portugueses, italianos e espanhóis.[202]

Por fim, a freguesia Santo Antônio, que teve de antemão a jurisdição sobre os bairros da Lapa, Catumbi, Estácio e Sta. Teresa, e recebeu na primeira metade do XIX suntuosas chácaras da camada média mais abastada. Tanto Brás Cubas, deputado, quanto Bentinho, filho de político de Itaguaí, ali vieram a residir. O Brás de Machado dispunha de chácara herdada no Catumbi, possivelmente composta de senzala, capela e serviço de abastecimento. Já em 1870, com um crescimento populacional vertiginoso, os casarões de três janelas de frente, varandas e alcovas, da parte menos suburbana de Matacavalos, se reciclariam na forma de estalagens e pequenas hospedarias. Com a intensificação da imigração, seus edifícios geminados, preocupados em aproveitar da melhor forma possível a proximidade com centro, seriam destino de galegos e ibéricos empregados na indústria e no comércio varejista. Em Espírito Santo, a participação dos moradores de cortiços foi de quase 4 mil habitantes para uma população de 17.427 em 1870.[203]

As freguesias de Sacramento e Candelária não nasceram da linha reta por desleixo ou falta de asseio. Da fisionomia da Cidade Velha se chega à imagem da rua como lugar de circulação adequado ao meio de transporte de que se dispõe (o trajeto a pé, o cavalo em montaria ou atrelado à liteira; diferentemente dos bondes, os veículos à roda não exigiam a regularidade das ruas).

202   Roberto Moura, *Tia Ciata e a pequena África no Rio de Janeiro* [1983] (Rio de Janeiro, Secr. Municipal de Cultura - Dep. Geral de Doc. e Inf. Cultural - Divisão de Editoração, 1995), p. 57.
203   Sonia Gomes Pereira, *A Reforma Urbana de Pereira Passos...*, 1998, p. 270.

A rua é também, em segundo lugar, aliada da necessidade de defesa externa. O temor de invasão era fator importante para uma malha viária orientada pela proximidade das casas geminadas. De modo que as frontarias das casas e os casarios fundidos em um bloco homogêneo funcionaram como autênticas muralhas contra invasões marítimas no tempo em que a cidade começava a descida do morro para a várzea. "O quilombola e o corsário", diz Lima Barreto, "projetaram um pouco a cidade".[204] Ademais, a identidade de cada rua em particular, se era sinuosa ou regular, se há alargamentos com súbitos estreitamentos, obedecia às vicissitudes sociais e ao sistema da vida. Ruas mais próximas às catedrais e aos prédios públicos costumavam receber um volume de alargamento distinto dos arredores. Guardadas as proporções, a cidade de Ouro Preto está bem próxima desse tipo de organicidade: os caminhos, os passeios, eram em formas variáveis, "em certos ângulos importantes as ruas alargavam-se, para dar maior espaço ao panorama urbano e lugar às aglomerações ocasionais sem perturbar o trânsito".[205]

Se considerarmos a antiga topografia da cidade do Rio de Janeiro, há ainda outro sentido para a fisionomia de suas ruas. Aquele salpicar de morros e colinas, que ora afastam ora separam as partes componentes da cidade, às vezes fazendo a comunicação com os arrabaldes por meio de estreitos vales, outras vezes originando numerosos becos sem saída, frequentemente em L. "Ali, uma ponta de montanhas empurrou-as; aqui, um alagadiço dividiu-as em duas azinhagas simétricas".[206] Quer dizer, as partes se reúnem por acidente, enquanto uma ou outra freguesia vive segregada, porque a cidade, lógica segundo seus próprios parâmetros, não rivalizou com o local onde se assentou. A cidade, se "não é regular com a estreita geometria de um agrimensor, é, entretanto, com as colinas que a distinguem e fazem-na ela mesma".[207]

Seria preciso pensar a troco de quê funcionaram os juízos negativos dos viajantes a respeito da fisionomia das ruas da cidade. Seria preciso pensar como e a partir de qual marco histórico essa relação entre ruas acanhadas e o mau cheiro da cidade foi

---

204 Lima Barreto, *Vida e Morte de M. J. Gonzaga de Sá* [1919] (São Paulo, Ed. Brasiliense, 1956), p. 66.

205 Paulo Ferreira Santos, *Formação das cidades no Brasil colonial*, 2008, p. 21.

206 Lima Barreto, *Vida e Morte de M. J. Gonzaga de Sá* [1919], p. 67.

207 *Ibidem*, p. 66.

sendo reforçada e alavancada pelo dispositivo médico-higienista. Percebe-se, no entanto, como estamos bem distantes ainda de supor que a Academia Imperial de Medicina ou as Faculdades de Medicina no Brasil lançariam as bases da percepção da rua como efeito intransigente da velha conveniência do antigo colono português com respeito à insalubridade. O projeto, a estrutura programática, a remodelação da cidade sob a urgência do gerenciamento da boa circulação, da purificação do ar e da anulação dos miasmas está ligado certamente à sanha de formalização da ciência e consciência médicas. Mas os jogos de poder que processam a verdade higienista, ou melhor, o *a priori* histórico que desbloqueia a sensibilidade para a condição defeituosa da cidade, tudo isso já estaria mais ou menos sendo preparado para que a prática higienista fizesse da cidade enferma um *objeto* predileto. Já estariam disponíveis na segunda metade do XIX as condições para que o dispositivo enquadrasse até ao detalhe o sintoma que lhe é mais caro, sintoma esse que define a necessidade de se fazer passar a cidade por uma cirurgia urbanística futura: a febre amarela persiste e a mortalidade é recorde. No máximo, a importância do higienista foi ter institucionalizado, circulado seu ramo de competência em torno da questão da rua e do cortiço, e situado a posição do sujeito higienista que fala de tal ou qual lugar (a posição do médico em uma instituição criada para promover a Higiene Pública, a posição do higienista em relação à população de cortiço, em relação à Câmara, à Secretaria de Polícia etc.), situando enfim a identidade do morador de cortiços (atrelada futuramente à imoralidade ou aos números do crime).

De fato existiu a cidade dos higienistas. A essa altura não faria sentido pensar o contrário ou demonstrar como ela foi um erro. Não consiste então em deduzir que a cidade anti-higiênica não existiu. Mas não se quer com isso dizer que preexistiu, à "ideologia do higienista", algo como uma imagem de cidade resguardada do poder social das classes abastadas e valores correlatos. De fato existiu a cidade anti-higiênica, mas muito mais como produto ou como efeito, não como origem. Como será possível algo que não existia concentrar tamanha consistência ontológica? Como se elaboram os sólidos contornos discursivos e mecanismos de poder capazes de trazer à luz ou fazer emergir sob a condição de *coisa* algo cuja clarividência não foi manifesta?

É como se substituíssemos – segundo os usos possíveis de Nietzsche e Foucault – uma metafísica da representação por uma história política da verdade, cujos elementos histórico-filosóficos primordiais passassem a ser o sentido e o valor, e deixassem de ser o conhecimento e a ideologia, a verdade e o erro, o saber em recuo em relação ao poder. Em Nietzsche, o sentido indica qual vontade ocasionalmente se apoderou de uma coisa e chegou por fim a tomar a palavra. O valor diz respeito à materialidade da força, diz respeito à natureza moral do impulso em questão. Ele diz: por muito tempo se procurou a razão de algo, e a história de algo na sua finalidade e a utilidade de algo em sua forma, "o olho tendo sido feito para ver, e a mão para pegar". "Mas todos esses fins", segundo a *Genealogia da moral*, "todas as utilidades são apenas indícios de que uma vontade de poder se assenhorou de algo menos poderoso e lhe imprimiu o sentido de uma função; e toda a história de uma 'coisa' [em nosso caso, a cidade anti-higiênica, o cortiço como uma matriz de epidemias ou como circo de imoralidades] (...) pode desse modo ser uma ininterrupta cadeia de signos de sempre novas interpretações e ajustes, cujas causas nem precisam estar relacionadas de maneira meramente casual".[208]

É desse modo que a emergência histórica de um objeto de conhecimento, de um universal, de uma coisa é uma sucessão de "processos de subjugamento que nela ocorrem, mais ou menos profundos, mais ou menos interdependentes, juntamente com as resistências que a cada vez encontram, as metamorfoses com o fim de defesa e reação, e também o resultado de ações contrárias bem-sucedidas".[209] Isso nos permite indagar como esse dispositivo fez com que certos conceitos ou objetos que não existiam se tornassem algo, algo que não é uma ilusão, porque é um conjunto de "práticas reais, que estabeleceu isso e, por isso, o marca imperiosamente no real".[210]

O método não consistiria em isolar invariáveis como o cortiço, a epidemia etc., entendidos como representações invariantes, para em seguida fazer a sua história, deduzir deles práticas políticas concretas ou conduzir uma representação

---

208 Friedrich Nietzsche, *Genealogia da moral: uma polêmica* [1887], trad. Paulo César de Souza (São Paulo, Cia. das Letras, 2009), p. 61 (2ª Dissertação, §12).

209 *Ibidem*, p. 61 (2ª Dissertação, §12).

210 Michel Foucault, *Nascimento da biopolítica* [1978-79/2004], trad. Eduardo Brandão (São Paulo, Martins Fontes, 2008), 27.

ao seu referente determinante, de modo a se restabelecer um núcleo de verdade historicamente silenciado que carece de ser redescoberto pela História.[211]

Uma mudança estratégica do dispositivo médico-higienista a partir de meados da década de 1860: já não surpreende a febre amarela, ela infiltra o cotidiano dos jornais, dos periódicos especializados, infiltra a literatura, os consultórios, o anfiteatro das faculdades. A epidemia possui um calendário anual de conflagração, ela é um fenômeno de veraneio, não há mês de dezembro sequer nas décadas de 1860-1870 em que não ressurja o debate. Nas memórias *Brasil: terra e gente*, Canstatt define, em 1871, um pouco do que será a experiência da epidemia no contexto do nascimento da cidade anti-higiênica: "compatriotas que conheci durante minha permanência na cidade, e a quem as circunstâncias não permitiam escolher à vontade seus domicílios, asseguraram-me que com uma longa permanência no Rio arrisca-se dez anos de vida".[212] Apaga-se aos poucos a ligação da epidemia com causas acidentais e passageiras, como condições atmosféricas, meteorológicas. Ela tampouco é redutível à importação de um gérmen nocivo. A epidemia possui causas históricas, imanentes e urbanas, sua ação se torna permanente, sua terapêutica é de ordem normativa e indiretamente individualizante. Por sua vez, os modos de investimento do dispositivo médico-higienista combinam-se ou se alternam em um tensionamento de três objetos: (1) hábitos e costumes que não aderem ou não são adequados às formas de exigência de convívio social precisam ser policiados; (2) este meio naturalizado que é a cidade para os seus citadinos, o meio urbano e as ruas nas quais crescemos e trabalhamos na cotidianidade do seu presente absoluto, essa cidade grosseira e suja que nos foi legada, e que a partir de um ponto se tornará passível de um projeto de reurbanização (e já não é preciso dizer que a reforma urbana do prefeito Haussmann em Paris tornou possível ao turista brasileiro na Europa a ambição de agir historicamente sobre a sua

---

211   Como em Foucault, não se trata de mostrar "como esses objetos ficaram por muito tempo ocultos, antes de ser enfim descobertos, não se trata de mostrar como todos esses objetos não são mais que torpes ilusões ou produtos ideológicos a serem dissipados à luz da razão que enfim atingiu seu zênite. Trata-se de mostrar por que interferências toda uma série de práticas – a partir do momento em que são coordenadas num regime de verdade –, por que inferências essa série de práticas pôde fazer que o que não existe (...) se tornasse porém uma coisa, uma coisa que no entanto continuava não existindo. Ou seja, (...) o que eu gostaria de mostrar é que foi certo regime de verdade e, por conseguinte, não um erro que fez que uma coisa que não existe possa ter se tornado uma coisa". *Ibidem*, p. 26-7.

212   Oscar Canstatt, *Brasil: terra e gente, 1871*, 2002, p. 304.

cidade); (3) a arquitetura do edifício domiciliar e os usos do casario reciclado na forma de cortiços e estalagens na área central, que darão abrigo ao negro e ao operário imigrante.

Focos de infecção aumentam proporcionalmente à população. A cidade esperara 22 anos (entre 1850 e 1872) para passar de 166.419 habitantes para 270.773, e não necessitaria mais do que 18 anos para crescer 94,2% entre 1872 e 1890. Em 1869, morreriam em decorrência de febre amarela 271 doentes, número de pouca expressividade se considerarmos uma mortalidade geral de 8.294 pessoas naquele mesmo ano.[213] Porém os estragos feitos pela febre amarela na década seguinte demonstram seu caráter epidêmico com tanta ou mais intensidade do que no terrível ano de 1850. O ano de 1873 registrou oficialmente 14.804 óbitos em geral, a quarta parte desses corresponde a pessoas que sucumbiram à febre amarela (daqueles, inclusive, 1.676 morriam por complicações de "outras febres" e 422 foram vítimas de erisipelas, disenterias ou diarreias).[214] Em 1876 morreriam 5.476 infelizes doentes de febre amarela, o que correspondia a mais de 40% do total de óbitos na cidade naquele ano.

A febre amarela tem sua razão de ser em causas fixas e permanentes, e afirmar o contrário seria negligenciar a gravidade da sua ação recorrente. A matéria-prima das epidemias reside nas condições naturais e históricas da região habitada. Ao final dos 13 anos em que esteve à frente da Junta de Central de Higiene Pública, o emérito higienista Francisco Paula Candido procurou demonstrar como as epidemias de febre amarela, peste e *cholera morbus* são moléstias infecciosas resultantes da ação recíproca de dois elementos: o gérmen e o miasma.[215] Aqui tem havido miasmas há muito e em circunstâncias acessórias das mais diversas. Os miasmas são a *matéria-prima das epidemias* e só com a reciprocidade da ação de ambos resultará o fenômeno epidêmico. O gérmen morbífico da febre amarela, ou de qualquer outra epidemia infecciosa, não se desenvolverá para a produção de uma grande epidemia desde que na presença da *matéria-prima da epidemia*: o miasma. O *gérmen* é um

---

213   Cf. Estatísticas oficiais sobre febre amarela no Rio de Janeiro, entre 1850 e 1907, em Plácido Barbosa e Cassio Barbosa de Resende, *Os serviços de saúde pública no Brasil, especialmente na cidade do Rio de Janeiro de 1808 a 1907 (esboço histórico e legislação) – Primeiro Volume* (Rio de Janeiro, Imprensa Nacional, 1909).

214   Cf. Cândido Barata Ribeiro, *Quais as medidas sanitárias*, 1877, p. 57.

215   ARQUIVO NACIONAL. MAÇO IS 4-24 – Série Saúde – Higiene e Saúde Pública – Instituto Oswaldo Cruz, sem paginação.

mero *excitador* que intervém nas condições sanitárias da cidade. Ele apenas desdobra-se em compostos orgânicos capazes de propagar a respectiva moléstia na condição de existirem em um país, ou mesmo em um indivíduo, as emanações em estado receptível, quer dizer, os miasmas. Explosões epidêmicas contra as quais se alvoroça o governo não existiriam, portanto, caso fosse eliminada a preexistência de miasmas. O Barão de Lavradio, sucessor como presidente da Junta, vale-se dessa estatística mortuária entre os anos de 1869 e 1876 para concluir um de seus relatórios nesses termos: "Estas perturbações progressivas e constantemente aumentadas não podem em minha opinião ser devidas a causas acidentais e passageiras, como sejam as condições meteorológicas e atmosféricas, (...) e sim a causas permanentes, cuja ação se exerce de um modo contínuo".[216] O mesmo Barão de Lavradio, no livro chamado *Esboço Histórico das epidemias que têm grassado na cidade do Rio de Janeiro desde 1830 a 1870,* reavalia os tempos idos de 1850 e observa que, se não fossem as calamidades da febre amarela de então,

> não se teria talvez tomado tão cedo a importante medida da remoção dos enterramentos nas igrejas, reclamada desde 1829 pela sociedade de medicina, porque a superstição religiosa, ou antes o fanatismo, e a quebra de mesquinhos interesses teriam ainda achado pretextos para fazê-la adiar; não teríamos por certo uma repartição de saúde embora mal organizada para satisfazer os fins de sua criação, mas que, apesar disso, não deixa de ter prestado bons serviços, quer quanto à higiene pública, quer quanto à polícia sanitária (...). [217]

No capítulo anterior nos aproximamos da hipótese de que foi em função de certa visibilidade do cadáver que o dispositivo médico-higienista, a partir da segunda metade do XIX, estica a narrativa sobre a epidemia de febre amarela do "controle sobre uma nova cultura fúnebre" para aquilo que será a sua maior ambição nas décadas seguintes: a desarticulação dos princípios miasmáticos em seus núcleos potenciais de emissão. Procuramos ali estudar a instância da reflexão sobre a epidemia *na* prática higienista e *sobre* a prática higienista. Pouco nos auxiliaria tomar a "consciência de si" da medicina higienista como ponto de partida. Ao contrário, é preciso ter as práticas concretas como pontos de partida, os

216 Cândido Barata Ribeiro, *Quais as medidas sanitárias* , 1877, p. 59.

217 José P. Rego, *Esboço Histórico das epidemias que têm grassado na cidade do Rio de Janeiro desde 1830 a 1870* (Rio de Janeiro, Typographia Nacional, 1872), p. 203.

diferentes acontecimentos, êxitos, as ações oportunas que se pautam por esse suposto algo que é a experiência da epidemia, e a partir daí ver qual história podemos fazer com essas coisas.[218] Seria possível fazer outra história que não a que propusemos: uma história da medicina social no Brasil que não fosse além do projeto inicialmente gestado, revelar quais foram os requisitos e as funções visadas, e definir quais eram os ideais conduzidos pela legislação. Seria possível, paralelamente, estabelecer o saldo entre o previamente idealizado e o que se desdobrou efetivamente procurando os níveis de correspondência entre discursivo e extradiscursivo. Parece-nos, entretanto, que as coisas não seriam tão simples, como se entre relações discursivas e a determinação das práticas políticas se estabelecesse uma sorte de causalidade vertical instantânea.

Optamos então por um descentramento, uma passagem ao exterior em relação à função da ciência, para tentar fazer um tipo de análise estratégica assumindo um ponto de vista que saltasse para fora das relações entre a instituição higienista, seu berço e sua história. Descentramento que teve a ver com a sublimação do "ponto de vista interno da função pelo ponto de vista externo das estratégias e práticas".[219] Ora, não é possível tudo dizer em qualquer tempo. Ou melhor: embora nem sempre o que falamos se encadeie com o que vemos, há um regime histórico das coisas ditas que é inseparável dos enunciados que ali ganham corpo na medida em que os condiciona. Esse regime de enunciabilidade, ou formação discursiva, é irredutível a estatutos e pretensões de verdade científicas, por isso nosso campo de trabalho não é a ciência médica enquanto tal. Interessa-nos como se distribuem enunciados possíveis em seus espaços históricos de projeção e dispersão. Quando dizemos que nem tudo pode ser dito em qualquer tempo é porque, em uma formação histórica através da qual

---

218 Essa não muito segura tarefa de investigar a experiência da epidemia (inclusive) na *prática* do dispositivo higienista (já que tanto ou mais viável seria uma história das ideias médicas ou uma história da política interna das instituições de saúde) no mínimo nos reserva do risco de submeter um espaço-tempo às legislações e códigos que ele produz. Porque, se levamos ao pé da letra a legislação sobre inumações, por exemplo, o *Código de Posturas da Câmara Municipal do Rio de Janeiro*, promulgado em 28 de janeiro de 1832, já ali se fazia observar a proibição de "enterrarem-se corpos dentro das igrejas, ou nas sacristias, claustros dos conventos, ou quaisquer outros lugares nos recintos dos mesmos", com multas de "30$ de condenação", e "oito dias de cadeia" aos coveiros que fizerem as covas (§1º da Seção I: Saúde Pública – Título I: Sobre cemitérios e enterros).

219 Michel Foucault, *Segurança, território, população* [1977-78/2004], trad. Eduardo Brandão (São Paulo, Martins Fontes, 2008), p. 158.

um enunciado se projeta, pouco importa a intenção que se esconde por trás do que é dito, importa ver como esse enunciado e não outro enunciado manifesta essa realidade ("não há possível nem virtual no domínio dos enunciados; nele tudo é real, e nele toda realidade está manifesta: importa apenas o que foi formulado, ali, em dado momento, e com tais lacunas, tais brancos").[220] Por que esse recorte de realidade e não outro? Aqui, entre memória e esquecimento, não há nenhuma exterioridade ou duplicação metafísica, no sentido de que caberia redirecionar a questão nos termos: como uma dada formação histórica impõe um repertório de problematizações, ou horizonte de objetivações, que não é fixo ou invariável, mas que sofre rupturas, descontinuidades, quebras epistemológicas? A noção de esquecimento ganhará então a imagem de um espaço branco, ou uma lacuna que não é outra lacuna senão um vazio instaurado, de maneira que o esquecido não é o já ausente nem o registro que se perdeu. O esquecido não é a versão carente de sentido da memória. O esquecimento é capturado e age por vias estratégicas submetido à ordem da memória, sendo necessário, portanto, integrar seu silêncio no movimento que uma narrativa histórica realiza para se firmar.[221]

A partir das décadas de 1860 e 1870, parece-nos, os objetos do dispositivo médico-higienista (as redes de razões morais, estéticas e higiênicas que sustentam a reurbanização e a extinção dos cortiços) apenas se articulam porque há uma abertura bastante singular do horizonte "fenomenológico" sobre a cidade. Se, como dissemos, uma formação discursiva, ou regime de enunciabilidade, é uma multiplicidade de discursos (textos literários, atas da Academia Imperial de Medicina, um despacho administrativo, um Tratado de Higiene etc.); se são encadeados segundo regras de formação (sujeitos, métodos, objetos, tecnologias de poder etc.) nem sempre gerando unanimidade, mas se hierarquizando diferentemente, entrando em disputa ou soma de posições etc., então esperamos da História, em princípio, a determinação da relação entre os enunciados – o que é

---

220 Gilles Deleuze, *Foucault* [1986], trad. Claudia Sant'Anna Martins (São Paulo, Brasiliense, 2005), p. 14.

221 É o que diz Foucault em sua *História da loucura*: "A história só é possível sobre o fundo de uma ausência de história, no meio desse grande espaço de murmúrios que o silêncio espreita, como sua vocação e sua verdade". Michel Foucault, "Folie et déraison (prefácio)" [1961], em *Ditos e Escritos I – Problematizações do sujeito*, trad. Vera L. A. Ribeiro (Rio de Janeiro, Forense Universitária, 1999), p. 156.

dito – e o campo de visibilidade de cada época. O que permitiu que o traçado viário proveniente do período colonial fosse considerado insalubre pelo discurso higienista? Em outras palavras: como a espacialização das ruas da cidade segundo as normas do antiestético e anti-higiênico se articulam de maneira estratégica com as práticas e os enunciados do dispositivo médico-higienista de controle dos cortiços e alinhamento da cidade? É em última instância o jogo entre ver e dizer, visibilidades e enunciabilidades – desde que se mantenha presente a ideia de que um dispositivo não é redutível às instituições de higiene pública ou academias de medicina.

Novamente, como se produz a espacialização das ruas da cidade segundo as normas do antiestético e anti-higiênico, e como essa espacialização se articula estrategicamente com os enunciados do dispositivo médico-higienista de controle dos cortiços e quadriculamento das ruas da cidade? Como surge a tendência a naturalizar essa relação, já bastante frequentada pelos viajantes europeus do XIX, entre a sinuosidade das ruas do centro da cidade, o mau cheiro e a insalubridade? Para situar essa questão não será preciso retornar à época anterior à introdução da febre amarela e a da cólera nos portos brasileiros, quando se mantinha geralmente a crença de que a posição geográfica no país o defendia da importação das moléstias pestilenciais próprias de outros climas. Esse trabalho, que, pela sua autoridade, não foi obscurecido, já realizou Sérgio Buarque de Hollanda em *Visão do Paraíso* (1959). Navegantes e aventureiros de outrora – em épocas de descobrimentos – cantavam o encontro com essa paragem mais ou menos remota, onde nunca, em tempo algum, morrera qualquer um de "pestilência". Onde os homens não adoeciam, ou, se já doentes, logo os curava o bom temperamento da terra. Advertiam os primeiros viajantes ibéricos sobre o bom clima, os ares de uma terra edênica tão delgada, um céu tão benigno, uma água boa e até as ditosas constelações que aqui prevaleciam. O Brasil não consentia haver em toda sua costa o mal pernicioso da peste.

Ao invés de resgatar o declínio dessa percepção, percepção de uma terra cujas atrozes pestilências desaparecem ao influxo de uma natureza sem par, e compará-la com as memórias do XIX a fim de marcar o que muda e o que permanece, optamos por uma tarefa menor: identificar a produtividade de um dispositivo de saber-poder que instaura imperiosamente no real um regime de veridicção que permite deslocar as problematizações sobre a epidemia (suas causas, funções, suas etapas de desenvolvimento) para enunciados sobre a boa ou a má cidade, a boa e a má rua, a verdadeira moradia e a moradia inadequada, a saúde e a epidemia. Sobretudo após as ocorrências de febre amarela do final da década de 1860 e início da década de 1870, a transformação da experiência da epidemia é reforçada pela mudança que sofre a percepção da cidade, pelo nascimento do nexo entre a forma das ruas e a insalubridade, a forma das casas e a imoralidade e a febre amarela. Entre essas diferentes práticas, que vão do policiamento e fechamento de cortiços aos projetos para uma profunda cirurgia urbana, é possível estabelecer, nas palavras de Foucault, uma coerência pensada, racionalizada,

> uma coerência estabelecida por mecanismos inteligíveis que ligam essas diferentes práticas e os efeitos dessas diferentes práticas uns aos outros e vão, por conseguinte, permitir julgar todas essas práticas como boas ou ruins, não em função de uma lei (...), mas em função de proposições que serão, elas próprias, submetidas à demarcação do verdadeiro e do falso.[222]

Policiamento da circulação: o que é uma boa rua? O que é uma boa circulação e o que é a má circulação? Há um repertório de problematizações que ganha vida própria, e são os engenheiros da Escola Politécnica, os higienistas e também a polícia e a municipalidade que situarão o debate em torno de regiões da experiência como a cidade e o cortiço. Do que se trata de organizar quando se fala em organizar a circulação urbana? É de se arriscar dizer, como pensa Foucault, que organizar a circulação tem a ver com gerir relações de força, como quem escoa ou canaliza fluxos de poder, ou os retém por vezes. Seria então "preciso fazer uma 'história dos espaços' – que seria ao mesmo tempo uma 'história dos poderes' – que estudasse desde as grandes estratégias geopolíticas até as pequenas táticas do *habitat*".[223] Uma história dos espaços que investigasse sob quais formas a cidade e o cortiço foram problematizados, e a partir de quais regiões da experiência tornaram-se objetos de cuidado, elementos para reflexão, matéria para a normatização. Um mapeamento histórico

---

222 Michel Foucault, *Nascimento da biopolítica* [1978-79/2004], 2008, p. 25-6.
223 Michel Foucault, *Microfísica do poder*, 1979, p. 212.

que permita questionar como estes elementos foram inscritos no real, e o mais importante, como eles foram subordinados a um regime que demarca o verdadeiro e o falso.

O objeto deste capítulo, concernente à experiência da epidemia, é pensar o desenvolvimento de um dispositivo de saber-poder que baliza efetivamente a realidade sanitária urbana segundo a artificialidade de uma relação causal entre cidade colonial e a produção de miasmas, ou cortiços e insalubridade. O que é uma boa rua e uma má rua? O que é uma verdadeira moradia e uma moradia inadequada? As condições que entre nós possibilitaram esse histórico de problematizações estão ligadas à submissão legítima da rua colonial e do cortiço à demarcação do verdadeiro e do falso conforme os critérios da verdade higienista. A capacidade de introduzir na materialidade urbana nexos de causalidade antes inexistentes, e subordinar esse cercado de realidade a um novo regime que recorta o verdadeiro e o falso, a saúde e a epidemia; é dessa valoração sobre a natureza das ruas e da habitação que uma nova experiência da epidemia extrai um caráter, um ponto de referência e uma razão de ser. "Parto da decisão", diz Foucault, "ao mesmo tempo teórica e metodológica, que consiste em dizer: suponham que os universais não existem".[224] Ou antes: suponhamos que tais nexos de causalidade – ruas estreitas, cortiços e febre amarela – inexistam (e tais nexos de fato parecerão absurdos às políticas públicas de controle da febre amarela do início do XX). O que os faz emergir e adquirir regularidade enunciativa?

As memórias de viajantes suíços, franceses, norte-americanos, alemães de passagem pelo Rio de Janeiro ao longo do século XIX propõem certos nexos de causalidade que ganharão uma impressionante regularidade nos ciclos de epidemias de febre amarela da década de 1870, talvez muito em função da institucionalização do higienismo. Nossa inquietação é menos sobre se esse discurso condiz com a realidade do que sobre a partir de quais categorias um novo recorte de realidade é regularmente caracterizado, a partir de quais categorias será possível balizar verdadeiro e falso, saúde e epidemia. Tais narrativas produzem sem dúvida certa verdade – elas têm compromisso com a disputa por uma narrativa hegemônica como alternativa a outras. O tensionamento existe, nunca deixou de havê-lo.

---

224 Michel Foucault, *Nascimento da biopolítica* [1978-79/2004], 2008, p. 5.

O fato de a cidade ter se transformado do ponto de vista dos melhoramentos de infraestrutura não impediu a proliferação das narrativas que sustentassem o nexo causal ao qual nos referíamos, e é isso, por exemplo, que reflete o caráter político e estratégico da verdade que se destaca. O que tais narrativas ensaiam projetar (de forma intencional e, entretanto, não subjetiva) são nexos causais ou regras de formação, que não dependem necessariamente da dinâmica dos campos de visibilidade para alcançarem estatuto de "real". Um regime de luz e um regime de linguagem preexistiram ao dispositivo médico-higienista, eles coexistiam sem que tivessem a mesma origem e a mesma formação, sem que houvesse nivelamento entre ambos, entre jogos de luzes e enunciados. Se as visibilidades têm como referencial o mapeamento e a disposição das luzes e das sombras, a enunciabilidade tem como referência não a verdade ontológica das coisas, mas as condições para o desdobramento de toda uma rede móvel e conflituosa de ideias que marca uma época.[225]

A cidade era a cidade colonial de ruas estreitas, o que chamamos de enunciados seguia o regimento do nexo entre mau cheiro e malha viária. O que mais tarde vem se somar a isso, integrando-se nessa nova formação histórica – e, digamos, em uma nova "época" para história da experiência da epidemia –, são práticas e tecnologias de poder que mobilizam e institucionalizam a produção de uma nova realidade.

Vejamos. Viajantes como Agassiz e Canstatt estiveram na cidade em 1865 e 1871, respectivamente. Julgaram defeituoso ou mal edificado o calçamento das ruas do centro, atribuindo à municipalidade o mesmo grau de incúria e desleixo que autores que visitaram a cidade nas décadas de 1840 e 1830. Consta, porém, como muitas ruas das freguesias centrais já em 1854 haviam substituído os pés-de-moleque pelo calçamento com paralelepípedos,[226] contornando a desigualdade de alguns terrenos, corrigindo os buracos que estagnavam águas como focos de infecção e precavendo os transeuntes do incômodo das antigas calçadas.

---

225 "Entre os dois não há isomorfismo, não há conformidade, embora haja pressuposição recíproca e primado do enunciado. Mesmo *A Arqueologia do Saber*, que insiste no primado, dirá: nem causalidade de um a outro, nem simbolização entre os dois, e se o enunciado tem um objeto, é um objeto discursivo que lhe é próprio, que não é isomorfo ao objeto visível". Gilles Deleuze, *Foucault* [1986], 2005, p. 70.

226 Cf. Sonia Gomes Pereira, *A Reforma Urbana de Pereira Passos...*, 1998, p. 97.

Não é exagero dizer que a partir das décadas de 1860-70 acontece um impulso em direção a melhoramentos materiais da cidade, a administração pública se revela disposta a remediar os efeitos da imprevidência mantida durante as epidemias da década anterior. É durante esse período que começam as obras do canal do mangue da Cidade Nova, servindo não só de agente de comunicação entre a Praça XI e a Praia Formosa, mas anulando o mau cheiro das emanações da região de mangue. Somado a isso, um acontecimento de importância: inicia-se a grande obra dos esgotos e despejos públicos após um certo número de tentativas malogradas. Alguns autores dirão ter sido a Corte uma das primeiras capitais do mundo a contratar uma companhia para instalar um moderno sistema domiciliar de esgotos ("para uns foi a terceira capital, depois de Londres e Paris; para outros, apenas Hamburgo e as maiores cidades da Inglaterra precederam nessa iniciativa o Rio de Janeiro").[227] As obras começam a sair do papel em 1862, após não curto período de adiamentos, justificativas e laranjas.

Na verdade, em 1853 o Estado Imperial abria concorrência para uma empresa que empreendesse a construção de um sistema de esgotamento sanitário. Duas propostas foram à disputa. A Companhia Hanquet propunha esgotar a cidade através do aperfeiçoamento da antiga peregrinação dos *tigres*: instalação de tubulações nas residências de modo a conduzir esgotos e águas servidas a barris lacrados e desinfetados. Os dejetos, transportados em carros fechados para fora da cidade, seriam em seguida incinerados. Contrapondo-se à proposta, o inglês John F. Russel apresentou seu projeto à exploração do serviço: "consistia na construção de rede de esgotos em toda a área central da cidade e transporte dos esgotos coletados para (...) um tanque de precipitação química. O material sólido seria vendido como adubo e o efluente da estação encaminhado até o mar".[228] Como parte da estratégia de convencimento das autoridades, Russel e seu sócio Lima Júnior experimentam a tecnologia para um sistema de *main drainage* ("considerado seguro, moderno e eficiente pelos engenheiros ingleses do *Civil Engineer Institute of London*")[229] na Casa de Detenção, empregando

---

227   Jaime Larry Benchimol, *Pereira Passos: um Haussmann tropical*, 1992, p. 73.

228   Eduardo César Marques, "Da Higiene à construção da cidade: o Estado e o saneamento no Rio de Janeiro", *História, Ciências, Saúde – Manguinhos*, Vol. II (2), Jul.-Out. 1995, p. 58.

229   Verena Andreatta, *Cidades quadradas, paraísos circulares: os planos urbanísticos do*

braços dos próprios encarcerados. Em 1857 o governo decide conceder o privilégio à dupla de sócios, com um prazo pré-fixado para início das obras. Passados 18 meses nada havia sido feito.

Após sucessivos adiamentos e justificativas, o contrato foi transferido para a empresa de capital inglês *The Rio de Janeiro City Improvements Company* em maio de 1863. O contrato elaborado pelo governo imperial deixava aberta a possibilidade de utilização de capitais estrangeiros nas empresas concessionárias. Ao que tudo indica, a empresa de Russel era apenas ponta de lança dos interesses da *City*: seus estudos preliminares foram realizados na Europa, e o projeto definitivo levava a assinatura de Edward Gotto, futuro presidente da *City*. Segundo Coelho, Lima Júnior e Russel receberam 89 mil libras esterlinas em troca das transferências da concessão.[230]

Seguem finalmente as obras, e algumas ruas centrais ficam temporariamente intransitáveis por causa das escavações abertas pelo serviço da companhia. Em 1864, enquanto ainda não se concluem os trabalhos, algumas firmas privadas exploram o serviço de recolhimento de detritos nas residências. Uma das mais importantes do ramo foi a Nova Empresa de Matérias Fecais, localizada na "Rua da Alfândega, que cobra dois mil e quinhentos réis pela assinatura de um mês. A localização da cocheira junto à casa exige trabalho dobrado de limpeza e higiene".[231] Em 1866, a *City* inicia a entrega dos seus serviços nos três distintos iniciais em que é dividida a concessão: São Bento (Arsenal), Gamboa e Glória. Nesse mesmo período a rede de esgotos é estendida às freguesias centrais da cidade e, em 1868, a empresa em pleno funcionamento já cobrava taxas mensais pelos serviços prestados. Os números da rápida ascensão do sistema de esgotamento são impressionantes. "Dados do Ministério da Agricultura para o ano de 1875 mostram que 14.827 casas estavam ligadas à rede de esgotos, o que representava 46,5% do total de 30.000 habitações existentes no município".[232] Segundo Pereira Rego, com esses melhoramentos cessam despejos nas praias em barris conduzidos em carroças ou à cabeça pelos escravizados.[233]

Rio de Janeiro no século XIX (Rio de Janeiro, Mauad X, 2006), p. 133.

230 Eduardo César Marques, "Da Higiene à construção da cidade", 1995, p. 58.

231 Delso Renault, *Rio de Janeiro: a vida da cidade refletida nos jornais* (Rio de Janeiro, Civilização Brasileira, 1978), p. 261.

232 Jaime L. Benchimol, *Pereira Passos: um Haussmann tropical*, 1992, p. 73.

233 Cf. José P. Rego, *Esboço Histórico das epidemias...*, 1872, p. 208.

Em 1871, a municipalidade distribui mijadouros e latrinas públicas pelo centro das praças e sobre os passeios das freguesias centrais, providência que se julgou indispensável em uma cidade como a do Rio de Janeiro, "prova do interesse que há pelo melhoramento do nosso estado sanitário, pelo embelezamento desta cidade, e pela moralidade pública".[234] Tudo nos dá a entender que a cidade se tornaria mais asseada, com uma aparência geral mais agradável. Valas esvaziadas, cessação dos despejos nas praias e no Campo de Santana, esperava-se que o mau cheiro chegaria a um termo, mas não é essa impressão que compartilham médicos e engenheiros na década de 1870. Quanto ao Campo de Santana, descrito por estrangeiros como Pfeiffer e Expilly como um lugar detestável, onde se podia encontrar lixo acumulado e cadáveres de cães e equinos dos anos 1820 até 1870 (o Campo era o lugar mais próximo para lavagem de roupa de que dispunha a população dos bairros centrais mais antigos – ornado com chafariz e bicas da água abastecida pelo Rio Andaraí), ele sofreria nos anos 1870 trabalhos de paisagismo que o transformariam em um suntuoso parque público. Os despejos (assim como a lavagem de roupa no local) ficariam proibidos.

> Carl von Koseritz, imigrante alemão radicado no Rio Grande do Sul, ao visitar o Rio de Janeiro nos anos 1880, não conteve seu entusiasmo diante do crescimento de uma cidade que ele visitara nos anos 1850. (...) Koseritz, tal como Expilly nos anos 1860, mencionou o mau cheiro do Rio de Janeiro e sua corrupção atmosférica, principalmente na área da Prainha, freguesia de Santa Rita. (...) Porém os imensos pântanos, próximos da parte mais antiga da cidade, já tinham sido aterrados e o outrora sujo Campo do Santana foi transformado "num dos mais belos parques do mundo".[235]

O mau cheiro do Rio de Janeiro e a corrupção atmosférica são esporadicamente associados à presença tóxica do *tigre* no exercício das "atividades de esgotamento" da sociedade, mas também à repugnância diante da população em situação de rua. Seidler não precisou de muito para levantar mais de um porquê para nossas ruas serem tão sujas. É uma população comodista,

---

234 "Discurso pronunciado pelo Exmo. Sr. Conselheiro Dr. José Pereira Rego na sessão solene da Academia Imperial de Medicina em 30 de Junho de 1871". Annaes Brasilienses de Medicina – Tomo XXIII, n. 2, julho de 1871, p. 18.

235 Luís Carlos Soares, *O "Povo de Cam" na Capital do Brasil*, 2007, p. 36.

como ele diria, comodistas em manejo da coisa pública, comodistas no tratamento das fachadas das casas. Indiscrição das
fachadas, que praticamente transbordam a pouca largura das
ruas. Indiscrição nos usos da rua.

> Com isso chego a um outro grande mal a que, com grande
> pesar dos órgãos mais nobres, se está exposto em todas as
> ruas, praças públicas e principalmente na praia, a todas as
> horas do dia e da noite. É que os moradores do Rio são muito
> comodistas e por isso não gostam de comodidades à distân-
> cia adequada (...).[236]

Obscenidade (das entranhas das ruas) como forma de caracterizar a mendicância e romantizar a miséria. Existem outras formas mais ou menos ardilosas – bordejamos alguns desses aspectos no início do capítulo. O reverendo Kidder em 1838 diferen-
ciava os meros vadios que se faziam passar por mendigos, dos
indigentes verdadeiros. Esses últimos, com exclusividade, "ne-
cessitavam da caridade pública" e deviam "ter plena liberdade
de exercer a mendicância".[237] Vadios ou autênticos, a indiscreta
população na prática da mendicância, a esmolar na porta das
missas, a compor o quadro antiestético e anti-higiênico da rua
colonial, era "devida à brandura e ao descaso mesmo, da polícia",[238] segundo Kidder. Sim, as coisas tendem a mudar de figura,
pelo menos no âmbito institucional. Na segunda metade do XIX
a chefia de polícia empregaria contra os vagabundos-mendigos
(em sua maioria ex-cativos, "gente de cor"[239] cega e idosa, que
apoiava em um bastão a elefantíase) hábil expediente. O *Diário
do Rio de Janeiro*, na década de 1850, estampa o cotidiano das
prisões de vadios e pedintes. São em sua maioria estrangeiros,
alforriados ou escravizados de ganho, não livres. Kidder recorda ocasião em que se oferece aos guardas uma gratificação de
10$000 por pedinte que se conseguisse prender e levar à Casa
de Correção. "Dentro de poucos dias as autoridades recolheram
nada menos de cento e setenta e um vagabundos".[240]

---

236   Carl Seidler, *Dez anos no Brasil* [1835], 2003, p. 62-3.

237   Daniel Parish Kidder. *Reminiscências de viagens e permanências no Brasil* [1845], 2001, p. 90.

238   *Ibidem*, p. 90.

239   Luís Carlos Soares, *O "Povo de Cam" na Capital do Brasil*, 2007, 189.

240   Daniel Parish Kidder, *Reminiscências de viagens e permanências no Brasil* [1845], p. 90.

Desde 1852 existia um Asilo da Mendicidade, na praia de Sta. Luzia, mas ele não pôde abrigar suficientemente o afluxo da população flutuante e os comodistas de "todas as horas do dia e da noite". O número de transeuntes na mendicância, inimigos do asseio das ruas, "não excedia a 500", segundo o Dr. Moraes e Valle em meados do XIX, número "que era extremamente insignificante numa cidade populosa como a capital do Império brasileiro".[241] Quando esse estado de coisas chega ao auge da tolerância, o controle administrativo do policiamento da cidade começa a ganhar um padrão e o êxito se faz visível nas ruas, a partir da década de 1860, na vigilância dos comportamentos inaceitáveis. O controle se exemplifica no número cada vez maior de prisões efetuadas por violações às normas aceitáveis da ordem pública. Em 1862, 7.290 detidos passaram pela cadeia da delegacia central de polícia. "As prisões de 1862 pelos motivos mais comuns – vadiagem e violação do toque de recolher – quase igualam o total de prisões registradas em 1850".[242] Em 1865, a "vadiagem" e o "vagar fora das horas" integram quase metade das prisões por ofensas à ordem pública, enquanto 15 pessoas eram presas por mendicidade – embora Holloway, em seu *Polícia no Rio de Janeiro*, argumente ser pouco provável haver esse número desprezível de mendigos nas ruas da cidade. As estatísticas sobre a prisão refletem certa descriminalização da mendicância como infração punível nesse período. Há novamente um aparente acréscimo de tolerância com relação à população em situação de rua.

> Eram vários os problemas causados pelos mendigos, e eles persistiam apesar dos inúmeros esforços empreendidos ao longo dos anos pelas autoridades policiais, ora paternalistas, ora repressivas. *Os mendigos eram repugnantes, inconvenientes, anti-higiênicos e causavam má impressão aos visitantes da cidade*; a vida nas ruas era prejudicial às boas qualidades morais e aos bons hábitos de trabalho desejáveis. A polícia ainda prendia algumas pessoas por mendicância, mas, contanto que os pedintes não criassem problemas mais graves (...).[243]

O sistema policial começa a adotar uma atitude mais permissiva em relação à mendicância nesse curto espaço de tempo. É claro

---

241   Luís Carlos Soares, *O "Povo de Cam" na Capital do Brasil*, 2007, p. 187.

242   Thomas H. Holloway, *Polícia no Rio de Janeiro: repressão e resistência numa cidade do século XIX* (Rio de Janeiro, Ed. Fundação Getúlio Vargas, 1997), p. 195.

243   *Ibidem*, p. 196. Grifo nosso.

que seria absurdo, ou no mínimo extremamente oneroso, querer fixar o que rege os limites entre "vadiagem" e "mendicância" neste grande guarda-chuva que são os delitos "contra a ordem pública". Pra todo efeito, a linha é tênue, sobretudo antes da ampliação e reforma do sistema judicial em 1871. "Acabar com a confusão anômala entre as autoridades policiais e judicial foi a principal característica da reforma de 1871, que tratou de ampliar os sistema judicial para que este assumisse as funções antes desempenhadas por chefes de polícia".[244] Quer dizer, o prestígio para qualificar e julgar os delitos é transferido aos membros da nova elite judicial: era agora frequente aos funcionários da polícia a necessidade de um mandado escrito emitido por juiz para qualquer prisão que não fosse em flagrante. Isso, no entanto, não surtiu efeito no número crescente de detentos, segundo as estatísticas de 1875. Nesse ano, foram presas 391 pessoas por vadiagem e 137 por mendicância,[245] ou seja, a mendicância volta a responder por um número significativo de prisões no período de surtos epidêmicos, embora a violação do toque de recolher diminua drasticamente (desde 1825 o "toque de Aragão" era assinalado pelas igrejas às 22h). Três anos depois seriam suspensos os sinos do decreto de Aragão – eles tocariam pela última em 19 de setembro de 1878. Pois bem, grande parte das prisões em 1875 (72% delas) correspondiam a violações da ordem pública, porém o número de 137 presos por cometerem mendicância é bastante modesto: a estrutura policial não daria conta do registro dos crimes, de modo que das 9.994 detenções realizadas em 1875 apenas 987 foram discriminadas segundo a sua qualidade. Ou seja, há talvez 10 vezes mais indivíduos em situação de rua, em meados da década de 1870, do que revelam os relatórios do chefe de polícia da cidade.

Até às vésperas da abolição, podia-se encontrar entre os indigentes do Rio de Janeiro um número considerável de escravizados forçados à mendicância. Ao fim de suas vidas, nem todo senhor concedia a liberdade ou lançava no abandono seus escravizados antigos, idosos, inválidos e já improdutivos. Em 1867, escreve Perdigão Malheiro:

---

244 *Ibidem,* 1997, p. 227.

245 Cf. Relatório do ministro da Justiça, 1877. (Fonte: Relatórios anuais do chefe de polícia do Rio de Janeiro e do ministro da Justiça, Arquivo Nacional, vários anos)

> Um fato de revoltante especulação é mandarem esmolar pelas ruas escravos cegos, enfermos ou aleijados, *em proveito exclusivo dos senhores!* Abusando estes da credulidade e da caridade pública! Chegando-se mesmo ao abuso ainda mais censurável de comprá-los para tal fim! – A Polícia desta Corte tem tido ocasião de o saber.[246]

Muitos viam na doença e na desgraça dos seus escravizados fontes de exploração da caridade pública. Havia ainda uma corja de inescrupulosos negociantes que adquiriam velhos escravizados enfermos com o fim exclusivo de lançá-los na mendicância. Ao fim do dia, esses escravizados retornavam aos seus senhores, que lhes tiravam a quantia obtida na atividade de pedinte. Há, para todo efeito, uma presença massiva de pessoas em situação de rua a compor, nesse terceiro quartel do século XIX, o quadro da cidade, integrando o nexo entre a sinuosidade das ruas, o mau cheiro e a insalubridade.

Inútil querer dar a última palavra, nas narrativas daqueles viajantes, sobre seu compromisso ou não com a verdade, assim como não funciona apelar para a objetividade histórica da cidade em seu invólucro de verdade. No lugar de uma historiografia como passividade contemplativa de uma unidade coerente de fenômenos perguntamo-nos pela "vontade da verdade historiográfica". Como quem, na esteira de Nietzsche, rechaçasse a tendência de dissolver um fenômeno histórico em fenômeno do conhecimento – isso caso optemos por entender conhecimento histórico não como a tarefa de forjar uma "totalidade racional", cuja consistência e unidade implicam um grau de silenciamento, certa não latência, um desconhecimento daquilo que não se deixa encerrar, isto é, o caráter inconcluso e inventivo do presente (com seus paradoxos, contingências, com sua pressa com o inominável). Interessa-nos chamar atenção de uma narrativa histórica pela parte que lhe cabe enquanto integrada em relações de poder, na justa medida em que presumimos não haver relação de poder sem constituição correlata de um regime de verdade. A tarefa está mais próxima de uma "topografia das condições de possibilidade" para a elaboração de um discurso higienista que preencheu, disputou narrativas, transmitiu ou procurou naturalizar nexos causais mais ou menos comuns.

---

246 Agostinho Marques Perdigão Malheiro, *Escravidão no Brasil: ensaio histórico-jurídico--social – Parte 3ª* (Rio de Janeiro, Typographia Nacional, 1867), p. 129, n. 422.

O discurso do dispositivo higienista ajudou a compor categorias por meio das quais a cidade pôde ser *experienciada*. A indisposição diante da cidade colonial tornou-se sensibilidade recorrente para os engenheiros da década de 1870, como um Luiz Rafael Vieira Souto. Em plena epidemia de febre amarela no ano de 1875, o catedrático da Escola Politécnica decide imprimir um volume com suas colunas de jornal, críticas a uma série de estudos[247] (encomendados na época pelo Estado Imperial), para um plano de melhoramentos urbanos pensados para os arrabaldes do Engenho Velho, Andaraí e S. Cristóvão. "Não é em tais lugares, mas no centro da cidade, que a população se acha diariamente aglomerada" – seguem as palavras de Vieira Souto –, é no centro da cidade "que as ruas são estreitas, tortuosas, mal arejadas e sem escoamento pronto para as águas das chuvas; é aí que as casas são apertadas além de todo limite, sem luz, sem ventilação e outras condições indispensáveis à saúde".[248] Aí se acumulam edifícios sem arquitetura, ruas em desalinho, feiras de gêneros em espaços impróprios que, enquanto não receberem o socorro do Estado "hão de sempre contribuir para o nosso mau estado sanitário".[249]

Parece-nos, quando a experiência da febre amarela é mediatizada por problematizações de elementos materiais que definem a realidade urbana; quando, dentro de um programa de execução pautado, segundo opinião de Vieira Souto, pelo embelezamento do espaço urbano (desenhado por engenheiros e acadêmicos), ganha relevo a urgência de uma reforma que elimine "*focos de infecção que concorrem poderosamente para as mesmas moléstias*"[250] (causados sobremaneira pelas "más condições higiênicas da cidade"); parece-nos que temos aqui, com alguma clarividência, um outro regime de verdade que constitui uma nova cena, que não apenas não depende da chancela dos médicos, mas que conquista uma vida independente dos Tratados de Higiene.

Caso não se entenda por conhecimento histórico a tarefa de forjar uma "totalidade racional" (cuja objetividade e unidade implicam a intolerância com aquilo que não se deixa capturar na

---

247 Ver nota 280 deste Lvro.

248 Vieira Souto, *Melhoramento da cidade do Rio de Janeiro: crítica dos trabalhos da respectiva comissão* (Rio de Janeiro, Lino C. Teixeira & C., 1875), p. 10.

249 *Ibidem*, p. 10.

250 *Ibidem*, p. 12.

expectativa do isomorfismo entre palavras e coisas), pode-se alojar essas pesquisas em uma fresta entre as palavras e as coisas, e pensar um eventual conceito de verdade que "não se defina por uma conformidade ou forma comum, nem por uma correspondência entre as duas formas".[251] Conceito de verdade que dê conta dessa forma de integração estratégica entre as valorações negativas sobre a situação urbana da Corte, em convívio com as positividades da implantação de alguns elementos instraestruturais ocorridos na cidade no terceiro quartel do XIX. Seria possível suspeitar haver um jogo instável e difícil, em que uma narrativa age como veículo ou instrumento de poder, ao mesmo tempo em que o silêncio e a negligência servem para produzir algum efeito de poder esperado.

A omissão dos viajantes a respeito do pioneiro esgotamento da cidade, e a ênfase dedicada ao nexo entre epidemias e a fisionomia das ruas tanto se repetem nos artigos, livros e relatórios oficiais de médicos e engenheiros quanto se transformam em negação e crítica severa. Em 1871 não tivemos uma epidemia de febre amarela, mas em relatório oficial o Dr. Guilherme J. Teixeira presta esclarecimentos de boatos sobre uma epidemia de tifo na Glória – freguesia onde exercia o cargo de Presidente da Comissão Sanitária. O higienista dita as razões da sua preocupação com a condição sanitária (constituição médica da época) da cidade.

> Se me fosse, porém, concedido emitir juízo relativamente à causa provável da constituição médica atual, a que me tenho referido, diria que ela acha sua explicação no infeccionamento do ambiente, devido às imprudentes e profundas escavações do solo, praticadas em épocas impróprias pelas Companhias de Gás e de Esgoto, pois creio ser de simples intuição que um solo como o nosso, abundantemente provido de matérias orgânicas, só pode ser escavado desde abril até outubro inclusive o contrário (como se procede atualmente) é arriscar a saúde pública.[252]

Documentos com avaliações semelhantes – segundo os quais o sistema de esgotos implementado cooperou na infecção do solo, comprometeu a salubridade geral, foi incapaz de atenuar a febre amarela etc. – são encontrados aos montes nos arquivos

---

251 Gilles Deleuze, *Foucault* [1986], 2005, p. 73.

252 ARQUIVO NACIONAL. MAÇO IS 4-27. Série Saúde – Higiene e Saúde Pública – Instituto Oswaldo Cruz, sem paginação.

das instâncias da Saúde Pública submetidas à administração da Junta. Um sistema de esgotos é medida preliminar, mas insuficiente. Quer dizer, mesmo que se faça remover uma, duas ou três causas que debilitam a saúde pública – diz Barata Ribeiro –, como as emanações dos esgotos,

> dos pântanos, dos monturos, ficarão ainda o ar limitado das habitações, as evaporações úmidas da terra, que absorvem também produtos mefíticos das decomposições orgânicas que sobre ela se operam, e a atmosfera destes extensos vales a que se chama ruas para produzirem efeitos que, embora diversos dos primeiros em suas manifestações, são-lhe análogos em seus resultados finais.[253]

Este parágrafo de Barata Ribeiro faz coro com o tratado *Higiene e saneamento das cidades*, do higienista francês Jean-Baptiste Fonssagrives, de 1873. É bastante instrutivo como tanto o professor de Higiene da Faculdade de Medicina de Montpellier quanto Barata Ribeiro definem *rua* como a "unidade higiênica da cidade".[254] Quer dizer, mede-se o valor de uma cidade do ponto de vista da salubridade, por aquilo que valem as ruas que constituem a cidade. Ele diz – aplicando a metáfora que ecoa na tese de Barata: "As casas transformam, com efeito, uma rua em um vale mais ou menos profundo, onde o fundo é representado pela calçada, os regatos pelos regos de enxurrada e as colinas adjacentes pelas casas".[255] Fonssagrives foi cirurgião militar e, assim como Boudin, Hallé e Motard, foi um respeitado cultor da Geografia Médica no curso do XIX. Estudou em obra pioneira – o *Tratado de Higiene Naval*, de 1856 – as lições de higiene náutica para militares e marinheiros de navios mercantes. Teria sido importante em algum momento, para médicos militares europeus engajados na progressão da empresa colonialista em países da África e América no XIX, inventar tecnologias que facilitassem a conservação da saúde do homem do mar, a despeito do seu modo transitório de vida. A política colonialista somada à mundialização do comércio acirrou o problema de por que "certas doenças estariam circunscritas a determinadas regiões do globo, enquanto outras tinham ali um

---

253 Cândido Barata Ribeiro, *Quais as medidas sanitárias* , 1877, p. 89-90
254 *Ibidem*, p. 91; Jean-Baptiste Fonssagrives, *Hygiène et Assainissement des villes* (Paris, J.-B. Ballière & Fils, 1874), p. 96.
255 *Ibidem*, p. 105. Tradução nossa.

impacto diferenciado e um padrão de endemicidade distinto".[256] Crescem em importância fatos relativos à influência exercida pelos diversos climas a que o marinheiro pode estar exposto; multiplicam-se estudos das causas e da natureza das doenças que podem atacá-lo durante as viagens e nos portos em que desembarca. Autoridades médicas francesas sabiam que, nas regiões tropicais e coloniais, o verdadeiro inimigo do médico, do marinheiro, do soldado, da administração colonial era a doença tropical. Processos patogênicos, morbidades ou epidemias como a malária ou a febre amarela estavam entre os "flagelos mais temidos pelos europeus, sendo responsáveis pela maioria das mortes nos trópicos. Durante muito tempo, os médicos atribuíram aos trópicos um número significativo de doenças, por considerá-los locais patogênicos por excelência".[257] Há uma diferença epistemológica aqui: interessante ver como as práticas mobilizadas por essa Geografia Médica não se confundem com o tipo de determinismo da antiga "topografia médica" – com seu conceito operativo (anteriormente debatido via Sydenham) de "constituição epidêmica". Contra a posição que circunda certas "regiões naturais", regiões que são unidades de elementos como solo e clima (determinantes exclusivas da patologização do espaço), a Geografia Médica evoca tanto a causalidade social da epidemia quanto o recurso a uma noção mais rigorosa de "higiene". Segundo Edler, "a noção de higiene, contrapondo-se à ideia de 'região natural', serviria como um antídoto aos fatores morbígenos do clima".[258] Isso possibilita a Barata Ribeiro e Fonssagrives teorizarem – sob a ótica da corrida civilizatória higienista – nas bordas de uma verdadeira sociologia das cidades. Não à toa, por exemplo, *Higiene e saneamento das cidades*,[259] de 1873, inicia-se com uma tediosa exposição de paralelos entre cidade e campo, ou com a descrição das funções recíprocas exercidas por cidade e campo, para daí extrair os diferentes fenômenos sociais, entre os quais as epidemias, decorrentes ou da vida urbana ou da vida campesina. Como a divisão entre cidade e campo possui para esses autores um aspecto funcional de

---

256 Flavio C. Edler, *A Medicina no Brasil Imperial*, 2011, p. 54.

257 Rosa Helena de S.G. de Morais, "A geografia médica e as expedições francesas para o Brasil: uma descrição da estação naval do Brasil e da Prata (1868-1870)", *História, Ciências, Saúde – Manguinhos*, vol.14, n.1, Rio de Janeiro, jan.-mar. 2007, p. 52.

258 Flavio C. Edler, *A Medicina no Brasil Imperial*, 2011, p. 56.

259 Jean-Baptiste Fonssagrives, *Hygiène et Assainissement des villes*, 1874.

natureza econômica (a cidade é o palco da história, teatro do monumental e da administração pública, e o campo é a moenda da nação e o seu celeiro), há tanto a boa quanto a má proporção entre o elemento urbano e o elemento rural dentro de um país. Pois bem, *Higiene e saneamento das cidades* discute e avalia o êxodo de campesinos, traça a salubridade comparativa entre campo e cidade, traz quadros comparativos entre taxas de mortalidade e natalidade na cidade e no campo, faz entre os que nascem no campo ou na cidade a comparação entre sua compleição, força, estatura, inteligência etc., filosofa sobre tendências sociais ao suicídio, à criminalidade, à loucura. Tudo apenas para repetirmos, como disse Barata, que por mais que se faça remover as emanações dos esgotos, os pântanos etc., ficará ainda por refazer "a atmosfera destes extensos vales a que se chama ruas para produzirem efeitos que, embora diversos dos primeiros em suas manifestações, são-lhe análogos em seus resultados finais".[260]

Mas afinal, uma rua, que é uma rua? Melhor: o que é uma boa e uma má rua? Ou, o que faz uma rua boa, para um governo que se deixará animar pelo sentimento de responsabilidade com a salubridade pública? Fonssagrives enumera sete pontos para o estudo da rua: seu comprimento, largura, profundidade, forma, inclinação, natureza do calçamento e os acessórios da rua, como as marquises, valas etc.[261] Alguns desses aspectos exigem da Higiene considerações de maior importância que outros. Diz-se, por vezes, que a rua é um vale. Outras vezes chamam-na órgão vivo ou sistema, não nos fugindo de vista a predileção por algumas metáforas – levadas adiante por urbanistas modernos – que carregam a tematização da cidade de um sentido próprio: avenidas são como *artérias*, as casas são como as *células*, as praças arborizadas como os *pulmões* da cidade, os monumentos como um *rosto* bonito de perfil, afinal, a cidade é como um *organismo* sóbrio, são, bem ventilado e bem afeiçoado.[262]

Sem dúvida a imagem da cidade como *organismo* não era a única, mas bastante comum. Em 1875, Vieira Souto sai em defesa da abertura de duas novas avenidas cariocas, a *Vinte e Oito de*

---

260 Cândido Barata Ribeiro, *Quais as medidas sanitárias...*, 1877, p. 90.
261 Jean-Baptiste Fonssagrives, *Hygiène et Assainissement des villes*, 1874, p. 97.
262 Le Corbusier, *Urbanismo* [1924], trad. Maria E. Galvão, 2ª ed. (São Paulo, Martins Fontes, 2000), p. 64, 70, 158.

Setembro, e uma segunda[263] que contornasse a praia de Sta. Luzia e seguisse até a praia de Botafogo: "essas duas avenidas, *verdadeiros pulmões facultados à nossa cidade*, seriam ligadas entre si com uma (...) que percorreria os terrenos vagos resultantes do arrasamento dos morros do Castelo e Sto. Antônio".[264] Semelhantemente, em 1878, a Junta é consultada pelo Governo para colaborar com os engenheiros da "Comissão de Melhoramentos da Cidade do Rio de Janeiro".[265] Pede-se que dê conta da Comissão discriminando as medidas urgentes indispensáveis ao melhoramento do estado sanitário. O Presidente da Junta responde com uma lista de tópicos, todos os pontos sendo devidamente contemplados nos relatórios da Comissão: a fixação de normas reguladoras da edificação de cortiços e estalagens no centro da cidade; a proposta do aterro de pântanos remanescentes nos arrabaldes e um esquema de drenagem das correntes das bacias do Canal do Mangue; um programa de obras para formação de um cais geral na área setentrional da cidade; e, afinal, o que por ora nos interessa, a fixação de uma estrutura urbana usando a técnica de alinhamento dos quarteirões pela abertura e alargamento de algumas ruas estreitas e insalubres. Urge prolongar, na voz do Barão

---

263 Projetada por Rebouças e, bem mais tarde, incorporada em parte por Passos com o nome de Avenida Beira-Mar.

264 Vieira Souto. *Melhoramento da cidade do Rio de Janeiro*, 1875, p. 35.

265 1875 é o ano em que a cidade ganha seu primeiro plano urbanístico em acepção moderna. Trata-se do plano elaborado pela Comissão de Melhoramentos da Cidade do Rio de Janeiro, nomeada pelo Imperador em 27/05/1874, e formada por três jovens engenheiros, entre eles Francisco Pereira Passos. "As propostas expostas nos relatórios dessa Comissão atendem a três problemas principais: o saneamento, a circulação e a valorização de novas áreas de expansão, melhorando suas condições higiênicas e 'dotando... de mais beleza e harmonia' as suas construções." Maria Pace Chiavari, "As transformações urbanas do século XIX", em Giovana R. Del Brenna (org.), *Rio de Janeiro de Pereira Passos: uma cidade em questão II* (Rio de Janeiro, Index, 1985), p. 587. O Primeiro Relatório da Comissão, entregue em janeiro de 1875, compreende o vetor norte de expansão da cidade, "do Campo da Aclamação até a raiz da Serra do Andaraí, compreendendo os bairros Cidade Nova, Andaraí, Engenho Velho, São Cristóvão e Rio Comprido; do Segundo Relatório, de 28/02/1876, referente à cidade velha e à zona sul, compreendendo os bairros da Glória, Catete, Botafogo e Laranjeiras (...)." Sonia Gomes Pereira, *A Reforma Urbana de Pereira Passos...*, 1998, p. 130. O projeto urbanístico de 1875 não viria a ser executado, mas sua importância esteve em suscitar pela primeira vez de forma oficial e declarada um estudo para a reurbanização da Corte. Três décadas mais tarde, na prefeitura de Pereira Passos, algumas diretrizes conceituais da Comissão comporão a estrutura programática do *Plano de Melhoramentos da Cidade* (executado entre 1903 e 1906). Fisicamente, duas coisas em comum: um programa de obras para formação da frente marítima setentrional da cidade; depois, alargamento, abertura e retificação de ruas (combinados a técnicas de alinhamento dos quarteirões preparando a estrutura de expansão da cidade), que definiriam a ventilação e a boa circulação (de pessoas, bens e meios de transporte) com vistas ao favorecimento da salubridade pública. Portanto, uma diretriz teórica comum, se comparamos o projeto de 1875 e a cidade de Pereira Passos. A fundamentação da necessidade das obras segue aqui três eixos: saneamento, circulação (ventilação e policiamento) e o embelezamento da capital.

de Lavradio, "algumas ruas sem inutilizar o plano dos melhoramentos gerais estabelecidos pela Comissão dele encarregado, a fim de abrir desde já *grandes artérias à ventilação e arejamento da Cidade*".[266] Diz-se, a rua é o sistema respiratório das cidades, avalia-se a saúde de uma cidade pela condição de suas ruas. Só que nem sempre as cidades foram corpos vivos nem as artérias funcionaram como imagem para ruas e avenidas.

Há outra imagem de cidade, com ruas que não nascem do argumento de favorecer a "boa circulação". Porque a "boa" circulação evocada na fundamentação da necessidade de se alargar ruas insalubres não é apenas circulação de bens regidos pelo interesse comercial. Boa circulação, como percebemos, quer dizer em primeiro lugar favorecer a ventilação para o arejamento de elementos insalubres. E talvez o mais importante: boa circulação significa alargamento de grandes colmeias sociais e policiamento da má circulação de pessoas. Quer dizer, segundo a régua moral da cidade moderna, há bons pedestres e outros não tão bons.

Um traçado viário como um tabuleiro de xadrez (ou o modelo urbanístico do acampamento militar) prioriza um tipo intolerante e agressivo de luminosidade. Essa organização de cidade pensa circulação no sentido do policiamento da boa e da má circulação. Essa rua – que por conveniência chamamos "moderna" –, figurada na imagem dos vasos de um sistema circulatório, é o critério que caracteriza uma dada cidade como um organismo malsão e "antiestético", e outra cidade qualquer como um organismo sóbrio e salubre.

Dizíamos que há essa outra imagem de cidade – essa cidade é a cidade colonial dos portugueses, a cidade "sem método" de Sérgio Buarque, cidade que "não é produto mental".[267] A cidade portuguesa, bem entendido, não é um organismo. Nela, a irregularidade da planta somou-se ao acidentado do terreno para valorizar aspectos e modos de vida recusados pela medicina higienista. Há um higienista da segunda parte do século XIX, do qual falaremos adiante, chamado Adrien Proust. Proust compila em uma imagem essa tecnologia urbana. Importa atentar sobremaneira para a relação que se faz entre sinuosidade, insalubridade e – novamente – Oriente. Foi extremamente comum, há pouco mais de 100 anos,

266 BR RJAGCRJ 8.4.22 Fundo Câmara Municipal – Série Higiene Pública, p. 25-30.
267 Sérgio Buarque de Holanda, *Raízes do Brasil* [1936], 1995, p. 110.

a comparação entre a Cidade Velha, a cidade portuguesa, e o "aspecto repugnante de certas cidades do Oriente"[268] (isso é Pereira Passos em um discurso famoso). Defendia-se que o aspecto da Corte Imperial não fosse muito alheio a essa lógica. Diz Proust:

> Na maior parte das cidades do Oriente, os corredores estreitos, tortuosos, irregulares e sujos separam casas, que não dão acesso à rua senão por uma pequena porta, e cujas janelas dão para um pátio interno. Esse estado de coisas, ligado em parte ao clima, em parte aos costumes e ao estado de civilização, não difere sensivelmente daquele que apresentam na Idade Média as mais importantes cidades da Europa. As casas irregularmente construídas muitas vezes dispostas de maneira a comprometer, nos andares superiores, o pouco de ar e de luz (...), uma calçada não pavimentada, imundícies em toda parte. Esta é a fisionomia da maior parte das cidades, mesmo as mais célebres de alguns séculos atrás, e os vestígios deste estado de coisas nos rodeiam ainda hoje.[269]

À Cidade Velha contrapõe-se a Cidade-Organismo. A Cidade Velha carioca é suja e perigosa, porque suas ruas são estreitas e irregulares, mas já insistimos suficientemente no nascimento desse nexo de causalidade. A fisionomia das ruas da Cidade Velha demonstra que não foi a rua que materializou o caminho do pedestre, mas o contrário, foi a memória dos pedestres que materializou a memória dos paralelepípedos. Ademais, na Cidade Velha a rua é a extensão da casa. Na Cidade-Organismo a casa é uma célula, a rua é uma artéria ventilada, a cidade é um organismo sóbrio, são e bem afeiçoado.[270] É com esse espírito que os higienistas europeus do XIX definirão a "boa rua". A boa rua pertence à Cidade-Organismo, é a própria cidade do Ocidente.

---

268 *Mensagem do Prefeito do Distrito Federal lida na sessão do Conselho Municipal de 1º de Setembro de 1903* (Rio de Janeiro, Typographia da Gazeta de Notícias, 1903), p. 7-8.

269 Adrien Proust, Traité d'Hygiène [1877], 2ª ed. (Paris, G. Masson Éditeur, 1881), p. 632. Tradução nossa.

270 Como nasce a rua ocidental (para não dizermos "cidade moderna")? Soa paradoxal, mas é João do Rio quem sugere que o nascimento da rua dos arrabaldes segue o mesmo roteiro dos projetos que rasgam quarteirões coloniais para a largada de uma nova corrida civilizatória. O que comanda o traçado da cidade ocidental é a abertura e o consequente policiamento da rua: "A princípio capim, um braço a ligar duas artérias. Percorre-o sem pensar meia dúzia de criaturas. Um dia cercam à beira um lote de terreno. Surgem em seguida os alicerces de uma casa. Depois de outra e mais outra. Um combustor tremeluz indicando que ela já se não deita com as primeiras sombras. Três ou quatro habitantes proclamam a sua salubridade ou o seu sossego. Os vendedores ambulantes entram por ali como por terreno novo a conquistar. Aparece a primeira reclamação nos jornais contra a lama ou o capim. É o batismo. As notas policiais contam que os gatunos deram num dos seus quintais. É a estreia na celebridade, que exige o calçamento ou o prolongamento da linha de bondes". João do Rio, *A alma encantadora das ruas* [1904-07], 2008, p. 34.

Fonssagrives argumenta que as casas transformam a rua em um vale, cujo leito é o pavimento, as cheias são os riachos, e as colinas adjacentes são as casas. A ideia é que, na medida em que os vales são lugares notoriamente pantanosos e insalubres, também o são as ruas caso não se estabeleça uma proporção conveniente entre a altura das casas e a largura das ruas. "É incontestável que ao Norte ruas espaçosas são indispensáveis à salubridade de uma cidade, seu grau de abertura favorece a evaporação, a ventilação, e permitem à luz – onde o clima é pouco generoso – penetrar até o fundo dos corredores e das casas".[271] Embora condições diferentes pareçam ser sensivelmente preferíveis nas cidades do Oriente, é provável que com o desenvolvimento da civilização se tenda progressivamente a alargar o diâmetro das vias. Há, não obstante, regras gerais aplicáveis a todas as geografias, leis universais relativas não à largura definitiva das ruas, mas às proporções. Elas prescrevem, em função da proporção entre altura das casas e largura das ruas, uma ventilação conveniente, uma quantidade suficiente de luz; e distribuem o calor, pela "comparação entre os dias de chuva, de seca, de calor e de frio com a natureza do vento que os acompanha; a consideração dos sítios geográficos vizinhos; (...) para determinar de uma maneira racional o mais conveniente a se fazer no caso de uma cidade ou de uma habitação".[272] Há um copertencimento entre a qualidade da habitação e a largura conveniente das ruas, e essas coisas irão se anunciar mais fortemente no Brasil no contexto das epidemias da década de 1870. Caminham efetivamente juntos o aperfeiçoamento da malha viária e a substituição do casario antiquado e insalubre por unidades prediais higiênicas. O plano dos engenheiros, da Comissão de Melhoramentos da Cidade do Rio de Janeiro, para uma reforma da cidade (que depois de 30 anos ganharia outra forma, mas sairia do papel obedecendo à mesma mentalidade), ficou pronto em 12 de janeiro de 1875. Diz o relator que cumpre

> designar a largura das calçadas e passeios laterais nas novas ruas e praças, e a altura das arcadas ou pórticos contínuos no caso de haver vantagem em cobrir os passeios com estas construções, indicar quais ruas que devem ser desde já abertas ou alargadas e retificadas, e *aquelas cujo alargamento e retificação*

---

271 Adrien Proust, *Traité d'Hygiène* [1877], 1881, p. 633.

272 Adolphe Motard, *Traité d'Hygiène Générale – Tome Premier*, 1868, p. 583. Tradução nossa.

devem ser feitos à medida que se reedificam os prédios existentes, a fim de que tais reedificações fiquem subordinadas aos novos alinhamentos adotados; propor, finalmente, todos os melhoramentos que possam interessar à salubridade pública (...).[273]

O alargamento de algumas ruas e a tarefa de rasgar alguns quarteirões para aberturas de novas ruas, dispostos a permitir a fácil circulação de ar e facilitar o escoamento da cidade, concorrem para o saneamento em geral à medida que realizam simultaneamente o desmonte das habitações estreitas e insalubres. Motard indica de que maneira a Inglaterra, perseguindo em suas cidades a reforma, seguiu o exemplo que lhe deu a administração parisiense, que, por trabalhos incessantes de salubridade, diminuiu as taxas de mortalidade decorrentes das epidemias coléricas. "Após o alargamento das ruas e a elevação de belas fachadas, o interior das habitações deverá ser escrupulosamente observado; a reforma das habitações insalubres é uma das mais difíceis e uma das mais importantes reformas às quais a higiene pública deve se propor".[274] Quer dizer, a existência ou não do casario antiquado e dos quarteirões anti-higiênicos estão submetidas aos novos alinhamentos adotados nos melhoramentos que a cidade aspira. Ou seja, não se deve nem se pode influir irrestritamente sobre a propriedade das casas. A aurora do liberalismo reconhece na propriedade privada uma sorte de cláusula pétrea irremovível. Oficialmente, a administração pública não irá exercer poder irrestrito sobre os modos de habitar da população, ainda que se saiba ser a higiene privada um dos elementos essenciais da salubridade da cidade. Pode-se, entretanto, ainda que os conselhos da medicina se choquem com vontades refracionárias, influir sobre a propriedade da cidade.

Enquanto a "propriedade corporal" e a "propriedade das casas" dependem da possibilidade de as vontades se dobrarem diante de um conselho, "a propriedade da cidade é diferente: ela se impõe e se executa pela autoridade (...). A propriedade é o eixo da higiene urbana, tal como é da higiene pessoal, e é preciso persuadirmo-nos de que não há uma única violação destas prescrições que resta impune".[275]

---

273   Cf. Jaime Larry Benchimol, *Pereira Passos: um Haussmann tropical*, 1992, p. 140.

274   Adolphe Motard, *Traité d'Hygiène Générale – Tome Premier*, 1868, p. 574.

275   Jean-Baptiste Fonssagrives, *Hygiène et Assainissement des villes*, 1874, p. 143. Tradução nossa.

O comprimento das ruas é uma condição que seria de pouca importância para a Higiene, fossem elas cortadas, de distância a distância, por praças ou quadras, ou por transversais que fornecessem meios de ventilação e circulação mais fáceis. O mesmo não ocorre com sua largura. As casas, nas antigas cidades, bordejavam ruas geralmente estreitas. "As ruas da Pompeia tinham às vezes nada mais que 4 metros de largura, as mais largas não tinham mais de 7 metros, compreendendo as calçadas".[276] Via de regra, a determinação da largura que convém dar às ruas está subordinada a duas condições essenciais:

> 1º o clima; 2º a altura média das casas. Eu dizia há pouco que os climas extremos têm, deste ponto de vista, necessidades opostas, e que uma largura de rua que seria plenamente suficiente para uma cidade do Sul, inundada de luz, calor e poeira, e podendo sofrer mais a seca do que a humidade, não ofereceria condições de insalubridade para uma cidade como a Normandia ou a Bretanha. No Norte, é necessário que tudo esteja disposto para sustentar a penúria do sol e facilitar a evaporação da humidade; no Sul, abrigar-se na sombra é tanto uma necessidade de bem-estar quanto de saúde. É necessário, portanto, no primeiro caso, ruas mais espaçosas.[277]

Fonssagrives estima que as ruas da cidade do Norte devam ter um mínimo de 12 metros de largura, e nas cidades do Sul uma média de 10 metros. Uma rua de 10 metros já ofereceria em cidades de menor população, segundo o higienista, as facilidades suficientes, por exemplo, para a circulação dos carros. Barata Ribeiro, em 1877, é da mesma opinião: "nos países quentes", ele diz, "a largura de 12 metros é suficiente; além deste termo a ação do sol é muito enérgica, e as nuvens de pó levantadas pelos ventos que obram sobre uma superfície muito larga, tornam-se, além de incômodas, maléficas".[278] Os engenheiros do Plano urbanístico de 1875-1876 serão não menos ousados. O segundo relatório da Comissão de Melhoramentos, com as propostas centradas nas operações sobre a Cidade Velha, estipula um limite inferior que fixa em 13,2m a largura das ruas, "ainda que desenhe alinhamentos com 10m de largura, para 'evitar grandes despesas em desproporção com

---

276 *Ibidem*, p. 98.

277 *Ibidem*, 1874, p. 99-100.

278 Cândido Barata Ribeiro, *Quais as medidas sanitárias*, 1877, p. 91-2.

a importância das mesmas ruas'".[279] Não obstante, há destaque para a proposta de abertura de uma nova rua, em substituição à Sete de Setembro, que teria novos 18m de largura, ligando a Praça da Constituição à Praça D. Pedro II. Como não poderia deixar de ser, o Plano da Comissão não se ausentou do debate sobre determinação de normas para a altura dos edifícios em função da largura das ruas. Fixou edifícios de 12m, 16m e 20m para ruas que tenham, respectivamente, menos de 7m, 7-10m e mais de 10m de largura. E estabeleceu "limites sobre recuos da edificação, e também tamanhos máximos dos elementos salientes das fachadas e composição de altura nas esquinas".[280]

Quanto à orientação de uma rua, decorrência da geometria dos quarteirões e sua densidade populacional, Fonssagrives, como os demais higienistas de seu tempo, justifica sua regulamentação não só em função da direção dos ventos dominantes, mas da salubridade ou insalubridade dos lugares que o vento percorre. J.-N. Hallé, considerado por alguns historiadores o pai da Higiene Pública, e A. Motard desenvolveram, cada um à sua maneira, o problema das mudanças na composição normal do ar atmosférico nos contextos de aglomeração urbana.

A descoberta da identidade dos resultados da combustão e da respiração, as mudanças que o ar experimenta nos pulmões e na superfície da pele, as qualidades novas que o sangue recebe ao passar pelos vasos pulmonares, apresentam sobre um novo ponto de vista as relações do homem com o ar que ele respira e com a atmosfera que o rodeia. Se, então, o ar do entorno experimenta mudanças, também experimentarão mudanças os nossos órgãos e também receberão efeitos as funções pulmonares. Portanto, que conheçamos "suficientemente bem os efeitos do fluido atmosférico, em todas as partes nas quais ele entra em relação com a matéria nutritiva; no estômago e nos intestinos, com a massa alimentar, ou com o alimento nutritivo".[281] Motard, escrevendo em 1868, 30 anos após Hallé, agrega também problemas de outra ordem. Todos os princípios estranhos lançados na atmosfera ou nos permitem observar a putrefação da sua

---

279 Verena Andreatta, *Cidades quadradas, paraísos circulares*, 2006, p. 164-5.

280 *Ibidem*, p. 162.

281 Étienne Tourtelle e Jean-Noël Hallé, *Traité d'Hygiène* (Paris, chez M. Gautret, 1838), p. 82. Tradução nossa.

composição natural – dessa forma envenenando o sangue –, ou porventura ocasionam o desarranjo na proporção entre oxigênio e o gás carbônico. Sabe-se, diz Motard, após as experiências dos fisiologistas com a respiração animal, que um mesmo ar respirado certo número de vezes altera-se "até conter de 8% a 9% de ácido carbônico, e que nestes casos ele não sofre mais alterações no pulmão, ou seja, ele asfixia. Este efeito se produz de maneira fulminante quando o homem está imerso numa atmosfera irrespirável".[282] As seguintes consequências resultarão, portanto, da permanência prolongada da aglomeração de um grande número de pessoas em um mesmo espaço mal ventilado: "a elevação da temperatura, a umidade estagnada, a produção de ácido carbônico, a acumulação dos produtos das exalações pulmonar, cutânea ou mórbida, a degeneração mais ou menos pútrida destes".[283] Tais emanações suscetíveis de viciar o ar agem sobre os órgãos dos homens nos anfiteatros fechados, nas alcovas, nos cemitérios, e, naturalmente, nas ruas estreitas e sem orientação regular. Daí decorre a caução científica para a introdução dos imperativos higienistas nos debates urbanísticos, já que afinal, segundo Hallé, "é principalmente à arte de construir os edifícios, de dispor o espaço público, e promover uma livre circulação de ar, que se deve em parte a categoria de 'grande cidade'".[284] Para além de uma má proporção do ar atmosférico ocasionada por sua falta de renovação, existem os germes, os germes da vida que estão por toda parte: em cada gota d'água, em cada balão de ar. "Em todos os lugares, se me permitem esta expressão que define meu pensamento, *a vida se alimenta da morte*. É de se admirar que a presença destes germes que preenchem a atmosfera tenham há tanto tempo chamado a atenção dos higienistas".[285] A questão da existência, no ar atmosférico, de numerosos germes capazes de dar origem às fermentações alcoólica, acética, láctica, pútrida, e de desenvolver entre os vegetais e os animais uma variedade de produções parasitárias, teve, portanto, desde esse momento uma importância particular.

---

282   Adolphe Motard, *Traité d'Hygiène Générale – Tome Premier*, 1868, p. 543.
283   *Ibidem*, p. 557.
284   Étienne Tourtelle e Jean-Noël Hallé, *Traité d'Hygiène*, 1838, p. 36.
285   Adolphe Motard, *Traité d'Hygiène Générale – Tome Premier*, 1868, p. 246.

Os trabalhos de Pasteur lançaram sobre esta questão um grande esclarecimento. Esse cientista conseguiu filtrar um volume considerável de ar em uma rolha de algodão, substância facilmente solúvel em éter etílico, a fim de isolar amostras de poeira mecanicamente retidas no algodão. Pasteur encontrou através desta experiência um grande número de corpúsculos arredondados, que (...) povoam prontamente os seres viventes ou vegetais. Temos razão em considerar estes corpúsculos germes organizados.[286]

Sendo assim, as influências prejudiciais da má circulação do ar são de dois tipos: primeiramente, podem resultar da decomposição lenta de produtos orgânicos que apodrecem nas ruas estreitas, habitações e espaços fechados, possibilitando a existência e proliferação de um grande número de "corpúsculos arredondados", tais como confirma Pasteur. Germes organizados que se acumulam nas grandes aglomerações urbanas, viciando o ar e cobrindo os solos. Tais como todas as bestas que, onde é que existam, se alimentam da vida, as inumeráveis legiões de parasitas e de animálculos se aproveitam para fazer do organismo humano sua presa e desencadear epidemias. O segundo tipo, capaz de desvirtuar a composição normal do ar atmosférico, é efeito exclusivo da não renovação do ar em espaços confinados. Sejam esses espaços ruas, alcovas ou anfiteatros, o excesso de ácido carbônico expelido pelos pulmões e os odores pútridos que se desprendem da pele agem sobre os órgãos dos seres viventes, gerando asfixia.

Logo, a orientação de uma rua, como pensa Fonssagrives, influi bastante sobre sua salubridade e sobre o bem-estar das casas que margeiam. É necessário apreciar o valor da orientação de uma rua, tomando em consideração "a proteção que ela fornece contra as emanações insalubres que os ventos conduzem de passagem".[287] Interrogando-se pelas condições dos edifícios públicos, ruas e casas, da Corte Imperial em 1877, Barata Ribeiro destaca que o ar limitado, assim como o grande elemento de combustão que existe nessa cidade populosa, como também o aparecimento anual de moléstias epidêmicas graves, tudo isso decorre, entre outras causas, da má construção da cidade. Tudo encontra explicação na limitação do acesso a dois

---

286 *Ibidem*, p. 250.
287 Jean-Baptiste Fonssagrives, *Hygiène et Assainissement des villes*, 1874, p. 107.

grandes elementos da saúde e da vida: o ar e a luz. Somos aqui levados a reproduzir integralmente uma crônica de Barata Ribeiro, depois de perambular sorrateiramente pela freguesia do Sacramento, tanto pela representação babélica da vida das ruas tortuosas, longas e esguias, quanto pela maneira como a espacialização das ruas se articula com as manifestações tipológicas do antiestético e anti-higiênico.

Quem de certas horas da tarde por diante, e principalmente à noite, transitar pelas ruas que na cidade se estendem do campo do Sant'Anna para baixo, e a que chamaremos a parte comercial da cidade, principalmente em algumas regiões deste território em que mais se concentra a vida, não pode deixar de sentir com repugnância as impressões desagradáveis da atmosfera que aí respira. Parece que as superfícies das calçadas, dos lajedos e dos edifícios, e até desta praga de quiosques que nos vieram roubar vida, deslocando do ar um volume igual ao que ocupam, expira com toda a energia as impurezas enormes que durante o dia derramou-lhe na atmosfera baixa, pesada e estagnada a multidão de animais e de coisas que por aí se agitou, e procura sorver a longos tragos o ar mais puro que lhe traga a noite. (...) Entretanto, nem a estas horas aí se pode viver; as ruas tortuosas, esguias e longas, marginadas por altos edifícios, embaraçam a ação das brisas suaves que sopravam outrora em nossa cidade e as casas, com uma lotação que não comporta a área estreita que abrangem, atiram pelas suas aberturas lufadas de um bafo quente e pestífero, rico dos produtos orgânicos de exalação pulmonar e cutânea, e dos de fermentação que nelas se opera pelo acúmulo de substâncias de todo o gênero e só pobres, ou antes paupérrimas de oxigênio e portanto de vida.[288]

O Dr. Barata Ribeiro, Lente substituto na seção de Ciências Médicas da Faculdade de Medicina do Rio de Janeiro na década de 1870, foi junto com Paula Candido e Pereira Rego um nome dos mais influentes higienistas brasileiros do XIX. 1892 é uma data importante na sua biografia, requerendo breve menção. É um ano forte em termos simbólicos, se nos propomos a medir como o dispositivo médico-higienista atua na esfera das instituições com respaldo do executivo: ano em que ele, o higienista Barata Ribeiro, se torna prefeito do Distrito Federal. Mas seria um erro apresentar 1892 como a estaca zero a partir do qual as demolições de cortiços se tornam política de Estado. Será apenas

---

288 Cândido Barata Ribeiro, *Quais as medidas sanitárias*, 1877, p. 88-89.

ocasião para que conflitos antigos entre autoridades, pela decisão de desalojar, impedir construção ou demolir cortiços, rendam um considerável material para jornais de alcance, como a *Gazeta de Notícias* e o *Jornal do Brazil*. (Evoco especialmente as marretadas que colocam abaixo a célebre estalagem da "Cabeça de Porco", resultado de uma verdadeira operação militar em 1893. Uma série de reportagens põe sob holofotes, na antiga região de Sta. Rita, um arsenal de cavalaria policial, operários, oficiais do exército, políticos e engenheiros municipais, higienistas e um sem número de anônimos com seus pertences despejados nas calçadas.) A política de repressão dos cortiços é, como ainda iremos assinalar, um acontecimento com precedentes que datam de 20 anos antes desse episódio. O cortiço se torna questão de saúde pública após as epidemias da década de 1870, ou seja, o episódio do Cabeça de Porco é efeito tardio, de uma tarefa política em curso.

O Dr. Cândido Barata Ribeiro se torna Lente Substituto da Faculdade de Medicina do Rio de Janeiro com uma tese apresentada em 1877, *Quais as medidas sanitárias que devem ser aconselhadas para impedir o desenvolvimento e propagação da febre amarela na cidade do Rio de Janeiro?* É um pouco o imaginário de como formatar outra sociedade, sonho político da sociedade sem cortiços e, portanto, efetivamente alvejada da desordem, do desviante, dos perigos da cidade portuguesa. A ideia fixa de Barata Ribeiro – ideia que o higienista hiberna durante os anos anteriores, até a aportunidade surgida pela indicação de Floriano Peixoto para ocupar o cargo de prefeito – é a utopia da sociedade higienizada, sociedade que depende da "epidemização" da pobreza para se consolidar. A rigor, a tese de 1877 faz paráfrase das ideias do *Tratado de Higiene* de Achille Proust, contemporâneo de Barata Ribeiro, membro da Academia de Medicina francesa e acadêmico na Faculdade de Medicina de Paris. Com Proust, via Barata Ribeiro, a vanguarda higienista no Brasil passa de uma modesta ciência da profilaxia envolvida em "princípios puramente preventivos e profiláticos",[289] e se projeta como "ciência verdadeiramente sociológica, cujos princípios aplicáveis ao indivíduo estudam-no também nas suas múltiplas relações

---

289 Adrien Proust, *Traité d'Hygiène* [1877], 1881, p. 2.

sociais".[290] A Higiene não apenas atua com vistas a prevenir contra a doença – sua ambição agora guia ao "melhoramento da *espécie humana*, ao desenvolvimento do seu bem-estar físico e moral",[291] ou como diz Barata: a Higiene reclama para si "como último *desideratum* a perfectibilidade humana".[292]

Sim, o homem está cercado de perigos. Sua frágil existência é ameaçada por mil flagelos destrutivos, mas não são os flagelos do meio natural circundante que sozinhos mortificam o corpo. Há qualquer coisa de funesto nos amontoamentos de homens, chamados cidades, que fazem da sociedade o asilo do crime e da imoralidade. Impraticável devolver o homem à dinâmica da sua primitiva condição. É sobre confiar à espécie uma nova tábua de leis naturais no sentido de melhorar a humanidade do homem por vir. A medicina tem na universalidade sociológica colaboração suficiente para desovar uma espécie de humanidade higienizada, espécie protegida de vícios arraigados que mortificaram tanto a "saúde individual" quanto o "bem-estar da espécie".[293] Mas encaminhar o bem-estar da espécie não negligencia haver algo de específico na saúde do corpo individual (há homens de compleição mais apta à febre amarela, como os europeus do norte, não aclimatados; há epidemias de cólera que sacrificam em maior número africanos etc.).

Por ora, a Higiene leva a cabo o bem-viver ou bem-estar da espécie na consideração do que jaz de universal, idêntico e generalizante na humanidade: homens enquanto espécie. Espécie pensada como população, como sociedade civil desde as suas variáveis existenciárias: suas relações de produção e o homem como produto do trabalho, suas formas de amar e a natalidade, suas formas de morrer e a mortalidade, suas formas de circular e a rua, suas formas de habitar e o lar. Isto é, embora o brasileiro ou o europeu se adapte às condições materiais e sociais disponíveis para construir um teto, ainda que em cada sociedade a habitação dependa distintamente das condições de cada clima em particular, existem leis universais,

---

290 Cândido Barata Ribeiro, *Quais as medidas sanitárias* , 1877, p. 54.

291 Adrien Proust, *Traité d'Hygiène* [1877], 1881, p. 2.

292 Cândido Barata Ribeiro, *Quais as medidas sanitárias...*, 1877, p. 54.

293 Étienne Tourtelle e Jean-Noël Hallé, *Traité d'Hygiène*, 1838, p. VI. Tradução nossa.

regras gerais aplicáveis a todas as construções e que as prescrevem para estabelecer uma ventilação conveniente, observar certas regras relativas às proporções, fornecer uma quantidade suficiente de luz, distribuir igualmente o calor, e estes são os pontos que em um tratado de higiene geral devem tomar a atenção do médico.[294]

Reinventar a trama viária da cidade e combater a insalubridade das casas fazem parte de um mesmo projeto. Mas a reforma da parte antiga da cidade, a correção da estreiteza e sinuosidade das ruas, foi objeto de um sem número de projetos que aguardarão até o entresséculos para se materializarem. O combate aos cortiços é mais antigo. E é mais ardiloso: envolveu o emprego de uma dinâmica de forças permanente sobre um registro setorizado da população, exigiu uma tecnologia de poder mais militarizada. Ambos solicitaram o debate sobre a salubridade pública, ambos foram atravessados por uma nova forma de *experienciar* a epidemia, forma esta que não tinha a ver com instituir quarentenas, sitiar uma cidade, lavar as ruas, contar os corpos, recolher nos lazaretos, dividir a cidade em quarteirões onde se estabeleça em cada o poder de um intendente etc. O que caracteriza essa nova forma de *experienciar* a epidemia?

Durante a primeira epidemia de febre, em 1850, tratou-se de frear a degeneração da atmosfera por meio de normas provisórias de fiscalização, policiamento e vigilância, para que o estado sanitário da cidade recuasse à sua condição anterior, para que se suspendesse esse acaso infeliz e passageiro que era uma epidemia. Algumas décadas depois, durante as epidemias da década de 1870, a Junta escreve ao Ministro dos Negócios reclamando providências complementares que atenuem a atual ordem de coisas relativas ao estado higiênico da cidade. As principais medidas emergenciais consistem na irrigação das ruas, na retirada dos estrangeiros recentes do centro da cidade, no cuidado para que se evite a abertura de esgotos durante o sol ardente etc. Todos esses procedimentos poderão auxiliar contra os efeitos da epidemia, *"enfraquecendo os elementos de infecção já em grande escala acumulados na atmosfera que nos circunda"*. Entretanto, *"a adoção destas medidas não evitará por certo o rompimento de qualquer epidemia grave, para cujo desenvolvimento*

---

294 Adrien Proust, *Traité d'Hygiène* [1877], 1881, p. 550.

há causas acumuladas desde muito tempo".[295] Há algum tempo Pereira Rego já fazia sentir esse raciocínio nos relatórios anuais da Junta. É uma mudança na função e experiência da epidemia, que desencadeará estratégias de poder que respondem especialmente a um novo tipo de urgência.

[295] ARQUIVO NACIONAL. MAÇO IS 4-27 – Série Saúde – Higiene e Saúde Pública – Instituto Oswaldo Cruz, sem paginação.

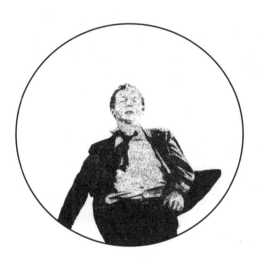

4 . CORTIÇOS: A EPIDEMIZAÇÃO DA MISÉRIA NA CIDADE FRONTEIRIÇA

Dispositivos de poder se distinguem entre si pela ação que visam empregar ou produzir. Existem diagramas ou esquemas de poder que através de seus métodos expressam tais ou quais fins, quer dizer, há diagramas pensados para esse ou aquele alvo, para esse ou aquele recorte de realidade. Em 1850 a tecnologia de vigilância e controle extensivos colocaram em funcionamento o estado de quarentena: enquadramentos e distribuição dos vivos nos cômodos mais ventilados das residências ou nas partes altas da cidade; localização e custódia do *amarelento* em lazaretos e enfermarias; individualização e exceção do *cadáver* e eliminação do seu caráter patológico.

Em 1876 o desenvolvimento da epidemia virá ligado a causas locais acumuladas desde há muito. A febre amarela aparecerá ligada a motivos permanentes cuja atividade é exercida de modo contínuo, o que exigirá uma profunda cirurgia urbana, significando tanto a reurbanização da Cidade Velha quanto o fechamento de habitações anti-higiênicas. Trata-se então de duas coisas bastante destacadas dos cordões sanitários dos verões anteriores.

Em primeiro lugar, é a cidade que aparece como um campo de possível intervenção, é o público, são as ruas, as praças, os edifícios públicos. Em vez de "atingir os indivíduos como um conjunto de sujeitos de direito capazes de ações voluntárias", diz Foucault, "em vez de atingi-los como uma multiplicidade de organismos, de corpos capazes de desempenhos", vai-se procurar atingir "uma multiplicidade de indivíduos que são e que só existem profunda, essencial, biologicamente ligados à materialidade dentro da qual existem".[296] O que se procura atingir, o recorte de realidade no qual intervirá o poder, não é a individualidade de vivos, doentes ou mortos em sua isolada imediaticidade. Na medida em que essa realidade funciona como um nó onde séries de acontecimentos são produzidos por esses grupos e populações, o campo de intervenção do poder são as circunstâncias ou a realidade urbana. Trata-se assim de gerenciar a vida da população em uma certa horizontalidade, em um todo, otimizando a circulação através de uma transformação urbanística e normalizando o circuito dos acontecimentos urbanos em função do bem-viver geral ou do bem-estar da vida coletiva.

Em segundo lugar, os cortiços. No cortiço as táticas serão acopladas: os riscos de epidemia compõem estratégias que possibilitam práticas de erradicação do anti-higiênico e do controle de uma população difusa e indesejada. Embora boa parte do poder exercido se ampare no argumento da promoção da saúde pública, virão acopladas às demandas médico-higienistas demandas morais, motivos do controle da subversão da ordem etc. Se, como dizíamos, os diagramas de poder que irão ativar a reurbanização da cidade no entresséculos são pautados pela tarefa de gerenciar, dirigir, salvar e cuidar pelo bem-viver de uma multiplicidade, as relações de poder que investem cortiços desde a década 1870 serão pautadas por outra coisa: pela divisão, pela interdição, pelo imperativo de impedir, de isolar, de despejar, desocupar, constituindo por isso um bloco, um tipo estratégico cuja lógica interna flerta com a violência e cujo alvo é muito mais setorizado.

É porque no cortiço, segundo Barata Ribeiro, "acha-se de tudo: o mendigo que atravessa as ruas como um monstro ambulante; a meretriz impudica, que se compraz em degradar corpo e alma, os tipos de todos os vícios e até... o representante do trabalho".[297] O cortiço é semelhante às fronteiras, não há clara distinção entre o cidadão e o criminoso, não haverá distinção clara entre o vagabundo e o "representante do trabalho". Pode-se transitar de um polo ao outro dentro da mais grotesca arbitrariedade policial. Um pouco mais tarde, em 1884, o chefe de polícia da Corte escreve à Câmara Municipal reclamando medidas sobre o estado de ruína

---

296 Michel Foùcault, *Segurança, território, população* [1977-78/2004], 2008, p. 28.

297 Cândido Barata Ribeiro, *Quais as medidas sanitárias* , 1877, p. 96.

em que se encontravam "os cubículos do grande cortiço da Rua da Relação, o qual foi condenado a despejado há mais de dois anos, (...) a fim de que se sirvam mandar demolir os ditos cubículos, que servem hoje de valhacouto a vagabundos e para a prática de atos imorais".[298] O cortiço é a propriedade privada sujeita à violação. Em um primeiro momento, prioriza-se a fragmentação dos sujeitos de direito: o poder policial que interdita e reprime é o poder que reproduz o morador de cortiço como indivíduo suspeito. Enquanto isso acontece, os enunciados que assimilam o morador de cortiços entre as atribuições das instituições de saúde pública são os mesmos que demarcam seu perigo para a salubridade urbana. Na medida em que ambos – poderes e enunciados – estiverem constituídos, caberá a nós situar a questão sobre onde esses dois elementos se encontram e acham um horizonte comum para atuar em conjunto. Trata-se em princípio de mostrar como a formação dos dois, mesmo sendo diferentes, serviram de pontos de apoio um ao outro, e deram sequência a uma espécie de fragmentação territorial. Cria-se no espaço urbano um inédito desmembramento, novo jogo de luzes e sombras, arranjo de visibilidades em larga medida sustentado pela cisão entre a cidade e os cortiços. Arranjo de luzes que replica um arranjo político, garantido por um projeto de sociedade, e com efeitos que farão eco sensível na história posterior do Rio de Janeiro. (Aqui, pontualmente, tudo muito semelhante às contradições que hoje se vive nos contornos do morro e do asfalto.)

Vejamos como dentro deste jogo complexo e instável o discurso higienista pôde ser ao mesmo tempo instrumento e efeito de poder, ou então obstáculo, escora, ponto de partida para uma estratégia oposta. Dispositivo médico-higienista, que é isso? A questão delimitará e reintroduzirá a última etapa deste capítulo: o debate higienista segundo as formas de problematização da habitação coletiva na segunda metade do XIX, no Centro Velho da cidade.

Pouco nos auxiliaria saber se foi o higienista quem intuiu o morador de cortiços como uma ameaça à salubridade pública ou se foi o policial o primeiro a projetar o sujeito como suspeito porque morador de cortiços. O critério da originalidade ou de quem primeiro proferiu tal ou qual enunciado é pouco pertinente quando nos orientamos por uma análise de dispositivos concretos.

---

[298] BR RJAGCRJ 41.3.35 - Fundo Câmara Municipal - Série Cortiços e Estalagens, sem paginação.

Normalmente, a relação entre o que se diz e o que se vê não está previsivelmente orientada a repetir padrões de causalidade ou redirecionamento unilateral. Esse aspecto já se revelou útil na leitura das memórias dos europeus de passagem pela Corte. O dispositivo médico-higienista não é um sistema ou uma estrutura, mas uma sorte de relação instável entre coisas ou elementos heterogêneos. Os elementos atuam como linhas ou vetores, linhas de natureza distinta (visibilidades/enunciabilidades/forças, ou somente linhas de *discursividades* e *extra-discursividades*). As linhas formam processos sempre desequilibrados, uma vez que o dispositivo não é simplesmente local de adequação entre linhas de força e regimes discursivos. "O discurso veicula e produz poder; reforça-o mas também o mina, expõe, debilita e permite barrá-lo. Da mesma forma, o silêncio e o segredo dão guarida ao poder, fixam suas interdições".[299] O dispositivo é uma maneira estratégica, portanto multipontual e volúvel, de fazer funcionarem relações de poder em uma função, e fazer funcionar uma função através dessas relações de poder. Como o poder integra esta máquina de enunciados e visibilidades que se chama "dispositivo"? Temos enfim aqui, rebatida, a encruzilhada que registra uma guinada decisiva na proposta de Foucault, três eixos ou três fatias de realidade: as forças em exercício, a funcionalidade dos enunciados, a objetividade do que nos vêm ao encontro como visível ou não, são todos vetores ou tensores. "De modo que as três grandes instâncias que Foucault distingue sucessivamente (...) não possuem de modo algum contornos definitivos, mas são cadeias de elementos variáveis relacionadas entre si".[300] Só que, se essa relação (ou mesmo cortes de relação) se dá entre redes ou cadeias de elementos variáveis, o que referencia essas redes e possibilita integrá-las como vetores de um só dispositivo?

Certamente não são os universais tomados como categorias gerais ou entes da razão como a Ciência, o Estado, a Lei, a loucura, a doença. O dispositivo médico-higienista não se reporta à medicina ou à higiene como redomas do conhecimento sobre a saúde, nem são os enunciados destas últimas o núcleo da nossa

---

299 Michel Foucault, *História da sexualidade I: a vontade de saber* [1976], trad. Maria T. Albuquerque e J. A. Albuquerque (Rio de Janeiro, Graal, 1977), p. 96.

300 Gilles Deleuze, "¿Qué es un dispositivo?" [1988], em *Michel Foucault, filosofo* (Barcelona, Editorial Gedisa, 1990), p. 155. Tradução nossa.

investigação. "O dispositivo propriamente dito é uma rede que se pode estabelecer entre estes elementos",[301] trata-se de um conjunto heterogêneo que agrega discursos, instituições, planos urbanísticos, decisões regulamentares, leis, enunciados científicos, proposições filosóficas, morais etc. Os dispositivos se reportam à historicidade das formas de problematização, formas de problematização que são inseparáveis das "regras de existência para os objetos que aí se encontram nomeados, designados ou descritos, para as relações que aí se encontram afirmadas ou negadas".[302] Em outras palavras: uma forma de problematização possui um limiar de existência, um limiar instaurado pelas descontinuidades históricas que nos separam do que não podemos mais ver ou dizer, e que logo estão fora do nosso campo de experiências possíveis, estão fora inclusive de um campo de racionalidade científica que qualificou o que foi aceito como enunciado científico e o que não foi. Se nos for permitido pensar formas de problematização como a delimitação dos problemas que emergem em tal ou qual temporalidade histórica, nelas então vemos desmembrar-se essa identidade em que gostamos de nos olhar para conjurar as rupturas da história, na medida em que estabelece "que somos diferença, que nossa razão é a diferença dos discursos, nossa história a diferença dos tempos, nosso eu a diferença das máscaras".[303] Formas de problematização delimitam um campo de experiências possíveis, sendo justamente essa abertura de possibilidades históricas que é aqui definida. Já o dispositivo é a sorte de formação que, em um dado momento histórico, teve como papel responder a uma urgência, responder a um repertório de problemas em demanda.[304]

O dispositivo é a rede de vetores que dá acesso a formas de problematização, ele é um conjunto heterogêneo e multipontual de vetores, e ao mesmo tempo a lógica das relações de projeção,

---

301 Michel Foucault, "Le jeu de Michel Foucault" [1977], em *Dits et Écrits III – 1980-1988* (Paris, Gallimard, 1994), p. 299. Tradução nossa.

302 Michel Foucault, *A arqueologia do saber* [1969], trad. Luiz F. B. Neves (Rio de Janeiro, Forense Universitária, 2008), p. 102-3.

303 *Ibidem*, p. 148.

304 "O dispositivo tem então uma função estratégica dominante. Que poderia ser, por exemplo, a absorção de uma massa de população flutuante que uma sociedade tornara incômoda a uma economia de tipo essencialmente mercantilista: houve aí um imperativo estratégico, atuando como matriz de um dispositivo, que foi se tornando pouco a pouco o dispositivo de controle-assujeitamento da loucura, da doença mental, da neurose". Michel Foucault, "Le jeu de Michel Foucault" [1977], em *Dits et Écrits III – 1980-1988*, p. 299.

dispersão ou contradição que se pode estabelecer entre as diferentes linhas ou vetores. Assim se compreende como, sob essa análise, uma Secretaria de Polícia pôde integrar essa rede de instituições, técnicas e saberes que tiveram a destreza de dotar o cortiço da capacidade de abrigar a causa eficiente das epidemias. Não somente a polícia, mas os engenheiros da Inspetoria Geral de Obras Públicas, os fiscais de freguesias, a Câmara Municipal e, naturalmente, a Junta.

Isso não significa que os numerosos aparelhos de poder estivessem desmembrados uns dos outros, impotentes na atividade de constituírem um dispositivo de conjunto, a ponto de não poderem esboçar em caráter implícito grandes estratégias anônimas, objetivas e, no entanto, quase mudas. O extremo oposto também não tem apoio empírico: seria ingênuo querer contar com um alinhamento orgânico e coeso de instituições, técnicas de poder, decisões parlamentares, resoluções administrativas etc. pondo em marcha engrenagens de um poder verticalizado e irreversível. O dispositivo atua de fato em conjunto, há infiltração e atravessamento de funções estratégicas concretas, o que não significa reproduzir a imagem de uma unidade de poder cujo recurso uniforme e exclusivo fosse fazer funcionar a interdição e materializar o funcionamento da lei. Segundo esse modelo jurídico e pobre de compreender o funcionamento do dispositivo, o poder teria como princípio exclusivo "a potência do 'não', incapacitado de produzir, apto apenas a colocar limites, seria essencialmente antienergia; esse seria o paradoxo de sua eficácia: nada poder, a não ser levar aquele que sujeita a não fazer senão o que lhe permite".[305]

Deparamo-nos em nossa investigação histórico-filosófica com a capacidade de se fazerem mover certas funções através de relações de poder reversíveis, relações que envolvem negociações, porosidades, pontos de fuga, alternativas para novos rearranjos. Isto posto, ao invés de identificarmos núcleos de poder, optamos por pensar fluxos de forças em procedimentos estratégicos. Em vez de a fórmula do poder segundo a imagem da guerra, de conflito cujo termo reestabelece o ordenamento estático da paz, a genealogia pensa o poder em sua mobilidade, reversibilidade e precisão microfísica das relações de força; em vez de o poder visto pela chave

---

305 Michel Foucault, *A arqueologia do saber* [1969], 2008, p. 83.

de uma concepção jurídica ou essencialista, a genealogia pensa o poder definido como "relacional". Parece-nos razoável a imagem de "campos de força" em desequilíbrio, fluxos de força que se irradiam em direções diagonais e difusas. É possível dispor as formas de problematização da habitação coletiva e o campo de experiência da epidemia na década de 1870 utilizando esses instrumentos e ferramentas conceituais e metodológicas.

—

Do momento de sua criação à definição de suas atividades, a Junta Central de Higiene Pública pôde contar com dois níveis de atribuições que, inovadoras em termos de conjunto, possibilitaram estratégias de poder mais ou menos felizes na maneira como responderam às suas urgências. Aos estudos e relatórios dedicados aos problemas urbanos ligados à salubridade geral, à indicação das providências à sua consecução, agrega-se o exercício da polícia médica – duas frentes de atuação que nem sempre preencherão as expectativas do regulamento oficial da Junta. Pois bem, a tarefa de responder enquanto instituição de consultoria, sob demanda do governo, para prestar socorro teórico e produzir conselhos favoráveis à saúde pública, lhe foi herdada da Academia Imperial de Medicina (AIM). Embora, segundo Edler, o espectro da AIM extrapolasse o limitado papel de instrumento consultivo da política imperial em matéria saúde pública,[306] a Academia monopolizou a atualização da agenda higienista brasileira pelo tempo que duraram suas ambições administrativas no Império. Esse quadro sofre uma reviravolta súbita na irrupção das catástrofes epidêmicas

306 Além de proporcionar a organização profissional e a regulamentação do ensino médico no Brasil, a Academia firmou as regras de produção dos fatos e teorias médicas no contexto da experiência epistemológica da anatomoclínica europeia. "Quando a Sociedade de Medicina foi criada, a Higiene e a Anatomoclínica passaram a dispor de uma trincheira estrategicamente orientada para enfraquecer a influencia dos antigos cirurgiões portugueses e daqueles formados nas escolas Médico-Cirúrgicas da Corte e da Bahia. Nesse período, marcado pela crença da dependência da patologia e da terapêutica médicas aos fatores climático-telúricos circunscritos ao meio ambiente, a rejeição da herança colonial da Fisicatura-mor e do legado de informações médicas, mais ou menos impressionistas, descritas pelos viajantes naturalistas, impôs-se como pré-condição à afirmação do novo *ethos* profissional. Em torno da Academia de Medicina, uma elite médica empenhou-se, na produção de um conhecimento original sobre a patologia brasileira. Desde sua criação, até meados do século, ela conseguiria monopolizar duas importantes tarefas: ao mesmo tempo em que se impusera como instrumento da política imperial da saúde pública, tornara-se o principal árbitro das inovações médico-científicas, contribuindo tanto para sancionar novas tecnologias em diagnóstico e terapêutica, quanto novos conceitos e teorias estritamente voltados para o conhecimento da patologia brasileira." Flavio C. Edler, "Doença e lugar no imaginário médico brasileiro", Anuário IEHS, 21, 2006, p. 389.

que se seguiram a 1850. Em curto espaço de tempo, a febre amarela se transformaria "na principal questão de saúde pública no Brasil. Tal fato (...) contribuiu para a criação da Junta Central de Higiene Pública, que deslocaria a Academia do papel central que até então representara para a saúde pública".[307] A criação da Junta irá marcar uma descontinuidade profunda no que diz respeito à apreciação das questões caras à higiene pública. Trata-se da invenção de uma instituição que não é redutível a instrumento de estudo das epidemias, moléstias, epizootias, e dos meios adequados para prevenções e tratamentos. Aparecem submetidas, por exemplo, à presidência da Junta, estabelecimentos como o Instituto Vacínico e o Provedor da Saúde do Porto do Rio de Janeiro. O mais importante para nós: ficarão a cargo da instituição tarefas de natureza policial, ou seja, as que exigem a atribuição *explícita* de um poder de polícia. Isso quer dizer: autorização para fiscalizar, examinar, inspecionar e executar a vigilância.

O primeiro regulamento da Junta, sancionado no contexto da primeira epidemia de febre amarela, prevê o policiamento do exercício da medicina e demais profissões conexas, ou seja, controle do charlatanismo, fiscalização de médicos, cirurgiões, boticários, dentistas e parteiras autorizados para o exercício da profissão. As atribuições de, como autoridade policial, superintender armazéns, matadouros, boticas, confeitarias, cadeias, colégios, oficinas, cemitérios – "e em geral todos os lugares donde possa provir dano à saúde pública, ou pelas substâncias que se fabricam ou pelos trabalhos que se operam"[308] – não livrou o regulamento original de ser alvo de críticas amargas por parte do higienista que primeiro presidiu a casa. Essas coisas deixam a par do que efetivamente esteve ao alcance da Junta, ao longo de algumas décadas de atividade, tendo em vista o amplo raio de atribuições policiais que lhe foram incumbidas. Paula Candido assim se pronuncia a respeito em 1857:

> Desgraçadamente os encargos de perscrutar as causas da insalubridade, tão sabiamente impostos à *Junta* pela lei de sua criação (...) foram ampliados nos regulamentos, de modo a abranger uma infinidade de atribuições policiais e enleadas

---

307 Idem, p. 391.

308 Decreto nº 828, 29 de setembro de 1851 (Coleção das Leis do Império do Brasil – 1851, p. 259, vol. 1, pt. II.).

formalidades, às vezes mesmo ridículas, que mal quadram a quem deve prestar não interrompida atenção aos multiplicados agentes modificadores da saúde pública, que exigiam ciência, dedicação e insano trabalho. (...) Não bastando essas dificuldades, surgiram outras: esse estudo difícil e apurado deveu ser interrompido para cuidar-se das desastrosas epidemias de febre amarela e de cólera morbus e não só cuidar, em face do perigo, de medidas de momento, urgentes e prontas, como, antecipando a parte que devia entrar em tempo oportuno no complexo das medidas, tratar imediatamente das que a ocasião reclamava, *das medidas preventivas contra importações epidêmicas*, isto é, traçar o regime sanitário dos portos do Império, porquanto urgia que este importante ramo de higiene pública nos preservasse de futuras calamidades. Ora, além de todos estes embaraços, ainda se distraía a atenção da Junta para ir inspecionar: se uma cova ou sepultura só tinha, por desleixo do funcionário, 6 ½ palmos no lugar de 7 de profundidade; se o terreno era bem impermeável (...); se o taverneiro vendia queijo ardido; se o farmacêutico, o médico e a parteira matriculavam com todos os rigores da formalidade os seus títulos; se o especulador analfabeto curava esclerose, tísica, chagas etc. (...).[309]

Um decreto de 1876, indiferente ao inchaço da maquinaria institucional, e em resposta à segunda grande mortandade por febre amarela no XIX, redefine as instruções relativas aos serviços sanitários a cargo da Junta Central de Higiene Pública. O texto inclui no rol de atribuições da Junta um elemento decisivo e novo, não porque dependia de regulamentação legislativa para alcançar urgência, mas justamente porque já qualificava a maneira como a epidemia vinha sendo *experienciada* nas bordas da lei. Este elemento decisivo, que era o cortiço, apareceria integrado como fator nas formas de problematização das epidemias de febre amarela na década de 1870. A letra da lei prevê como parte dos trabalhos da Junta o "estudo sobre as condições higiênicas dos edifícios públicos e particulares que se construírem. Saneamento dos cortiços ou estalagens e dos dormitórios públicos".[310] Em 1873, a Câmara Municipal já havia aprovado Posturas que proibiam construções de "habitações vulgarmente chamadas *cortiços*, entre as praças de D. Pedro II e Onze de Junho, e todo o espaço da cidade

---

309 Plácido Barbosa e Cassio Barbosa de Resende, *Os serviços de saúde pública no Brasil*, 1909, p. 68.

310 Decreto nº 6.406, de 13 de dezembro de 1876 (Coleção de Leis do Império do Brasil – 1876, p. 1243, vol. 2, pt. II).

entre as ruas do Riachuelo e do Livramento".[311] Uma vez que estaria vedada, quando não houvesse autorização da Câmara Municipal, a construção de novos cortiços no perímetro urbano da Corte, deduz-se sua existência massiva nas freguesias centrais (talvez com exceção da região que compreende a Candelária). Em 1876, uma nova Postura sobre o mesmo tema, dessa vez refinando o objeto de interdição: não serão de fato permitidas novas construções dos vulgos "cortiços, quer sejam assim denominadas, quer sejam chamadas casinhas ou com nomes equivalentes, no perímetro da cidade".[312] Aparentemente as disposições não vinham sendo observadas pelos proprietários corticeiros, que ou burlavam os projetos submetidos à apreciação dos engenheiros (vez em quando argumentaram se tratar não de cortiços, e sim "casas de porta e janela", casinhas ou equivalentes), ou negociavam a "vista grossa" dos fiscais das freguesias, como diz Luís Edmundo,[313] ou ainda – como em uma postura que submete as "construções no interior dos terrenos" à licença da Câmara – levantavam "tabiques e outras divisões (...) para formação de quartos ou cubículos"[314] no interior das estalagens ou casas de alugar quartos.

A pergunta que então se coloca: o que faz com que dada habitação coletiva fosse ou não identificada como cortiço? São inúmeras as controvérsias, movidas por policiais, autoridades sanitárias, proprietários e fiscais, que giram em torno da definição da palavra "cortiço". A permissão ou negação da licença para a construção de uma unidade habitacional, a decisão da Câmara pela interdição, demolição ou melhoramentos de um cortiço passavam pelo rastreio de uma resposta satisfatória e por uma disputa entre discursos sem expectativas de reconciliação. Mas a urgência de definir os cortiços, presumimos, talvez não derive apenas da

311 Rio de Janeiro. Câmara Municipal. Código de Posturas da Ilustríssima Câmara Municipal do Rio de Janeiro e Editais da mesma Cidade. Posturas de 5 de dezembro de 1873: "Proíbe a construção de habitações chamadas 'cortiços'; e marca a direção dos veículos de condução ou de transporte pela rua de Gonçalves Dias."

312 Rio de Janeiro. Câmara Municipal. Código de Posturas da Ilustríssima Câmara Municipal do Rio de Janeiro e Editais da mesma Cidade. Postura de 1º de setembro de 1876: "Sobre construção de cortiços".

313 Luís Edmundo, O Rio de Janeiro do meu tempo – vol. 2 [1938], 2ª ed. (Rio de Janeiro, Conquista, 1957), p. 357, citado em Jaime Larry Benchimol, Pereira Passos: um Haussmann tropical, 1992, p. 134.

314 Rio de Janeiro. Câmara Municipal. Código de Posturas da Ilustríssima Câmara Municipal do Rio de Janeiro e Editais da mesma Cidade. Postura de 5 de maio de 1886: "Sobre construções".

tipologia das construções, e, portanto, do caráter variável, disperso e múltiplo da identificação do cortiço enquanto objeto regido por um princípio de individuação. A história de uma "coisa" (o cortiço como matriz de epidemias ou esconderijo do crime e da imoralidade) pode desse modo funcionar como uma cadeia de poderes e saberes, de interpretações e ajustes sempre novos.

Uma chave possível para resituar a controvérsia em torno do cortiço talvez passasse em diagonal por sua caracterização de esconderijo do indivíduo *suspeito*, aquele que ameaça a ordem pública e a moralidade dos costumes. Em segundo lugar, o prejuízo que o cortiço gera à saúde pública estaria ligado à sua tendência de concentrar aglomerações de anônimos nocivos ao estado sanitário da cidade, por constituírem as aglomerações nos cortiços "uma das maiores causas de insalubridade desta cidade e o foco donde emanam os primeiros casos das moléstias infectuosas de índole epidêmica que nos flagelam todos os anos, segundo o demonstra a observação dos clínicos desta Capital".[315] É essa a posição dos higienistas da Junta, aparentemente reforçada pela posição da clínica médica.

João Vicente Torres Homem, um dos mais destacados clínicos brasileiros do XIX, escreveu e atuou no campo da clínica particular, e também na Santa Casa de Misericórdia, sem por isso deixar de frequentar o debate sobre as práticas higienistas em sua produção acadêmica. Chegou a ocupar a prestigiada cátedra de Clínica Médica da Faculdade de Medicina, e nesse período publicou muitas das chamadas "memórias" – via de regra baseadas em notas de aula recolhida por alunos –, que se tornariam clássicos no ensino. Uma delas traz o nome *Estudos Clínicos sobre as Febres do Rio de Janeiro*.

Pois bem, apareceu em 1877 um tal livro, desse clínico que diferentemente dos primeiros catedráticos da Faculdade – que se lançaram na carreira política ou no exercício de cargos de altos públicos – foi dos poucos membros da elite médica a optar estritamente pela atividade acadêmica e clínica.[316]

---

315 BR RJAGCRJ 43.1.25 / Fundo Câmara Municipal / Série Cortiços e Estalagens / AGCRJ Códice 43.1.25 – Estalagens e Cortiços – Requerimentos e outros papéis relativos à existência e à fiscalização sanitária e de costumes dessas habitações coletivas – 1834-1880, p. 50-1.

316 *Cf.* Luiz Otávio Ferreira, "João Vicente Torres Homem: descrição da carreira médica no século XIX", *Physis – Revista de Saúde Coletiva*, vol. 4, n. 1, 1994, p. 57-78.

O livro traz uma descrição comum e nada destoante do que então a política ou a polícia médica definiam por "cortiço". O contexto é o seguinte: Torres Homem discorre sobre as causas da endemicidade da febre amarela; as causas são as condições topográficas e o pouco cuidado do governo com o que diz respeito à higiene pública. Às condições que nos "foram dadas pela natureza à bela cidade de S. Sebastião, *e que certamente não poderiam ser removidas*, juntam-se outras que procedem da incúria com que são tratadas entre nós as questões da salubridade pública pelas altas personagens que nos governam".[317] Quais sejam: o estado imundo das ruas, praças e praias; a maneira inconveniente por que funcionam os esgotos da *City improvements*; e os cortiços, os inúmeros focos de infecção que representam os chamados "cortiços",

> verdadeiros antros, onde a vida e a saúde da classe pobre são sacrificadas à sórdida ambição dos proprietários, onde em um estreito cubículo, sem ar nem luz, acumulam-se três, quatro e mais pessoas, que ali dormem, comem, e tudo fazem, sorvendo lentamente em uma atmosfera infecta o veneno que lhes mina o organismo, e envenenando-se reciprocamente (...).[318]

A análise da nocividade dos cortiços integra a urgência, ou um conjunto de urgências, muito mais rico, que não é outro senão a localização da origem das moléstias em um fator patogênico bastante difuso e massificado: as aglomerações urbanas. Torres Homem narra como se distancia da medicina que chegou um dia a considerar a constituição médico-epidêmica "uma influência geral que dá lugar a maior número de moléstias de certa ordem, e imprime a estas moléstias caráter comum especial".[319] Foi preciso que se esperasse despertar um espírito clínico para que os sistemáticos da escola fisiológica pusessem de lado as extravagâncias dos estudos das constituições médicas. E que notável reação se desse para que a medicina prática, ele diz, se desprendesse dos exageros que filiavam as epidemias às influências das estações calmosas e soubesse aceitar a complexidade da dependência das moléstias em relação às influências sociais.

---

317 João Vicente Torres Homem, *Estudo clínico sobre as febres do Rio de Janeiro* (Rio de Janeiro, Livraria clássica de Nicolao Alves, 1877), p. 207.

318 *Ibidem*, p. 207.

319 *Ibidem*, p. 60.

Aglomerações dos povos constituindo centros populosos podem exercer influência na evolução patogênica das epidemias. (...) A aglomeração considerada inteiramente independente das influências de costumes e da higiene pública só por si pode muito contribuir para o desenvolvimento das moléstias pestilenciais. (...) Considerada porém a aglomeração conjuntamente com outros fatores, ainda mais saliente se torna a sua preponderância.[320]

—

Temos alguma dimensão da presença da população de cortiço nas freguesias centrais (Candelária, São José, Sta. Rita, Sacramento, Santana, Sto. Antônio, Espírito Santo) pelas estatísticas fornecidas pelos estudos de Antônio M. Pimentel, e pelos trabalhos mais recentes de Eulália Maria Lobo e Lia de Aquino Carvalho.[321] O censo de 1870 identificava uma população nessas freguesias de 138.607, o número dos que residiam em cortiços em 1868 era de 17.412 pessoas. Em relação à população total de cortiços na área urbana, a participação da população de cortiço das freguesias de São José, Santana e Santo Antônio correspondia nesse período a 58%. Entre 1870 e 1890, a proporção entre os moradores de cortiços e a população de freguesias centrais sobe de 12,5% para 17,6%. Só que, apesar da alta densidade populacional, diz Torres Homem, conquanto possa influir como fator patogênico, o descalabro em matéria de higiene (as inumeráveis maneiras de se produzir, pela ação de um miasma desprendido da decomposição da matéria orgânica, uma moléstia infecciosa) é a garantia de desenvolvimento de uma epidemia.

Por esses motivos a obtenção da licença para a construção de cortiços nessa época obedecia a um ritual jurídico bastante truncado. Exigia-se, para tais edificações, o deferimento do projeto pela Câmara, acompanhado de um laudo da Junta, que por sua vez apreciava tratar-se ou não de um cortiço, ou simplesmente considerava ser habitável o edifício ou negligente no tocante às disposições higiênicas. O procedimento contava ainda com uma

---

320 João V. Torres Homem, *Estudo clínico sobre as febres do Rio de Janeiro*, 1877, p. 72.

321 Antonio M. de Azevedo Pimentel, *Subsídios para o estudo de higiene do Rio de Janeiro* (Rio de Janeiro, Tipografia e Lit. De Carlos Gaspar da Silva, 1890); Eulália M. Lahmeyer Lobo, *História do Rio de Janeiro: do capital comercial ao capital industrial e financeiro* (Rio de Janeiro, IBMEC, 1978), 2 vols.; e Lia de Aquino Carvalho, *Contribuição ao estudo das habitações populares: Rio de Janeiro, 1866-1906* (Rio de Janeiro, Secretaria Municipal de Cultura – Dep. Geral de Doc. e Inf. Cultural – Divisão de Editoração, 1995).

consulta ao Fiscal da respectiva freguesia e com a palavra do engenheiro do Distrito, encarregado de verificar se o prospecto se achava conforme as Posturas Municipais. Dependia da Câmara a última palavra – até o ano de 1892 o cargo de prefeito nem sequer existia –, mas o deferimento da Junta gozava de mais prestígios que outras instâncias da burocracia. Muito embora a pressão exercida pelas instâncias de engenheiros municipais que fiscalizavam as obras – pressão quase sempre animada pela queda de braços entre eles e os médicos, o que poderia transformar o processo em uma verdadeira maratona –, as decisões pelo licenciamento costumavam estar alinhadas com a decisão do presidente da Junta. Em 11 de Outubro de 1870, o peticionário Antonio Guimarães pedia licença para construir algumas "casas de porta e janela" dentro do seu terreno na Rua do Livramento. A Câmara atende imediatamente ao pedido alegando que o projeto obedecia às disposições da Postura de 1º de Agosto de 1855, "devendo-se também ouvir a Junta de Higiene Pública". Correrão dois meses até que o Barão de Lavradio encaminhe a resposta:

> cobrindo a petição em que Antonio Joaquim M. Guimarães, pede licença para construir dentro do seu terreno à rua do Livramento, nº 113 algumas casinhas (vulgo cortiços), tenho a honra de devolver a referida petição, informando achar-se más condições de ser deferida.[322]

Ora, as decisões a favor do licenciamento não eram raras, sem que no fim das contas se tivesse toda dimensão de como os critérios administrativos se aplicavam. Em 1873, o Barão de Lavradio concede licença para construção de cortiço de 54 quartos na freguesia do Sto. Antônio. No códice de documentos quase ilegíveis, consta que seriam três casas, além de um cortiço com 54 quartos repartidos ao longo de corredores em linhas paralelas. A distribuição tinha o sentido de possibilitar o escoamento das águas dos terrenos e a única condição imposta pela Junta para a liberação das obras era que se calçassem com paralelepípedos as áreas comuns.

> A Junta Central de Higiene Pública, a quem foi presente o ofício de V. Ex.ª de 11 de Setembro findo, remetendo para informar o requerimento de Francisco da Silva Ayrosa, pedindo para construir cortiços no seu terreno à Rua do Rezende nº

---

322 BR RJAGCRJ 41.3.35 – Fundo Câmara Municipal – Série Cortiços e Estalagens, sem paginação.

4 . CORTIÇOS **149**

75, tem a honra de informar a V. Exª, que se pode conceder a licença requerida, uma vez que sujeite-se ele às resoluções da Illma Câmara a este respeito, e dê fácil escoamento às águas, ponderando que lhe parece excessivo o número de quartos, que o Peticionário quer construir no fundo do terreno, atenta a extensão da área do mesmo.[323]

Esses processos poderiam tramitar por meses, e uma licença preliminarmente autorizada pela comissão de obras da Câmara, com alvará já expedido pela justiça, corria o risco de sofrer uma reviravolta e resultar no carimbo de indeferida. É o caso de João Julio da Silva, que em abril de 1883 requer da Câmara licença para construir na Rua da Guarda Velha nº 24 (atual Treze de Maio) "casinhas de acordo com o prospecto".[324] A Câmara manda consultar o Fiscal da freguesia de S. José. O Fiscal passa adiante a matéria da petição, para as mãos do engenheiro do distrito, a quem competirá o parecer que apura "se o prospecto se acha conforme às Posturas". A vistoria é feita e o engenheiro assina a licença, "obrigando-se o suplicante a construir as casinhas não só segundo o prospecto como também segundo a planta junta, a fim de que com a supressão das áreas não prejudique as condições higiênicas das casinhas projetadas". A Câmara acata a licença, dando a permitir o início das obras. Dois meses mais tarde a Câmara volta atrás na decisão, "à vista do ofício do Presidente da Junta Central de Higiene Pública", que conclui se tratar de construção de cortiço projetado em área proibida. O corticeiro recorre sem economia de eloquência. "Porquanto não é nem nunca poder-se-ia considerar em tempo algum Cortiço", mas uma pequena estalagem "em sua maior parte ocupada por empregados da casa, e em outra por artistas e outros empregados que saem de manhã e entram à noite – só homens". O fato de ser ocupada por "empregados da casa" indica se tratar de uma quitanda ou equivalente, cujo proprietário é um comerciante que explora cortiços construídos nos fundos do terreno, submetendo os empregados ao acordo de serem fregueses diretos da venda. Aqui, o cenário é mais ou menos semelhante àquele desenvolvido por Aluísio Azevedo em *Casa de Pensão* (1887). As imediações da Misericórdia eram servidas da má reputação das antigas estalagens,

323   *Ibidem*, sem paginação.
324   *Ibidem*, sem paginação.

locandas e tascas, que vendiam comida a preço ínfimo e abrigavam estudantes, carroceiros, marujos, soldados, e possivelmente o baixo meretrício – cuja prática nessa época não parecia restrito às áreas pouco frequentadas pela elite. As meretrizes que conseguiam afirmar na Justiça seu direito de locomoção, podendo residir onde desejassem, enfrentavam "a resistência constante da polícia que, a despeito das decisões judiciais, pouco a pouco vai restringindo seu espaço".[325] De qualquer modo, o destaque – no recurso de João Julio da Silva – em se tratar de uma casa circulada por trabalhadores honestos "que saem de manhã e entram à noite – 'só homens'", reforça a boa fama do negócio. O suplicante anexa ao recurso a planta do projeto, e argumenta estar de acordo "com as dimensões e alturas de pontos por esta Ilustríssima Câmara exigidos". O recurso, que viria a ser indeferido em definitivo no dia 18 de dezembro de 1883 (isto é, quase oito meses após a abertura do processo), termina com uma queixa delicada ao desleixo profissional do presidente da Câmara e uma denúncia ao poder arbitrário e inconsequente ostentado pela Junta: o alvará só foi inutilizado, ele diz, "por se lembrar o Sr. Exmo. Presidente de mandar à Junta de Higiene, e esta por sua vez mandou um encarregado que por indisposição entendeu prejudicar o suplicante em sua respectiva informação. E será muito para lamentar-se."

O poder da Junta é de natureza "relacional", poder que não é anterior ou externo às relações que o constituem. Ele não é objeto que possa ser circunscrito em contornos ontológicos, mas antes uma materialidade cuja manutenção exige o balanço das relações nas quais as trocas acontecem. Isso permite intuir jogos ou campos de força onde pares ou os múltiplos pontos de apoio não agem regidos somente por uma compreensão legalista da lei. É também a lei objeto de negociação, são seus direcionamentos reversíveis e oportunistas, sua matéria lugar de atravessamentos capilares, equilibrando ou desequilibrando um arranjo de demandas científicas, econômicas, morais, políticas e estéticas. O indeferimento de uma licença para construção de um cortiço, por exemplo, não pode prevenir contra a possibilidade de que a obra aconteça. Há focos de resistência, linhas de fuga que se atualizam em relação aos interesses da Câmara, à capacidade de fiscalização da Polícia ou à

---

325 Marcos Luiz Bretas, *A guerra das ruas: povo e polícia na cidade do Rio de Janeiro* (Rio de Janeiro, Arquivo Nacional, 1997), p. 103.

4 . CORTIÇOS **151**

crença na universalidade cientificista dos doutores. Há por vezes na papelada da administração municipal um esclarecimento mais ou menos criterioso das razões que orientaram a interdição de uma construção. O cumprimento ou o desacato da interdição passa pelos limites da habilidade do higienista de fazer valer a retórica do bem-viver e do bem-estar da saúde coletiva. Ou ao menos dá a ver como se preenchem as lacunas da tolerância das autoridades. Em 1882, por exemplo, um Sr. Bastos e Alves, proprietário, "pede para construir 14 casinhas em seu terreno à Rua dos Inválidos nº 46", do que a Junta terá "a honra de informar que a pretensão do peticionário não deve ser deferida" por três motivos:

> 1º porque as casinhas que o peticionário quer construir constituem verdadeiros cortiços; 2º porque está provado que tais edificações dentro da cidade são verdadeiros focos de insalubridade, que favorecem o desenvolvimento e propagação de todas as epidemias; 3º porque contraria a Postura de 5 de Dezembro de 1873.[326]

Há um motivo de natureza legal, outro de natureza técnico-científica, outro de natureza policial e estética. Interessa-nos justamente este, ou seja, o que define, após realização da vistoria, que as casinhas "constituem verdadeiros cortiços". É relevante a informação de que o indeferimento dessa obra em particular não foi acatado pelo proprietário. No relatório do número de estalagens na freguesia de Sto. Antônio, apresentado em 10 de Julho de 1884 pelo fiscal Carlos Pereira Rego (felizmente ou não, o fiscal tem o sobrenome idêntico ao de José Pereira Rego, presidente da Junta até 1881), consta estar localizada no nº 46 da rua dos Inválidos uma estalagem com 35 quartos, arrendada pelo Sr. Bastos e Alves. José Pereira Rego, durante o período que tomou parte nos trabalhos da Câmara como Vereador, apresentou em 1866 proposta de um "Projeto para regulamentação da construção das estalagens e cortiços". A Câmara engavetaria, contentando-se em manter algumas das resoluções na Postura de 1873 (a que interdita edificações de cortiços na Cidade Velha). Mas o projeto é ilustrativo de uma coisa, sobre a qual havíamos insistido enquanto pensávamos o processo de naturalização dessa espécie de contiguidade entre mau cheiro e ruas estreitas e sinuosas. O dispositivo

---

326 BR RJAGCRJ 41.3.35 – Fundo Câmara Municipal – Série Cortiços e Estalagens, sem paginação.

médico-higienista não distingue anti-higiênico de antiestético (é claro, o "anti-higiênico" em jogo não é a falta de controle político-científico de condutas e circunstâncias que permitem balancear a melhor saúde possível). Anti-higiênico aqui é metonímia de insalubre, e insalubre é a base material e social capaz de prejudicar a saúde de uma multiplicidade. Portanto, defeitos e irregularidades das construções não concorrem somente para emperrar a salubridade de um meio urbano, cujas circunstâncias entrelaçam a saúde de indivíduos em uma cadeia de dependências mútuas. Quando o dispositivo chancela a insalubridade de um cortiço qualquer, porque lhe parece defeituoso seu estado da perspectiva da higiene pública, lança mão refletidamente da sua irregular fisionomia, da ausência de proporções arquitetônicas, de um senso estético mal delineado, mesquinho, feio. As denúncias da Secretaria de Polícia não caracterizam os cortiços apenas como abrigos de desordeiros ou focos de insalubridade, são casas "construídas extravagantemente",[327] "em estado de abandono absoluto",[328] achando-se "em estado de ruína os cubículos do grande cortiço da rua da Relação".[329] O projeto legislativo de Pereira Rego clamava atenção para a urgência com que nossos cortiços "ao mesmo tempo que contribuem para destruir todo embelezamento da principal e talvez a primeira cidade da América Meridional, concorrem igualmente para emperrar o seu estado higiênico".[330] Tudo para dizer que o sonho político-científico de uma sociedade sem cortiços veicula um projeto de embelezamento arquitetônico da capital. Um artigo de 1872, publicado por um doutor nos *Annaes Brasilienses de Medicina*, censurando o que ali se define como "cortiços lamacentos, insalubres e imorais", avalia que a "arquitetura do Rio de Janeiro, confiada simplesmente a analfabetos mestres de obra, maus pedreiros ou péssimos carpinteiros, tem horror a libertar-se da mesquinhez em que vive".[331]

---

327 AGCRJ Códice 41.3.36 – Fundo Câmara Municipal – Série Cortiços e Estalagens, sem paginação.
328 BR RJAGCRJ 41.3.35 – Fundo Câmara Municipal – Série Cortiços e Estalagens, sem paginação.
329 *Ibidem*, sem paginação.
330 BR RJAGCRJ 44.2.7 / Fundo Câmara Municipal / Série Habitações Coletivas AGCRJ.
331 "Concorrerá o modo por que são dirigidas entre nós a educação e instrução da mocidade, para o benéfico desenvolvimento físico e moral do homem?". *Annaes Brasilienses de Medicina* – Tomo XXIII, n. 11, abril de 1872.

Algo parecido nos conta Pereira Rego em discurso pronunciado no aniversário de 42 anos da Academia Imperial de Medicina:

> (...) cumpre não deixar ao arbítrio de cada um construir casas como lhe convier, torna-se indispensável adotar um plano em geral de edificações, em que sejam previstas estas condições. Talvez os espíritos minimamente escrupulosos enxerguem na adoção desta medida um atentado aos direitos e à liberdade dos edificadores; mas, assim opinando, devem concordar que igual atentado se dá em outros preceitos que a lei impõe com relação às alturas, à forma das frentes e outras condições dos edifícios, e que os preceitos estatuídos para garantir a salubridade e asseio das habitações, devem ser prescritas por lei e não unicamente recomendados.[332]

O "Projeto para regulamentação da construção das estalagens e cortiços" é uma tosca, porém incisiva, tentativa de normatizar as construções seja conforme padrões de higiene pública, seja conforme imperativos de simetria, alinhamento e proporções arquitetônicas validadas pelo gosto da moda. O autor do projeto se presta então ao trabalho de estabelecer as proporções e condições adequadas para os cortiços que, construídos, não afetarão o embelezamento e a salubridade pública: eles deverão ser assoalhados e não asfaltados, cobertos de telha, forrados ou não, porta e janela frontais, uma janela de fundos disposta em vidraças, 15 palmos de largura sobre 20 de fundo (quando tiver um só compartimento), 32 quanto tiver dois etc.

Um motivo de natureza legal, outro de natureza técnico-científica, e um de natureza policial e estética. Incluiremos um quarto tensor, um pouco mais tênue e discreto, mas não menos operante. Há um motivo de natureza econômica, que é justamente o que melhor extrapola o poder de decisão da Junta em sua política de "segurança pública" adotada a respeito dos cortiços. Ele pode ser melhor visualizado nas polêmicas que envolvem não a construção, mas sim o fechamento, a interdição e a demolição de cortiços em plena atividade.

Normalmente, ações de despejo ou ordens para demolição de um edifício tinham como origem uma denúncia dirigida à Câmara. Qualquer denúncia à falta de salubridade de uma habitação coletiva poderia partir de um particular, da imprensa, do fiscal da

---

332 "Discurso pronunciado pelo Exmo. Sr. Conselheiro Dr. José Pereira Rego na sessão solene da Academia Imperial de Medicina em 30 de Junho de 1871". *Annaes Brasilienses de Medicina* – Tomo XXIII, n. 2, julho de 1871.

freguesia, do chefe de polícia, ou da própria Junta. O fechamento de um cortiço poderia esbarrar em trâmites judiciais de ambas as partes, tornando sua execução uma possibilidade custosa e lenta. Chalhoub narra como o caso da Cabeça de Porco enfrentou ações de despejo e tentativas de demolição de quase 10 anos antes, até ser finalmente desmontado em 1892, como resultado de um cerco higienista que incluiu inúmeras instâncias do poder executivo e da administração pública. Em 1884, membros da comissão vacínico-sanitária apresentaram um laudo da situação da Cabeça de Porco, estabelecendo lotação máxima para algumas casas, ordenando a demolição ou a limpeza de outras. Foram recorrentes as desinfecções por vítimas da febre amarela no local, com emprego de cloros e soluções corrosivas, incinerando colchões, travesseiros e peças de roupa. Em 1886, chegou-se a ordenar diligências com o objetivo de determinar a demolição para viabilizar a abertura de uma nova rua. Dois anos depois, os proprietários recebiam intimação da Junta "para fazer despejar os inquilinos dos mesmos prédios no prazo de 40 dias a pretexto de estarem insanáveis as ditas casas". Segundo Chalhoub,

> os proprietários alegavam ainda que, logo em seguida à intimação dos higienistas, o subdelegado da freguesia de Santana havia se dirigido à estalagem para dizer aos moradores que os despejaria à força. Alguns moradores teriam aproveitado o ensejo para interromper o pagamento do aluguel. Dona Felicidade [Perpétua de Jesus, proprietária] e seus parceiros diziam que o cortiço estava em "perfeito estado de salubridade, e que a localidade em que se acha nada sofreu por ocasião das epidemias que têm assolado esta cidade". Argumentava também que a intimação fora ilegal, por "manifesta incompetência da Autoridade", e pediam indenização por perdas e danos.[333]

Poder-se-ia pensar que todas as demandas estão submetidas à rede de razões da medicina, mas não. A Higiene não é o boneco de dedo que gesticula em nome de outras modalidades de poder menos ostensivas. Algumas polêmicas que resultam em despejo ou em processo de higienização de ruas inteiras ranquearam, sem preferência ou hierarquia, enunciados higienistas, tecnologias morais e práticas policialescas. Apesar de a Higiene funcionar, com frequência, como mote para o saber que investe práticas policiais,

333 Sidney Chalhoub, *Cidade febril*, 1996, p. 189-90.

como dizíamos, existe aí um acoplamento tático. Sem dúvidas, não se pode desarticular o cortiço sem que antes ele se torne um perigo, uma ameaça, assim como não se executam manobras políticas sem a veiculação, a promoção, a produção e a adoção de certas técnicas de saber. Algumas ruas receberam por anos investimentos dessa natureza, denúncias de ordem diversa, recursos jurídicos, laudos médicos, interesses em discórdia, razões filantrópicas, sustentados por um projeto político de objetivação de indivíduos suspeitos e de corpos anti-higiênicos. Tudo isso possibilitado *aprioristicamente* pela capacidade de se fazer realizar no cortiço uma matriz da epidemia ou o esconderijo do crime e da imoralidade. Como o cortiço, esse desmembramento do espaço, essa fronteira no interior da cidade, se tornou problema? Não foram necessários direcionamentos unânimes nem a unilateralidade de um poder tirano, mas antes a enunciabilidade dessas urgências, a visibilidade desses espaços, a esquematização dessas relações de força. Insistíamos, há casos de despejos ou demolições atravessados ao mesmo tempo por embates de interesses econômicos, morais, policialescos, científicos e jurídicos. Há situações em que quase todos esses elementos parecem atuar em conjunto.

Em 1874, Henrique Teixeira de Carvalho, morador da freguesia de Sto. Antônio, escreve recordando o presidente da Câmara Municipal que

> desde a epidemia das febres passou por Decreto de não se fazer mais cortiço algum, e como sábado e domingo se fizeram sete cortiços de tábuas de forro na Chácara da Relação, e tendo-se prevenido a dois guardas fiscais e ao Senhor fiscal com duas cartas, e não se fez caso até agora presente, e já bastante a imundição (sic) na dita chácara, e os Srs. Guardas fiscais fazem a Vista Grossa, e por isso pede a V. Exma. se digne de mandar informar que julgo ainda estarem por acabar.[334]

Aparentemente a situação da Relação se agravara quando, em 29 de abril de 1878 alguns cortiços foram ali condenados pela Câmara e pela Comissão Sanitária da freguesia. Em 7 de outubro do mesmo ano, o presidente da Junta escreve à procuradoria do município alertando que tinham expirado os prazos para demolição de tais cortiços em "estado de ruína e péssimas condições

---

334 BR RJAGCRJ 43.1.25 – Fundo Câmara Municipal - Série Cortiços e Estalagens, p. 35.

higiênicas de seus cubículos".[335] Espera-se, pois, diz a presidência da Junta, "que a Ilma. Câmara desta vez mandará executar a demolição ordenada garantindo deste modo a vida e saúde dos pobres infelizes ali moradores que, por falta de recursos, procuram semelhantes domicílios". Os lapsos de filantropia do Barão de Lavradio não evitaram a réplica incisiva do procurador. A Junta de Higiene labora em engano, diz, "quando supõe que a condenação em uma vistoria administrativa autoriza a Ilma. Câmara a demolir qualquer edificação".[336] A rigor, condenar um edifício à demolição *"só se pode fazer por sentença judicial passada em julgado, como já se consegue a respeito de alguns dos ditos cortiços para cuja demolição estou tratando de execução das respectivas sentenças".*

Em 1883, já a instituição sob comando de outro presidente, escreve a Junta à Câmara reclamando o "fechamento de cortiço nº 1 da Rua da Relação, pertencente a José Gonçalves, em vista de suas péssimas condições higiênicas".[337] Dessa vez o conflito de interesses na Rua da Relação não colocará em xeque a lentidão do aparelho jurídico frente à urgência da saúde pública. A Câmara pede imediatamente ao fiscal da freguesia que confirme a vistoria que condenara o cortiço, do que responde o fiscal que nenhuma "providência pode a fiscalização desta Freguesia apresentar em relação à reclamação que a Junta de Higiene Pública faz (...), visto que *nenhuma lei há que autoriza a Ilma. Câmara mandar fechar cortiços por falta de condições higiênicas".*[338] Por ora, os cortiços da Rua da Relação não seriam demolidos, mas sim desocupados, conforme atestam alguns ofícios da Secretaria de Polícia da Corte do ano de 1884. O chefe de polícia descreve existirem na Relação edifícios compostos por "cortiços de madeira desocupados e em estado de abandono absoluto" ou "cubículos de um grande cortiço" em ruínas, "o qual foi condenado e despejado há mais de dois anos". Solicita então "a demolição imediata dos referidos", por se prestarem "de valhacouto a vagabundos e criminosos e constituindo-se foco de insalubridades". Quer dizer, as idas e vindas que marcam as ações de despejo, as quedas de

---

335   BR RJAGCRJ 41.3.35 – Fundo Câmara Municipal – Série Cortiços e Estalagens, sem paginação.

336   *Ibidem.*

337   *Ibidem.*

338   *Ibidem.*

braço entre autoridades, a resistência dos moradores e a espontânea reocupação de cortiços na Rua da Relação, todos esses elementos parecem deixar de fora a única personagem que explora o cortiço e dele extrai renda, aquele para quem o cortiço se explica por razões plenamente econômicas. Esses proprietários que exploravam diretamente os cortiços (que poderiam ser casinhas construídas sob as fachadas de um comércio por um arrendatário, que poderiam ser objeto de ganhos especulativos ou serem levantados com tapumes dentro de antigas residências aristocráticas que perderam qualquer utilidade para seu proprietário) metamorfoseavam modestas moradias em fontes de acumulação para um pequeno capital mercantil. As fontes levantadas por Jaime Benchimol identificam a origem ilustre dos proprietários de cortiços, através de uma série de relatórios encomendados aos fiscais pela presidência da Câmara em abril de 1876.

> Na relação de 1876, constam entre os proprietários de cortiços muitas personalidades e instituições ilustres do Império. Na freguesia da Glória, por exemplo, figuram, às vezes com mais de um cortiço, o Banco Predial, a Santa Casa de Misericórdia, os conselheiros José Feliciano de Castilho e Simões da Silva, um procurador, um juiz de órfãos... até mesmo o cônsul da Argentina, Manuel de Frias, era proprietário de um cortiço na Rua da Carlota, com quatro quartos.[339]

Quão complexa é a rede ou cadeia de elementos e variáveis que qualificam o dispositivo higienista. Pouca coisa teria efetividade se projetássemos instituições de saúde pública atuando isoladamente, dedicadas a fazer valer a verdade dos seus enunciados de controle político-científico da saúde. O dispositivo é o que permite que partes contrárias ou dissonantes trabalhem em conjunto, na manutenção de um mesmo repertório de problematizações possíveis, submetendo uma realidade à demarcação do verdadeiro e falso, forjando formas de objetividade cuja consistência ontológica se estabeleceu historicamente. Uma análise histórica de dispositivos permite mapear inclusive, na capilaridade das razões que regem as formas de controle dos cortiços, os próprios limites de poder da Junta, ou a medida da impotência política frente às demandas teóricas que a Higiene confia a si mesma.[340]

339 Jaime Larry Benchimol, *Pereira Passos: um Haussmann tropical*, 1992, p. 135.

340 Em 1864, achava-se estabelecida na Praia Formosa, nº 73, uma fábrica de cola e

O cortiço põe em risco a monumentalidade da cidade, seu estado sanitário, a ordem pública. As demolições dos cortiços também põem em risco o direito liberal à cidade, porque infringem o caráter mercadológico da cidade, a valorização mercantil do solo urbano, o direito burguês à reificação da moradia popular. Autores como Maurício de Abreu e Jaime Benchimol escreveram sobre como as grandes intervenções urbanísticas do entresséculos serão oportunas na habilidade de articular forças destoantes sob o manto de um *interesse público maior*, o capital. Quando, 30 anos mais tarde, a exploração direta do cortiço se tornasse insustentável, desfrutariam seus proprietários de ganhos especulativos com os terrenos localizados nas áreas que seriam atingidas pelas obras e que, portanto, tenderam a se valorizar. "Caso o imóvel", nas imediações do centro ou zona sul, "fosse desapropriado – como na época de Pereira Passos – podia obter uma indenização vantajosa, sob a forma de dinheiro ou então de títulos que lhe asseguravam a permanência de sua renda".[341] Mas por ora ainda nos situamos em um campo de disputas abertas, de onde começam a emergir a identidade do sujeito suspeito e do corpo anti-higiênico (assim como em outro tempo – da composição de outras tecnologias de poder e outros regimes de veridicção – se assistirá ao nascimento do indivíduo favelado).

---

carvão animal pertencente à *Blanc & Cia*, da qual se queixaram os moradores de Santana pelo mau cheiro que dela constantemente se exalava. Também um Subdelegado da freguesia de Santana denunciou o atentado à salubridade naquele lugar, alertando à Junta ser conveniente a remoção de tal estabelecimento. Em ofício de 19 de março daquele ano, Pereira Rego escreve ao Conselheiro Dr. José Bonifácio d'Andrade e Silva, Ministro dos Negócios do Império. Ele diz: "conquanto o regulamento da Junta a autoriza pelo artigo 49 a fazer remover tais estabelecimentos, quando nas condições deste, para fora dos povoados, entendeu todavia ela que nada deveria resolver sem submeter este negócio à consideração do Governo uma vez que o dono do estabelecimento apresente uma licença da Ilma. Câmara Municipal que lhe concedeu montar naquele lugar a sua fábrica". Cria-se um impasse entre o direito do proprietário da fábrica – garantido por uma licença concedida pela Câmara – e os preceitos de higiene pública – igualmente regidos por lei, e empregados pelos encarregados da Junta e seu presidente. Apesar das razões jurídicas que dão caução à licença concedida pela Câmara, há razões científicas que a Junta não pode dissimular, tendo em vista os prejuízos que a fábrica traz para os moradores de Santana. No entanto, e assim termina o ofício dirigido ao Ministro, "não pode a Junta, do modo como se acham as coisas, promover a execução do seu regulamento *sem provocar não só conflito entre as suas atribuições e as da Ilma. Câmara, mas ainda questões de outra ordem que a Junta não deseja motivar*." ARQUIVO NACIONAL. MAÇO IS 4-25 / Série Saúde – Higiene e Saúde Pública – Instituto Oswaldo Cruz, p. 14.

341 Jaime Larry Benchimol, *Pereira Passos: um Haussmann tropical*, 1992, p. 135.

O Cortiço (1890) de Aluísio de Azevedo é um salpicado de personagens que oscilam de uma habitação coletiva a outra, driblando a rota das demolições e despejos da segunda metade do XIX. Não há de fato menção à instituição de higiene pública, mas sim um protagonista suspeito de febre amarela, dois hóspedes varridos pela epidemia enquanto "três outros italianos estiveram em risco de vida".[342] Aluísio narra histórias de trabalhadores pobres, alguns miseráveis, amontoados em uma habitação coletiva. Pululam grupos de lavadeiras e fainas, uma escravizada de ganho, a curandeira, a visita de uma meretriz, famílias de imigrantes, pagodeiros e capoeiras, trabalhadores de pedreira, o pequeno burguês, os hóspedes de um cortiço rival, o Cabeça-de-Gato (cujo "legítimo proprietário era um abastado conselheiro, homem de gravata lavada, a quem não convinha, por decoro social, aparecer em semelhante gênero de especulações").[343] Poucos são os motivos e pormenores que permitiriam pensar a experiência da epidemia no quadro do romance, e pouco importa na verdade. Salvo engano, a ocasião em que, em uma roda de italianos, se comia tagarelando e lançando "à porta da casa uma esterqueira das casas de melancia e laranja". Pelo que os amaldiçoa o vendeiro e dono do cortiço: "Tomara que a febre amarela os lamba a todos!".[344]

No centro da narrativa, um rega-bofe triunfal que servirá de ocasião para o encontro dos futuros amantes, e que determina o curso ulterior da trama. Acontece uma luta entre dois rivais, um negro brasileiro com sua navalha, um cavouqueiro português e seu varapau minhoto. O salseiro termina com um ventre rasgado, o capoeira fugido, a multidão em êxtase e a chegada dos urbanos.

> A polícia era o grande terror daquela gente, porque, sempre que penetrava em qualquer estalagem, havia grande estropício; à capa de evitar e punir o jogo e a bebedeira, os urbanos invadiam os quartos, quebravam o que lá estava, punham tudo em polvorosa. Era uma questão de ódio velho.[345]

Enquanto se precipitam apitos da polícia e as espadeiradas que abalam o portão da estalagem, o cortiço empunhava sobras de

---

342 Aluísio Azevedo, *O cortiço* [1890] (São Paulo, Círculo do Livro, n/d), p. 145.
343 *Ibidem*, p. 145.
344 *Ibidem*, p. 116.
345 *Ibidem*, p. 124.

lenha e varais de ferro para defender "a comuna, onde cada um tinha a zelar por alguém ou alguma coisa querida".[346] As mulheres rolam as tinas, arrastam móveis, restos de colchões e sacos de cal formando uma barricada "numa solidariedade briosa, como se ficassem desonrados para sempre se a polícia entrasse ali pela primeira vez".[347] O portão se rompe, entram urbanos recebidos a pedradas e garrafadas. Já se desbaratava o inimigo quando, sem que ninguém saiba de onde, irrompe um incêndio para lamber em chamas as 100 casinhas da estalagem de Botafogo.

> Fez-se logo medonha confusão. Cada qual pensou em salvar o que era seu. E os policiais, aproveitando o terror dos adversários, avançaram com ímpeto, levando na frente o que encontraram e penetrando enfim no infernal reduto, a dar espadeiradas para a direita e para a esquerda, como quem destroça uma boiada. A multidão atropelava-se, desembestando num alarido. Uns fugiam à prisão; outros cuidavam em defender a casa. Mas as praças, loucas em cólera, metiam dentro as portas e iam invadindo e quebrando tudo, sequiosas de vingança.[348]

Talvez a força do livro venha da fácil sedução por uma saída interpretativa, que é em parte a contaminação do plano alegórico pela ordem do real com temperos de uma poética da animalidade tropical. Tomado este caminho, rapidamente reforçamos uma sequência organizada por Aluísio no romance, um mecanismo já outras vezes repisado no dispositivo médico-higienista, como segue exemplo de um artigo dos *Annaes Brasilienses de Medicina* em 1872: "O Rio de Janeiro, bem observado, é semelhante a um vasto cortiço, onde se abrigam classes de imigrantes imundos e ignorantes. Contra os erros desta classe, que (...) também conta com alguns ricos e poderosos, que pode fazer a classe inteligente e culta deste país?"[349] O artifício é sobrepor o movimento da narrativa ao movimento social para fazer girar a roda da representação do cortiço como "ao mesmo tempo um sistema de relações concretas entre personagens e uma figuração do próprio

---

346   *Ibidem*, p. 124.

347   *Ibidem*, p. 124.

348   *Ibidem*, p. 125.

349   "Concorrerá o modo por que são dirigidas entre nós a educação e instrução da mocidade, para o benéfico desenvolvimento físico e moral do homem?", *Annaes Brasilienses de Medicina* – Tomo XXIII, n. 11, abril de 1872, p. 18.

Brasil".[350] O cortiço, como o próprio Rio de Janeiro, pode tomar assim a forma de bando, "aglomeração tumultuosa de machos e fêmeas",[351] "coisa viva, uma geração, que parecia brotar espontânea, (...) daquele lameiro, e multiplicar-se como larvas no esterco".[352] Dia após dia socando-se gentes "com aquela exuberância brutal de vida".[353] Um Rio de Janeiro em miniatura, por ser uma mistura de raças, cores, sóis e raízes na conivência democrática com a informalidade e a promiscuidade que imperam nessas famílias. Inversamente, sendo o Rio de Janeiro um cortiço em maior escala, acotovelam-se brancos, negros, mulatos, todos igualmente selvagens no trato, sujeitos à exploração de um português em ascensão. Tal como em Antonio Candido: "em nenhum outro romance do Brasil tinha aparecido semelhante coexistência de todos os nossos tipos raciais, justificada na medida em que assim eram os cortiços e assim era o nosso povo".[354]

É natural, por conseguinte, que civilizar o cortiço seja um pouco civilizar nosso povo, policiá-lo, dar a ele educação, porque tanto o povo quanto o cortiço são um mingau de existências aglomeradas, mosto fermentado de uma coisa ambígua, sujeito fronteiriço entre trabalho e rua. O povo, com seus folclores e sua riquíssima diversidade, é o não Eu, e, como o gado, é também o povo um anônimo. Ou seja, Firmo, o capoeira da navalha, é um negro, antes mesmo de ser o Firmo músico em horas vagas. Jerônimo é imigrante português antes de ser Jerônimo. No limite, todos os moradores da "Estalagem de São Romão", antes de serem diferença são *moradores de cortiço*.

Já na montagem do elenco do romance orienta-se a justificar o desnorteamento da metralhadora punitiva dos urbanos, porque o cortiço – e estas não são mais expressões de Aluísio, muito embora aparentem – existe na sobreposição da "miséria andrajosa e repugnante (...) ao lado do vício e do lodaçal impuro do aviltamento moral", vizinha "do leito do trabalhador honesto, que respira à noite a

---

350 Antonio Candido, "De cortiço a cortiço", *Novos Estudos CEBRAP*, n. 30, julho de 1991, p. 121.

351 Aluísio Azevedo, *O cortiço* [1890], p. 76.

352 *Ibidem*, p. 26.

353 *Ibidem*, p. 26

354 Antonio Candido, "De cortiço a cortiço", 1991, p. 120.

atmosfera deletéria deste esterquilíneo de fezes!"[355] A violência policial logo aí toma lugar e se justifica, pode aí se exercitar sem que se comprometa, seja para o leitor do romance, seja para a polícia, a ambiguidade do sujeito fronteiriço, trabalhador e vagabundo, homem e não homem. É na ambiguidade do sujeito fronteiriço, produção pioneira de um dispositivo médico-higienista, que se aloja a tecnologia da barbárie na repressão policial. O dispositivo fornece a brecha identitária de que carece a violência difusa da polícia tal como ilustrada em *O cortiço*. No limite, Aluísio esculpe a face grotesca do poder policial, uma face dentre tantas outras, ao mesmo tempo em que adere e dispõe as condições de possibilidade para a seletividade da violência que a polícia distribui sem semblantes de reverência. Bem entendido, é uma violência difusa, na medida em que se aloja na ambiguidade identitária do morador de cortiços, mas é também seletiva no plano do território, porque assenta o cortiço, alvo desses investimentos, na fronteira entre a cidade e seu limite, a cidade e a não cidade. O que se chamou *naturalismo* em *O cortiço* retroalimenta ou pelo menos tem a ver com essa hipótese.

O que não deixa de possibilitar excessos na leitura social que Aluísio introduz do conflito entre cortiço e autoridade. Ele coloca na boca de uma personagem anônima, interrogada pelo subdelegado, uma fala intencionalmente anacrônica: "Os rolos era sempre a polícia quem os levantava com as suas fúrias! Não se metesse ela na vida de quem vivia sossegado no seu canto, e não seria tanto barulho!"[356] O que sustenta a fala é a perspectiva de que a polícia concentra suas energias em produzir medo. Um afeto de medo justificando uma política de segurança pública, a política de segurança pública sabendo reinventar o medo. Medo se reinventando por outros meios, dentro de um mesmo ciclo, quantas vezes for necessário, para marcar nos corpos as cicatrizes dessa memória. Eis um debate que teria lugar de sobra nas circunstâncias que dão ensejo às políticas de segurança no Rio de Janeiro do século seguinte. Mas talvez não naquelas circunstâncias. O poder de polícia não se justificava por ele mesmo: havia que dar suas razões. Não era um poder que se autoalimentava e autorreproduzia, suas aberrações não se restringiam

355   Cândido Barata Ribeiro, *Quais as medidas sanitárias* , 1877, p. 96.
356   Aluísio Azevedo, *O cortiço* [1890], p. 127.

em produzir afetos de medo nem se justificavam apenas na seguridade da propriedade privada. De fato, o poder nos tempos áureos de práticas higienistas é um poder que produz sujeitos, e não um poder tirano, destrutivo e fora de si.

O poder de polícia fez parte de uma rede de saberes e poderes que produziram nosso "sujeito fronteiriço", porque morador de cortiços, porque amálgama de corpo anti-higiênico e criminoso em potencial. A rede complexa, chamada dispositivo, integrou uma ampla e múltipla equipe de urbanistas, médicos, policiais e políticos, tal como até aqui venho tentando pensar. Mas "nenhum ramo das ciências médicas abrange uma série tão complexa de estudos como a higiene".[357] E sem dúvidas os higienistas tiveram um papel mais ou menos notável porque forneceram enunciados que transitaram em tantas mesas de discussão, assim como souberam exportar valores científicos que aderiram com facilidade às urgências daquela conjuntura social e política. A identificação do sujeito suspeito com o anti-higiênico é veementemente repetida na atmosfera acadêmica daquelas décadas. Basta folhear um periódico importante, os *Annaes Brasilienses de Medicina* – que reproduzia as atas das sessões da AIM, onde também escrevia sua elite médica –, para que se presuma que o pensamento e a prática de Barata Ribeiro tiveram consentimento e cumplicidade dentro ou fora dos circuitos acadêmicos.

A febre amarela de 1873 custou 3.659 vidas; somente no mês de janeiro, foram 949 mortos. Em fins de janeiro o presidente da Academia – também presidente da Junta, Dr. José Pereira Rego – convoca sessão extraordinária na AIM e expõe o quadro de uma epidemia que acredita ser a "mais grave e mortífera das que já no país tem havido, e que portanto reclama altamente a atenção e os cuidados não só da Academia, senão também de toda a corporação médica e os de todos que se interessam pelo bem e salvação da humanidade".[358]

Os membros da Academia não se fazem muito solícitos em prestar socorros, em retaliação ao papel decorativo que assumira essa corporação médica frente ao "ápice da pirâmide" política

---

357 "Discurso pronunciado pelo Exmo. Sr. Conselheiro Dr. José Pereira Rego na sessão solene da Academia Imperial de Medicina em 30 de Junho de 1871", *Annaes Brasilienses de Medicina* – Tomo XXIII, n. 2, julho de 1871.

358 "Sessão geral extraordinária em 27 de janeiro de 1873 da Academia Imperial de Medicina", *Annaes Brasilienses de Medicina* – Tomo XXV, n. 1, junho de 1873, p. 4-6

(segundo expressão de um titular, garfando o governo e suas instituições de saúde). A esse respeito o presidente da Junta elenca oito medidas que vinham sendo tomadas no calor da hora: irrigação das ruas, retiradas dos imigrantes e navios para fora do circuito da cidade, nomeação de comissões médicas para acudirem amarelentos etc. Entre as medidas avaliadas por Pereira Rego, ou seja, listada ao lado de outras talvez tão importantes quanto, figura a "inspeção dos cortiços existentes, sua remoção ou diminuição do número dos moradores". O que vemos, entretanto, do início ao fim da sessão aberta é uma troca de tiros girando em torno de um único tema:

> Quantas e quantas vezes se tem ventilado entre nós questões de higiene; quantas e quantas vezes as nossas vozes se tem erguido para aconselhar, para pedir providências, para chamar a atenção dos que governam sobre pontos de palpitante interesse público, e tudo, tudo isso em vão? Profligamos essas casas imundas, insalubres, chamadas cortiços, verdadeiros focos de infecção permanente e essas espadas percucientes continuam como dantes a ameaçar os habitantes da capital![359]

O Dr. Ataliba de Gomensoro sugere a disseminação dos moradores do bairro infectado e que se restrinja o número de pessoas em cada cortiço. É caso de "entrar nesses imundos cortiços nessas tascas em que habitam dúzias de indivíduos quando a cubagem do ar é apenas suficiente para seis ou oito, e disseminá-los, espalhá-los, obrigá-los a respirar um ar suficiente". Medida enérgica, de "execução um pouco difícil", mas em casos de gravíssimo perigo os poderes habilitados "devem ser absolutos". O Dr. Peçanha da Silva aplaude o projeto, mas indaga onde iríamos depositar a pobreza; ao lado dele um terceiro doutor reforça a fala garantindo que a causa da epidemia e do "grande destroço que vem fazendo, são principalmente os cortiços que existem na cidade em grande número, e com aglomerações de moradores". Ao fim, o presidente retoma a sessão. Se nos acostumamos com o tom incisivo do presidente da Junta cobrando efetividade da Câmara (exigindo seriedade "para o assunto de que se trata, um dos mais importantes da Higiene Pública desta Corte, e solicitar com instância a sua severidade na concessão de licenças da ordem desta pelos males incalculáveis que à saúde pública desta

359 *Ibidem*, p. 11-2.

4 . CORTIÇOS **165**

cidade tem trazido a edificação de cortiços")[360] encontramos agora a voz comedida e fios soltos de humanismo no trato com os pares acadêmicos. Responde dizendo que a prática do despejo seria por certo de suma utilidade, mas

> para onde se mandariam mais de vinte mil pessoas que neles habitam? Quem as sustentaria, quem as guardaria para não fugirem e voltarem aos focos de infecção? Quem pagaria os salários reclamados, uma vez que terão saído contra sua vontade de seus domicílios? Quantas habitações para acomodar toda essa gente nas condições em que vivemos? Não se tratava de duas ou três mil pessoas, mas de número superior a vinte mil, às quais se devia dar aposento e comida (...). Já vê portanto a Academia, que a Junta de Higiene não iria propor uma medida que ela sabia que não podia ser executada.[361]

Não surpreende que frente à corporação médica a Junta barganhe sua impotência política na condução dos temas da saúde pública, tendo em vista seu fracasso em frear a grande mortalidade. Não surpreende também que justifique o rigor pouco satisfatório na execução das demolições e remoções com mostras de humanismo. Os livros de Pereira Rego que tratam dos mesmos temas ritualizam a comoção com a pobreza da mesma maneira, uma bandeira que definitivamente tem pouco espaço em seus documentos oficiais na administração.

Para o Dr. Luiz Corrêa de Azevedo, também da AIM, "uma liberdade exagerada no viver e fazer deste município"[362] é a raiz e o princípio das calamidades. Esse excesso de liberdade na maneira de viver fez rangerem soluções de gabinetes médicos pela organização de um plano de casas para pobres, "construídas sob todos os preceitos higiênicos e colocadas fora do coração da cidade".[363] O plano de casas para pobres (não se poderia esperá-lo surgir das mãos de particulares, mas sob ordens municipais) deveria vir da aplicação de um regulamento especial, controlado pela mais restrita vigilância, eliminando o risco de se reproduzir a já conhecida

---

360 BR RJAGCRJ 43.1.25 – Fundo Câmara Municipal – Série Cortiços e Estalagens, sem paginação; AGCRJ Códice 43.1.25 – Estalagens e Cortiços – Requerimentos e outros papéis relativos à existência e à fiscalização sanitária e de costumes dessas habitações coletivas – 1834-1880, p. 59.

361 "Sessão geral extraordinária em 27 de janeiro de 1873 da Academia Imperial de Medicina", *Annaes Brasilienses de Medicina* – Tomo XXV, n. 1, junho de 1873, p. 29-30.

362 "Os esgotos da cidade do Rio de Janeiro (City Improvements) pelo Sr. Dr. Luiz Corrêa de Azevedo". *Annaes Brasilienses de Medicina* – Tomo XXV, n. 10, março de 1874, p. 12.

363 Cândido Barata Ribeiro, *Quais as medidas sanitárias*, 1877, p. 97.

inoperância da legislação ativa que regulamentava construções privadas. Um simples projeto para regulamentação da construção das estalagens e cortiços, como aquele proposto por Pereira Rego em 1866, deixa de ser suficiente. De pouca valia é se pensar em "construção das casas, das ruas, das praças, dos hotéis, das estalagens para imigrantes com inteira liberdade do capricho, do mau gosto, e do egoísmo de cada um".[364] O resultado seria novamente a proliferação de lares anti-higiênicos e antiestéticos, porquanto se trata de uma população que subsiste na "falta absoluta de conhecimentos de higiene do corpo, na educação do povo".[365]

Uma liberdade exagerada no viver e fazer não será governada com leis que estipulem proporções entre o alargamento das ruas e a forma das fachadas. Presidiria ainda a mais obscura ignorância e desmazelo nos repartimentos internos. Porque "uma casa é para eles um objeto sem grandes reclamações: basta-lhes paredes, telhados, cubículos, áreas, e uns corredores, para considerarem-se servidos do lado da propriedade".[366] E, afinal, a um proprietário ou construtor de habitações para o povo, "que lhe importa que um imundo cortiço, que lhe dá interesse, dê ao município moléstias, miséria, crápula, o roubo e a imoralidade revoltante?"[367]

Todas essas considerações reclamam pronto remédio. À Junta caberá máxima atenção seja à higiene, seja à moralidade. Nenhuma delas sobrepuja a outra, na medida em que visto sob o plano da higiene "o cortiço é um foco de infecção; em frente da moral é um escândalo público".[368] Compreende-se logo onde se situa o projeto que se prepara para os cortiços. Lembremos: o que definha nos cortiços são "pilhas de corpos humanos". Além de todas as funções orgânicas dos anônimos que o povoam, no cortiço lava-se, cozinha-se, criam-se aves, condições o bastante para que a cidade adoeça das "emanações de centros aglomerados de

---

364 "Concorrerá o modo por que são dirigidas entre nós a educação e instrução da mocidade, para o benéfico desenvolvimento físico e moral do homem?" (questão imposta pela mesma Academia em 21 de dezembro de 1871, desenvolvida e respondida pelo seu membro titular Luiz Corrêa de Azevedo), *Annaes Brasilienses de Medicina* – Tomo XXIII, n. 11, abril de 1872, p. 24.

365 "Os esgotos da cidade do Rio de Janeiro (City Improvements) pelo Sr. Dr. Luiz Corrêa de Azevedo", *Annaes Brasilienses de Medicina* – Tomo XXV, n. 10, março de 1874, p. 12.

366 "Concorrerá o modo por que são dirigidas entre nós a educação e instrução da mocidade, para o benéfico desenvolvimento físico e moral do homem?", *Annaes Brasilienses de Medicina* – Tomo XXIII, n. 11, abril de 1872, p. 24.

367 *Ibidem,* p. 23.

368 Cândido Barata Ribeiro, *Quais as medidas sanitárias* , 1877, p. 96-7.

homens que economizam até na limpeza do corpo".[369] Para o cortiço, lodaçal da imoralidade, foco daquela insalubridade produzida por aglomerações anônimas, para o cortiço – conclui Barata Ribeiro – "só vemos um conselho a dar a respeito: a demolição de todos eles, de modo que não fique nenhum para atestar aos vindouros e ao estrangeiro, onde existiam as nossas sentinas sociais, e sua substituição por casas em boas condições higiênicas".[370]

A irrupção do cortiço como campo de intervenção do dispositivo higienista significa, dentre outras coisas, que a Junta não limita suas atividades ao indivíduo sadio/amarelento. O corpo anti-higiênico como objeto, diferente do corpo doente, é muito mais rico e difícil, ricopois envolve séries de variáveis que extrapolam o nível da doença, difícil porque, na cabeça de Barata Ribeiro, são "pilhas de quartos e pilhas de corpos humanos!"[371] Atrela-se imperiosa e essencialmente o indivíduo à fronteira onde vive, definindo-se então em um ato a virtualidade do que se é, do que se quer ser, do que se é suspeito de ser. Um território novo, espaço-fronteira onde se dispõe um agregado anônimo de corpos. Aí se extrapola a materialidade do cortiço em sua função de moradia para atingir outra ordem de realidade. Algo que não existia ganhou um vocabulário, ganhou critérios e desbloqueou a invenção de identidades.

Os moradores dos cortiços pertenciam a um estrato de definição difícil. Dir-se-ia em princípio se tratar de uma população ativamente produtiva, em sua maioria constituída por "artistas" (38% desse contingente): costureiras, alfaiates, cigarreteiras, barbeiros, sapateiros, cavouqueiros etc. Desempregados participavam com 21% do total.[372] Pereira Rego estipula uma população de cortiço de 20 mil pessoas em 1873, integrantes de uma "classe do povo menos favorecida da fortuna",[373] aquela justamente que não poderá arcar com moradia particular. Mas em um ofício de 19 de março de 1860[374] o chefe de polícia

---

369 "Concorrerá o moço por que são dirigidas entre nós a educação e instrução da mocidade, para o benéfico desenvolvimento físico e moral do homem?", *Annaes Brasilienses de Medicina* – Tomo XXIII, n. 11, abril de 1872, p. 17-9.

370 Cândido Barata Ribeiro, *Quais as medidas sanitárias*, 1877, p. 96-7.

371 *Ibidem*, p. 96-7.

372 Cf. Manuel C. Teixeira, "A habitação popular no século XIX – características morfológicas, a transmissão de modelos: as ilhas do Porto e os cortiços do Rio de Janeiro", *Análise Social*, vol. XXIX (127), 1994 (3°), p. 576.

373 AGCRJ Códice 41.3.36 – Fundo Câmara Municipal – Série Cortiços e Estalagens.

374 AGCRJ Códice 6.1.37 – Escravos / Assuntos: Casas alugadas ou sublocadas a escravos,

denuncia existir na cidade "um grande número de casas alugadas diretamente a escravos, ou a pessoas livres, que parcialmente as sublocam a escravos".

Tornar-se-ia urgente, ao modo de fazer da polícia, reprimir semelhante abuso, "proibindo-se alugar, ou sublocar qualquer casa, ou parte dela a escravos", mesmo munidos de autorização dos senhores para esse fim. Certamente viriam a se tratar de cortiços, conquanto o ofício qualificava as casas como "verdadeiras espeluncas, onde predominam o vício, e a imoralidade debaixo de mil formas diferentes", valhacoutos de "escravos fugidos e malfeitores". Sabemos pelo historiador Luiz Carlos Soares que, entre os cativos, somente escravizados de ganho conseguiam alojamento em habitações coletivas, na medida em que podiam arrecadar quantias suficientes para "viverem por si", isto é, arcar com alimentação e aluguéis sem interferência direta dos senhores. Os que "não tinham condições para conseguir um lugar para morar, simplesmente dormiam ao relento, pelas ruas, praças e, os mais afortunados, em seus locais de trabalho. Obviamente (...) sujeitos à prisão pela Polícia, pois era proibido que 'andassem fora das horas'".[375] De um modo ou de outro, o tempo dos cortiços no Rio de Janeiro foi o tempo da intensificação das lutas dos escravizados pela libertação e também foi contemporâneo da massiva iniciativa estatal para realizar a imigração de europeus. É possível a partir daqui começar a extrair algumas conclusões.

Em 5 de maio de 1869, a coluna de "publicações a pedido" do *Jornal do Commercio* traz uma breve carta dirigida ao chefe da polícia: "Pedimos a S. Ex. mandar dar busca em vários cortiços da Corte, que se estão transformando em asilo de escravos fugidos". Segundo os trabalhos de Sidney Chalhoub em *Visões de Liberdade*, tornou-se uma evidência, nas últimas décadas da escravidão na Corte, "que os escravos vivendo 'sobre si' contribuíam para a desconstrução de significados sociais essenciais à continuidade da instituição da escravidão".[376] Quer dizer: se o cativeiro é definido como uma relação de sujeição e dependência pessoal, é razoável que se presuma naquele que vive "sobre si", e consegue autorização para ter autonomia nos seus modos de habitar, se portar, circular e

---

muitos dos quais fugidos e malfeitores – Ofício do Chefe de Polícia, 1860.

375   Luís Carlos Soares, *O "Povo de Cam" na Capital do Brasil*, 2007, p. 98.

376   Sidney Chalhoub, *Visões de liberdade*, 1990, p. 235.

vender trabalho, um foco de resistência à infraestrutura de uma sociedade escravista. Ademais, é fundamental que a autonomia para viver de forma desassistida, alheio ao comando do teto de um senhor, significasse para o escravizado a diminuição das chances dos açoites ou, no limite, uma chance de escapar da possibilidade que porventura se apresentasse de ser objeto de transações de venda. O acirramento do controle da realidade urbana assume para nós uma contrapartida do dispositivo médico-higienista à não aceitação dessa estratégia política microfísica – que são os cortiços – de antecipação da ruptura com um presente escravista. A vida no cortiço, em poucas palavras – e aqui puxamos os fios que nos interessarão no próximo capítulo –, é um horizonte de experiência clandestina para a projeção de uma existência futura não escravizável.

> São vários os exemplos de escravos que moravam em cortiços, ou que tinham suas amásias morando em cortiços; além disso, encontram-se famílias de ex-escravos que conseguiam se reunir e passar a morar juntos em habitações coletivas após a liberdade. Com frequência, era nestas habitações que os escravos iam encontrar auxílio e solidariedade diversas para realizar o sonho de comprar a alforria a seus senhores; e, é claro, misturar-se à população variada de um cortiço podia ser um ótimo esconderijo, caso houvesse a opção pela fuga.[377]

As tarefas higienistas de embelezamento do espaço urbano, de eliminação dos focos de infecção e restabelecimento da moralidade passam pela normatização dessa *liberdade exagerada no viver* – a vida de cortiço –, na medida em que são os cortiços um perigo aos serviços, procedimentos e relações sociais necessárias para a manutenção da cidade escravocrata. Como dizíamos no início, o antigo pavor diante da virtualidade de um levante de cativos se redefinirá na habitação da massa da população produtiva desassistida. Mais ainda: além de defender a sociedade contra a extinção dos valores morais e estéticos que naturalizaram a escravidão sob um racismo de Estado, é preciso defender a sociedade contra os riscos virtuais de uma conflagração anárquica contra séculos de cativeiro. As gerações de distanciamento social, o sofrimento provocado pela diáspora, pela exacerbação do racismo ilegal e pela consciência castigada com injustiças diárias bem poderiam eclodir, amanhã, em convulsões anárquicas que conflagrariam toda uma sociedade.

377 Sidney Chalhoub, *Cidade febril*, 1996, p. 28-9.

Não é fortuito o nascimento do cortiço ser posterior à abertura de possibilidades que se seguem ao fim do tráfico – ainda que os debates que culminam na lei de 28 de setembro de 1871 (que aboliu o direito dos senhores escravizarem os filhos das cativas) tenham levado a uma redução da população escravizada urbana no município. Essa redução também pode ser atribuída à alta taxa de mortalidade em decorrência da febre amarela, ou ao movimento de alforrias, mas sobretudo ao grande volume de venda interna de escravizados para preenchimento de postos em fazendas do sudeste cafeeiro. Mesmo assim, dos 228.743 habitantes das freguesias urbanas e suburbanas da cidade, 37.567 eram africanos escravizados (16,42%) e 191.176 eram livres. De acordo com o recenseamento de 1872, 48,5% dessa população livre eram imigrantes europeus, ou seja, 69.661 residentes na Corte ou eram imigrantes europeus, ou imigrantes africanos libertos. Os estrangeiros eram em sua grande maioria portugueses, de modo que, em fins do XIX, a população do Rio de Janeiro já seria superior à população do Porto. "Imigrantes estrangeiros correspondiam a 30,6% da população da cidade em 1872 e a 24,8% em 1900. Aos portugueses correspondia uma parte importante (...): no final do século os portugueses eram cerca de 20% da população total da cidade".[378] Apesar de ser a única forma de habitação disponível para portugueses recém-imigrados e negros em suas práticas silenciosas de sublevação da instituição escravocrata, os cortiços foram instrumentos de *segregação social* para os novos imigrantes, e instrumentos de *segregação social e racial* para os africanos alforriados. Portanto, tendemos a pensar que a vida na habitação coletiva estaria carregada de pesos e valores de gravidade inteiramente distintos para os grupos em evidência.

Partimos de perguntas que talvez soassem estranhas à matriz de preocupações com as quais nos ocupamos no primeiro capítulo: o que permitiu que o traçado urbano herdado do período colonial fosse considerado insalubre pelo discurso higienista tardio? Como nasce a relação de contiguidade entre a valoração negativa das ruas estreitas e sinuosas e o diagnóstico sobre a insalubridade, sobre o mau cheiro da cidade? Propomos, em resposta, que não foram os higienistas que lançaram as bases de percepção da rua como causa intransigente da uma conivência com mau cheiro da

---

378 Manuel C. Teixeira, "A habitação popular no século XIX", 1994, p. 570.

cidade. Logo, narramos de que modo o *a priori* histórico que ativou a sensibilidade para a condição defeituosa da cidade de S. Sebastião já estaria sendo preparado para que o discurso higienista objetivasse a cidade como um campo potencial de intervenção. No máximo, a importância preliminar do dispositivo médico-higienista foi ter institucionalizado, circulado um ramo de competências em torno da rua e do cortiço como formas de problematização quase que exclusivas no contexto das epidemias de febre amarela da década de 1870. Sem dúvidas, as práticas e os enunciados do dispositivo médico-higienista ajudaram a compor categorias por meio das quais a cidade pôde ser *experienciada* de certa maneira. Mas talvez sua maior conquista tenha sido de fato as atribuições para que se forjasse a identidade do "morador de cortiços" alinhado com a imoralidade, o antiestético e o anti-higiênico. Os modos de investimento do dispositivo médico-higienista combinaram-se e se alternaram em um tensionamento de vários objetos, mas, parece-nos, seus grandes êxitos tiveram a ver com as estratégias de investimento e as tentativas de normatização de hábitos e costumes que não aderiam às exigências burguesas de um convívio social policiado. E, claro, nada disso teria sido possível sem que *experiência da epidemia* de febre amarela aparecesse, a partir de meados das décadas de 1860-1870, mediatizada por problematizações dos elementos materiais que definem a realidade urbana. A produtividade desse dispositivo de saber-poder teve a ver com a habilidade para instaurar no real um regime de veridicção que permitiu deslocar as problematizações sobre a epidemia de febre amarela para enunciados sobre a boa ou a má cidade, a boa e a má rua, a verdadeira moradia e a moradia inadequada, a saúde e a epidemia. Só assim começa a se apagar lentamente a ligação da epidemia com causas acidentais e passageiras, como condições atmosféricas, meteorológicas etc. A epidemia ganha causas históricas, imanentes e urbanas, sua ação se torna presente e permanente, sua terapêutica assume uma ordem normativa e individualizante.

As coisas em um determinado momento se bifurcam. Combater a insalubridade das habitações coletivas e reinventar a trama viária da cidade são duas intenções que se cruzam, que convivem em um mesmo projeto, que estabelecem um jogo de mutualidades, mas que praticam estratégias de poder distintas e se estabelecem em momentos diferentes da história da cidade.

O plano de erradicação dos cortiços envolveu o emprego de uma dinâmica de forças permanente sobre um registro setorizado da população, isto é, exigiu uma tecnologia de poder mais militarizada. As relações de poder que investiram os cortiços desde a década de 1870 foram pautadas pela divisão, pela interdição, pelo imperativo de isolar, de despejar, desocupar, constituindo por isso um bloco, um tipo estratégico cuja lógica flertou com a violência e cujo alvo foi um setor específico da população da cidade (as referidas aglomerações anônimas e difusas: os negros e os imigrantes recentes). Para que isso fosse um dia possível, o dispositivo médico-higienista se concentrou em tornar o cortiço e seus integrantes uma ameaça ao estado sanitário da cidade, à beleza ofuscante do nosso litoral, à moralidade dos costumes, à segurança de uma sociedade de estrutura escravocrata. Nasce daí esse sujeito fronteiriço: o *morador de cortiços*, que habita o limiar da cidade e da não cidade, amálgama do corpo anti-higiênico e do criminoso em potencial, do antiestético e do subversivo, do lar e da rua. Sujeito indesejável que resistirá às investidas políticas para despejá-lo do coração da cidade. De tal maneira que as habitações coletivas de outrora remanescem – em menor escala obviamente –, mas sobretudo naquelas regiões centrais que um dia compreenderam as freguesias de Sto. Antônio, Espírito Santo, Santana e Sta. Rita.

Já a realidade urbanística da cidade, o público, a fisionomia das ruas, as praças, como objetos de uma intervenção efetiva será um caso tardio. O campo de intervenção do poder será aqui a realidade urbana na medida em que funciona como um nó para circuitos cotidianamente repetidos pela população. Tratar-se-á então de gerenciar a vida da população em um todo, otimizando a circulação pela intervenção macrourbanística. Só que a "reforma" da Cidade Velha, a correção da estreiteza e sinuosidade das ruas, objetos de um sem número de projetos ao longo do XIX, terão que aguardar Pereira Passos e os valores nele incorporados.

Em que medida o aburguesamento da rua no entresséculos passou por uma condenação dos hábitos coloniais e empreendeu não só a radical remodelação do perímetro urbano do Rio de Janeiro, mas sobretudo uma normatização dos nossos corpos segundo parâmetros de outro continente? Ali se achou preferível dar ouvidos a assomos de vaidade, e encobrir a miséria e o desamparo dos cortiços sob o clarão majestoso do neoclássico.

Sacrificam-se gordas somas em homenagem às afetações de uma elite de lambedores da pereba terceiro-mundista. Fica aí traçado como vocação seu século inteiro de bulevares e a sombra das confeitarias para desfile da sobrecasaca. Pequena elite de insensatos, rebentos bastardos de um capitalismo de segunda mão, organismos reduzidos a um aparelho digestivo que vive de roer, que vive de morder, de golfar, de galhofar, de patuscar, de acumular reservas de barriga. Incapazes de remover os ídolos dos avós paternos, saquaremas, escravocratas, frouxos ditadores de origami, tornaram-se liberais felpudos que não concebem a diferença básica entre direitos e privilégios. São os nossos príncipes herdeiros que sentem náusea de tudo que é preto, povo e chão de fábrica. Não é porque lastimamos a injustiça na história, inquirindo a história e finalmente condenando-a. Não é justiça que se acha em julgamento – se talvez fosse, todo passado seria digno de ser condenado, mas não. Porque repudiamos essas gerações de répteis não deixamos de resultar das suas aberrações, dos seus erros, dos seus assaltos de histeria, mesmo dos seus crimes. A libertação de um ciclo não se faz apenas a golpes de picareta mas com todo um ciclo novo, toda uma segunda natureza rasante. Acerta o doutor da Academia Imperial de Medicina: o Rio de Janeiro é semelhante a um vasto cortiço. E eu acho que é preciso sentir um pouco as entranhas famintas das ruas para entender o que quero dizer e aonde se quer chegar.[379] Indústrias fechadas, fachadas destruídas e pichadas, lixo transbordando em ruas entupidas. Penha, Oswaldo Cruz, Marechal, Colégio, Madureira, Engenho de Dentro, Piedade, é tudo mais ou menos uma desolação. A subcena da cidade não sobrevive da caridade dos prefeitos eleitos, seu jeito miserável e sustentável de sobreviver é o modo atrasado como ela existe. E ela estará morta no dia em que respirar para fora da alternativa de existir anarquicamente. Sua invenção incendiária é duvidar que um progresso exista e nos aguarde consagrar. Eu espero estar morto no dia em que o subúrbio progredir, eu tenho uma relação obscena com os subúrbios. Não somos um grupo de marginais, como querem todos que (despejaram o grosso da população de cortiços para fora da Cidade Velha e) hoje despacham frotas de infantaria para conter nossos incêndios que não são

---

379 Cf. Sérgio Ortiz de Inhaúma, *Dioilson* (Rio de Janeiro, CLAE, 2017).

para serem contidos. Eu não romantizo a miséria, ela que em sua natureza incendiária insiste no atraso que é a sua resistência. O subúrbio aprendeu a dar conta do recado, do abandono. Tudo o que inventamos, que foi depois explorado por algum desgraçado como mercadoria e descartado como sacolas plásticas, nós não abandonamos. O que não nasceu para produzir valor não nasceu para o abandono, esse foi o acordo. Benjamin sabia onde botava as mãos quando repudiou algo em Marx, Marx quando havia dito que as revoluções são a locomotiva da história mundial. Porque talvez as coisas se apresentem mesmo de maneira completamente diferente. É possível que as revoluções sejam o ato, pela humanidade que viaja neste comboio, de puxar os freios de emergência. Se assim for, as revoluções sempre ocorrem nos subúrbios, elas sempre estiveram ali – o que falta é permitir que os garotos fiquem vivos. Quem ali cresce, quem não tem sobrenome e remanesce, não quer parque olímpico, legado de infraestrutura, segurança pública, quer é os moleques – só que vivos. Os moleques vivos, esse é o acordo. Ninguém se importa com promessas de progresso, com impostos e polícia, deixem os moleques só que vivos, o subúrbio se ajeita, os moleques só que vivos, os subúrbios sempre se ajeitam, é deixar os moleques – só que vivos.

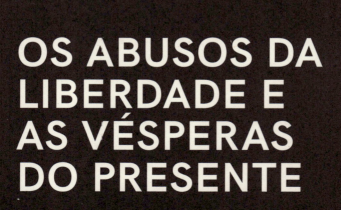

OS ABUSOS DA LIBERDADE E AS VÉSPERAS DO PRESENTE

Como neutralizar, através da polícia médica, a prática dos curandeiros, tão arraigada no cotidiano de cura daquela sociedade? É com essa pergunta que iniciamos. Não podemos apostar no fortalecimento de um dispositivo médico-higienista se não pudermos seguir a trilha dos espaços deixados vazios. De Pai Manoel à Cabocla do Castelo, percebe-se, há uma disponibilidade de práticos da cura, alheios à medicina acadêmica, cujo sucesso popular não é explicado pela carência de recursos para recorrer a diplomados. Por fim, reportamo-nos à margem na qual não se pode medir a higiene pública com a régua da ciência médica. Constantemente esteve a imprensa a noticiar que tal ou qual autoridade demoliu um cortiço ou desalojou seus moradores. O que torna o cortiço a única propriedade violável? A epidemia? O crime?

5 . XAVIER BICHAT E PAI MANOEL NA LINHA DE CURA

Eu fui criado no colo de um Preto Velho
E suas pernas me embalavam ora
Na harmonia de um acalanto
Ora no cavalgar de mar bravo
Seu sorriso me guardava sob os ombros
Por vezes eu me agarrava em seu pescoço
E olhava seus dentes brancos
me servindo de patuá.

— Marcos Nascimento, "Estrada do Engenho"

Um erveiro de origem *Nàgô* escravizado no engenho em Muribeca, freguesia de Recife, obteve autorização do presidente da província para tratar vítimas da *cholera morbus* no Hospital da Marinha. Ali ocupando enfermaria com três leitos, acomodou pacientes. Era 1856, a epidemia de cólera tinha exterminado 3.338 recifenses em dois ou três meses. O presidente da Comissão de Higiene Pública da província, Joaquim d'Aquino Fonseca, que recebeu a notícia do "curandeiro" como um escárnio, renunciara ao cargo. Pai Manoel teria sido de origem *Nàgô*, presumimos – da nação iorubafone de *Kétu* –, primeiro porque foi esse o último grupo de africanos a ser traficado em Pernambuco, no início do XIX, segundo porque manejava as folhas.[380] "No contexto dos grupos *Jêje-Nàgô* esta vida vegetal assume relevância particular, uma vez que o vegetal desempenha papel preponderante em todos os níveis da existência do *egbé*".[381] Em combinações apropriadas, as folhas formam preparações medicinais ou ingredientes indispensáveis à prática dos

---

[380] É como o complexo cultural *Jejê-Nàgô* chama as ervas, matos, condimentos, cascas e raízes, providas de virtudes transmitidas a iniciados apenas.

[381] José Flávio Pessoa de Barros, *O segredo das folhas: sistema de classificação de vegetais no candomblé jêje'-nagô do Brasil* (Rio de Janeiro, Pallas / UERJ, 1993), p. 38.

rituais, quer dizer, a ação curativa está diretamente ligada ao conteúdo sagrado que se lhe empresta o culto aos *òrisàs*. A pimenta-da-costa, a pimenta-malagueta, as cebolas-do-reino etc., maceradas em água doce ou salgada (ou marafo), faziam a garrafada administrada por Pai Manoel. Porque trabalhava na linha de cura nos faz pensar que o erveiro e mateiro *nàgô* pode ter exercido no Recife algo semelhante ao cargo de *Bàbálósányìn*, sacerdote do culto a *Òsányìn*, orixá das folhas, aquele que guarda o segredo das ervas.

Mas esse acontecimento apaixonante quase ensaguentou a contragolpe o Recife de meados do XIX. Na carta de demissão ao ministro dos Negócios do Império, o presidente da Comissão acusa alguns que ocupam certa posição na sociedade – em cujo número entrou o Capitão Francisco de Paula Gonçalves da Silva, o irmão do Dr. Gervásio Gonçalves da Silva (cujo sogro era senhor de Pai Manoel), além do chefe do Estado maior da Guarda Nacional Sebastião Lopes Guimarães e outros – de tomarem o erveiro sob sua proteção. Conta em seguida que certo padre, lente no Ginásio, pregava do púlpito da igreja de Sta. Cruz contra os médicos, "dizendo que só os que morriam eram os pretos e os pardos e que, como o preto do sogro do Dr. Gonçalves da Silva os curava, os médicos queriam matá-lo".[382] Pai Manoel continuou no Hospital até o dia em que o último dos seus faleceu, e seu insucesso contra a cólera não foi exclusivo. "Naqueles três meses em que o cólera atingiu a cidade, 'não havia remédio nem dieta com que se contasse para evitar a morte dos acometidos pelo mal. Tudo era experimentado infrutiferamente'."[383] O constrangimento dos médicos aumentou na proporção do entusiasmo popular em torno de Pai Manoel, que indiferente a deserções e conflitos na medicina autorizada, continuou Recife afora a medicar e comercializar banhos, dietas e curas. Foi advertido de que não podia mais exercer a medicina, ignorou a intimação e a Comissão pediu sua prisão. Os adeptos do erveiro saem aos solavancos às esquinas e farmácias e protestam contra os médicos.

A população insuflada, exaltava-se, e os pretos cativos se tornavam insolentes, os desordeiros, à espera da ocasião favorável; formavam grupos que percorressem as ruas, vociferavam

---

382 ARQUIVO NACIONAL. MAÇO IS 4-23 - Série Saúde – Higiene e Saúde Pública – Instituto Oswaldo Cruz, sem paginação.

383 Rosilene Gomes Farias, "Pai Manoel, o curandeiro africano, e a medicina no Pernambuco imperial". *História, Ciências, Saúde – Manguinhos*, Rio de Janeiro, v. 19, supl., dez. 2012, p. 217.

contra os médicos e boticários que se viam expostos a ditos insultuosos; jamais procuravam dar força a exaltação popular, entretanto que fazia a autoridade policial? Nada. Permitiam aos grupos que se expressavam para dar assalto às boticas e fazia acompanhar o preto por ordenanças do Corpo de Polícia, o que animava a população; e os membros da Comissão recebiam avisos de pessoas fidedignas que se preparava uma sublevação em que os médicos seriam as vítimas.[384]

Pelo episódio de Pai Manoel, pode-se pressentir o que se passa em algumas províncias em meados do XIX e ainda hoje em uma boa medida: a presença de práticas de cura alternativas à medicina acadêmica.[385] Na cultura das ruas cariocas, isso vai das rezadeiras da Baixada Fluminense a erveiros e mateiros do Mercadão de Madureira, há vovós e pretos velhos em terreiros de Umbanda subúrbio adentro; "parteiras de dom" e a pajelança cabocla amazônica no Norte e Nordeste, que tratam "doenças naturais" com "benzeções" e prescrevem "remédios 'da terra', isto é, ervas, raízes, folhas, óleos e outros produtos da vasta farmacopeia popular".[386] Contudo, existem como contrapartidas duas tendências do dispositivo médico-higienista: primeiramente, a tendência à universalização das suas práticas; e outra, à censura e enquadramento dos rituais de verdade médica ligados a cultos do sagrado popular.

As duas tendências complementam-se, e não foram absolutamente efeitos do êxito alcançado por higienistas no entresséculos. Elas são anteriores, constitutivas, formam o pedágio para o privilégio de poder exercer a medicina. Isso porque a disputa por prestígio, para o representante da medicina acadêmica, dependeu ou foi precedido por técnicas de policiamento que buscaram desqualificar outros saberes e artes de curar. Típico dos procedimentos de verdade ritualizados pela medicina acadêmica, uma epistemologia enraizada na universalidade do saber e do conhecimento. Mas é preciso refazer a sucessão dos fios, porque a

---

384 ARQUIVO NACIONAL. MAÇO IS 4-23 - Série Saúde – Higiene e Saúde Pública – Instituto Oswaldo Cruz, sem paginação.

385 Pai Rafael – um querido amigo que por alguns anos esteve à frente de um antigo terreiro em São Cristóvão, na zona norte carioca – foi por mim consultado sobre se por algum "acaso" o médico africano do XIX poderia ter encantado nas canjiras de umbanda, ao que me respondeu: "Pai Manoel é um espírito até comum. São muitos: das almas, do cruzeiro, de Angola... com certeza este se encantou e está por aqui!"

386 Raymundo Heraldo Maués e Gisela Macambira Villacorta, "Pajelança e encantaria amazônica", em Reginaldo Prandi (org.), *Encantaria brasileira: o livro dos mestres, caboclos e encantados* (Rio de Janeiro, Pallas, 2004), p. 27.

palavra medicina provoca imagens que estão muito ligadas aos rígidos contornos institucionais e intelectuais que conquistou recentemente. Uma coisa é a clínica no século XIX, a medicina das reações patológicas, seus meios para corrigir o organismo; outra muito diferente são as ambições urbanísticas de práticas higienistas, sua antropologia, seus métodos para conter as epidemias, sua noção de saúde, a polícia médica. Qual a relação entre as duas? Perceber o mórbido é também a maneira de perceber o corpo. Assim, poderíamos dizer que a clínica identifica o espaço da doença no próprio espaço do organismo, enquanto a higiene persegue agentes mórbidos externos, que são tanto a manifestação das doenças individualizadas no corpo quanto a doença em seu estado universal, puro, sob a forma de miasmas. Mas infelizmente a genealogia dessa relação não é tão simples assim. Poderíamos deduzir que a clínica explica a doença de dentro para fora do organismo, e a higiene de fora para dentro, mas não se tratam de diferenças entre concepções da doença. Tampouco a diferença é a maneira de se reconhecer a doença. Diríamos de antemão que, politicamente, clínica e higiene não existiriam independentes uma da outra. A clínica carece para sobreviver da polícia médica praticada pelo dispositivo médico-higienista. A Higiene precisa da clínica anatomopatológica para positivar-se em termos de verdade científica. Não é apenas uma dependência teórica, é uma espécie de jogo ou política da verdade cujo saldo positivo foi a formação de um dispositivo médico-higienista.

Profissionalmente prestigiada como um *corpus* técnico criado para a correção das disfunções do organismo, a clínica médica tal como a conhecemos tem uma história muito recente. Essa história não é independente da realidade que fez prosperar a Higiene – essa estranha "Medicina Política" que mais de perto nos atrai –, embora não possamos falar em "medicina do geral". Não há "ciência do geral", assim como não há princípios de organização racional da "cultura científica". Foi preciso que desabilitássemos a filosofia platônica nas pesquisas epistemológicas e nos recusássemos a ver em toda nova ideia aplicada uma reminiscência, um simples retorno à ideia primitiva do gênio de um precursor. "Regionalizar" é a precaução imposta à pluralidade de um campo empírico recém-aberto como a Higiene. Regionalizando, reconhecendo que há regiões particulares de experiências científicas, foi então indispensável "indagar em que condições esses setores particulares recebem não apenas autonomia, mas ainda autopolêmica, isto é, um valor de empresa sobre as experiências novas".[387] Regiões do saber não são, portanto, naturalmente dadas, elas são constituídas, balizadas por um gênero de racionalismo.

O que podemos apontar é que, pelo menos até meados da década de 1870, o currículo das faculdades de medicina nacionais carecia de um consenso elementar sobre fundamentos teóricos dos saberes e práticas clínicas. Por sua vez, a "profissão médica" tendia a ser uma realidade fortemente estratificada, pendulando entre uma pequena elite médica diplomada de faculdades e uma diversidade de práticos populares (homeopatas, parteiras, curandeiros itinerantes), que aplicavam terapias muitas vezes prescritas pela própria comunidade médica – sangrias, purgações, banhos etc. Enquanto isso, a medicina europeia, como domínio científico, atravessava no mesmo período uma crise e um processo de reestruturação de fundamentos, o que implicou progressivamente novos procedimentos e padrões epistemológicos. Dessa transformação nasceu, segundo Foucault, o "grande corte na história da medicina ocidental", que data precisamente do "momento em que a experiência clínica tornou-se o olhar anatomoclínico".[388] A anatomia patológica forneceu o maior contingente para o progresso da ciência do diagnóstico, segundo Torres Homem: "antes dos trabalhos de Bichat, o tratamento das moléstias era unicamente baseado nos sintomas que apresentavam".[389] Foucault fala em "experiência" clínica, fala em "olhar" anatomoclínico, e essas duas palavras alertam sobre a transformação dos critérios a partir dos quais olhar e doença estarão ligados um ao outro. É uma relação que determina mudanças em termos de diagnóstico e terapêutica antes "unicamente baseados nos sintomas". Mas não apenas.

Entre o período pré-clínico e a anatomia patológica, transforma-se, no limite, o próprio princípio de decifração ou a forma fundamental de espacialização do corpo como organismo. Vejamos a partir de um trecho de uma aula de Bichat o que começa a fazer apelo através da experiência da anatomoclínica.

---

387 Gaston Bachelard, *O racionalismo aplicado* [1949], trad. Nathanael C. Caixeiro (Rio de Janeiro, Zahar, 1977), p. 143.

388 Michel Foucault, *O Nascimento da Clínica* [1963], 1977, p. 167-8.

389 João Vicente Torres Homem, *Elementos da Clínica Médica – seguidos do anuário das mais notáveis observações colhidas nas enfermarias de clínica médica em 1869* (Rio de Janeiro, Nicoláo A. Alves, 1870), p. 41.

Consideremos as doenças sob este aspecto, façamos a *abstração* dos sistemas que, conjuntamente àquele que é afetado, concorrem para a formação de um órgão. Daí estabelecemos a consequência de que cada sistema pode afetar-se isoladamente. A abertura de cadáveres bem o prova, uma vez que nos mostra que quase todas as doenças locais têm sua sede no tecido particular de um órgão afetado. (...) Tomemos o pulmão como exemplo. É um órgão composto pela pleura, pelo tecido pulmonar e pela membrana interna. Na pleuresia, só a pleura está inflamada, mas o tecido pulmonar e a membrana mucosa estão intactos. Na peripneumonia é, do contrário, o pulmão que inflama, enquanto suas duas membranas estão saudáveis. As tosses com catarro têm a ver com a membrana mucosa, enquanto a parênquima e a membrana serosa permanecem em estado natural. Este exemplo pode servir como critério de comparação para todos os outros órgãos.[390]

Foi preciso deslocar a atenção para os sistemas constituídos pelos "tecidos" mais do que para os órgãos na sua fictícia individualidade. Saem os órgãos, como unidades de medida que referenciam uma nosologia tradicional, e em seu lugar entram os tecidos. Não porque sejam caracterizações mais corretas, mas porque órgãos são generalizações de um olhar que nasceu para localizar, medir, classificar. Os órgãos, antes dados primeiros para um olhar local e circunscrito, retornam como modificações da matéria de que são feitos os tecidos. O olhar integrador da anatomoclínica os constitui agora como relativos a elementos tissulares de que são feitos e aos sistemas aos quais pertencem. A "abstração" à qual Bichat se referia acima – que, com efeito, multiplicou as superfícies visíveis da experimentação médica – significou o seguinte: os tecidos, "eles são os elementos dos órgãos, mas os atravessam, aparentam e, acima deles, constituem vastos 'sistemas' em que o corpo humano encontra as formas concretas de sua unidade".[391]

Bichat descreve pontualmente como a anatomoclínica pôde distinguir no pulmão as afecções que ocorrem no tecido pulmonar daquelas que atingem a pleura ou que afetam somente a membrana serosa. Afecções que seriam ininteligíveis em um contexto epistemológico que porventura não atribuísse às membranas uma individualidade tissular distinguível dos órgãos que elas revestem. A análise que permitiu identificar no coração o pericárdio e distinguir

---

390   Xavier Bichat, *Anatomie pathologique*, 1825, p. 12, tradução nossa.

391   Michel Foucault, *O Nascimento da Clínica* [1963], 1977, p. 146

no cérebro a aracnoide é a mesma que identifica de que maneira a presença de "tecidos da mesma textura através do organismo permite ler, de doença em doença, semelhanças, parentescos, todo um sistema de comunicações"[392] que não é local, mas que se expande em linhas diagonais capazes de desdobrar ou ramificar os espaços lesionados. "Que importa que a aracnóide, a pleura e o peritônio se situem em diferentes regiões do corpo, se suas membranas têm uma conformidade geral de estrutura? Não sofrem lesões análogas no estado de flegmasia?"[393] Daí se estabelecer que cada sistema pode afetar-se isoladamente, podendo inclusive irradiar em diagonais efeitos patológicos a partir de um foco primitivo. A doença deixa de ser uma espécie viva em um quadro de identidades e diferenças para assumir a figura da lesão, da inflamação, dentro de uma cadeia de efeitos móveis e progressivos no tempo.

Novamente: não é tanto a concepção de doença o mais importante na leitura de Foucault, mas muito mais esse horizonte de visibilidade que redistribui o espaço corporal em uma zona de tridimensionalidade que expõe antigos sintomas visíveis à incerteza. "O olhar clínico tem esta paradoxal propriedade de *ouvir uma linguagem* no momento em que *percebe um espetáculo*. Na clínica, o que se manifesta é originariamente o que fala",[394] a geografia do visível é, de ponta a ponta, a sintaxe verbal dos acontecimentos. Mas em algum momento começou-se "a falar sobre coisas que têm *lugar* num espaço diverso do das palavras".[395] E a caracterização da região tissular abriu precedentes para que acontecimentos patológicos oferecidos à percepção viessem a se situar em uma terceira dimensão do organismo até então interditada. Um dia todo sintoma – a essência mórbida, o estado patológico ou indício do mesmo – foi potencialmente um signo – o pulso, a temperatura corporal, o estado da respiração –,o signo era apenas um sintoma lido. Já "para uma percepção anatomoclínica, o sintoma pode perfeitamente permanecer mudo e o núcleo significativo (...) revelar-se inexistente. Que sintoma visível pode indicar com certeza a tísica pulmonar?"[396] Coisa semelhante faz Torres Homem quando

392   *Ibidem*, p. 148
393   *Ibidem*, p. 150
394   *Ibidem*, p. 122.
395   Michel Foucault, *As palavras e as coisas* [1966], 2007, p. 317.
396   Michel Foucault, *O Nascimento da Clínica* [1963], 1977, p. 182.

explica que "sem a anatomia patológica era inteiramente impossível reconhecer-se um grande número de afecções que invade frequentemente o organismo humano; as degenerescências vicerais, as produções heteroplásticas, nunca seriam estudadas".[397]

Antes da anatomoclínica, o ser da doença se dava no espaço analisável da representação, assemelhando-se a uma natureza estranha que aderia ao corpo e se alojava em um órgão como uma presença mórbida ou parasitária. A doença agora não apenas surge ligada à corrupção da vida, como também tem a ver com o próprio ciclo temporal de um organismo cujos recuos où escapes antecipam no trajeto da existência sua condição de acontecimento transitório, finito. O acento se desloca aos poucos da doença para o doente, entre patologia e fisiologia os limiares ficam embaçados. Se agora – para evocar a famosa definição de Bichat que diz ser a vida a totalidade das funções que resistem à morte – o clínico aloja na vida a precariedade que é a própria ameaça prematura da morte, logo, doença não é só o infortúnio aproximado da morte, mas sua latência, sua iminência rotineira. Isso é pertinente porque se o fenômeno patológico tende a ser uma variação mórbida de um funcionamento "normal" do organismo, torna-se improvável definir-se doença sem, de antemão, questionarmos o estatuto do que seria "saúde". Isso mais tarde tornará possível um Claude Bernard,[398] na ideia de uma continuidade entre normal e o patológico, já que ambos não seriam qualitativamente opostos – pelo contrário, manifestam-se no organismo segundo uma mesma lógica. De modo que, no fim das contas, acaso existirá estado normal ou saúde perfeita para que se possa falar em saúde-doença tal como falamos em coisas objetivas como "lama", "cabelo", "poeira"? Ou podemos dizer que a saúde perfeita é um mero tipo ideal, um conjunto de qualidades idealmente acumuladas em um conceito que nos permite elevá-lo a um "conceito relativo a um ponto de referência"? É com problemas dessa ordem que *O normal e o patológico* se debate, e Georges Canguilhem encaminhará brilhantemente conclusões histórico-epistemológicas que conservam toda importância. Para todo efeito, é digno de nota esse percurso que o conceito de saúde irá traçar historicamente, de

---

397 João V. Torres Homem, *Elementos da Clínica Médica* , 1870, p. 42.

398 Georges Canguilhem, *O normal e o patológico* [1943], trad. Vera L. A. Ribeiro (Rio de Janeiro, Forense Universitária, 2012), p. 33-7.

um conjunto de preocupações filosóficas que pertenciam à anatomoclínica para os mecanismos de normatização das práticas higienistas. É talvez até mesmo desnecessário estabelecer esses fenômenos em dois momentos sucessivos.

Um último apontamento, para recuperar o fio de um assunto há pouco abandonado: Bichat relativiza a morte sob o prisma da infinitude clássica e assenta a ciência médica sobre o solo epistêmico de uma analítica da finitude. Há de fato algo de novo em Bichat que o transforma em um pensador moderno muito fundamental.

> No século XVIII, a doença pertencia tanto à natureza quanto à contranatureza, na medida em que tinha uma essência ordenada, mas que era de sua essência comprometer a vida natural. A partir de Bichat, a doença vai desempenhar o mesmo papel misto, mas agora entre a vida e a morte. Entendamo-nos bem: conhecia-se, bem antes da anatomia patológica, o caminho que vai da saúde à doença e desta à morte. (...) O que já conhecemos: a morte como ponto de vista absoluto sobre a vida e abertura (...) para sua verdade. Mas a morte é também aquilo contra que, em seu exercício cotidiano, a vida vem se chocar; nela o ser vivo naturalmente se dissolve: e a doença perde seu velho estatuto de acidente para entrar na dimensão interior, constante e móvel da relação da vida com a morte. Não é porque caiu doente que o homem morre; é fundamentalmente porque pode morrer que o homem adoece.[399]

A doença é a dobra interior da vida, é a vida modificando-se para adquirir a mineralidade que lhe é coextensiva. A morte não é então o instante da extinção inadvertida, é potência coextensiva e sobressalente na enfermidade. "Ela é coextensiva à vida e ao mesmo tempo dissemina-se na vida sob a forma de mortes parciais".[400] Não paramos de morrer um minuto, morremos mortes parcelares, paralelas, múltiplas, o tempo todo. Ela não é o átimo em que a tesoura rompe o trabalho da fiandeira, é movimento em progressão. Porque a morte está multiplicada na vida, porque não é o recolhimento de algo, e sim disseminação, patologia e fisiologia articulam-se necessariamente a partir de Bichat. Isso significa que o desvio da vida é da natureza da vida mesma, porém de uma vida que conduz à morte. O que permite a Foucault enfatizar a "importância que adquire o conceito de 'degeneração' desde

---

399 Michel Foucault, *O Nascimento da Clínica* [1963], 1977, p. 177.

400 Gilles Deleuze, *Michel Foucault: as formações históricas* [1985-86], trad. Claudio Medeiros e Mario Marino (São Paulo, N-1 edições / Ed. Politeia, 2018), aula 6.

o aparecimento da anatomia patológica. Noção antiga: Buffon a aplicava aos indivíduos ou séries de indivíduos que se afastam de seu tipo específico";[401] os higienistas também a utilizarão para designar os componentes morais, sociais e urbanísticos que viabilizam epidemias e seus efeitos mórbidos. Vejamos.

Em seu capítulo sobre a degeneração dos animais, no Tomo XIV da *Histoire Naturelle*, Buffon elenca quais influências realizam a mudança, a alteração, a degeneração da natureza das espécies. E aqui se precipita a problemática com a qual eu tentei me ocupar na escrita de uma dissertação que se chama *O devir do conceito de "meio" entre os séculos XVII e XIX, segundo a História das Ciências de Georges Canguilhem*.[402] Para o naturalista Georges-Louis Leclerc, o Conde de Buffon (1707-1788), a má influência do meio sobre o organismo desencadeia a ação desordenada das forças sobre as moléculas orgânicas, traindo, nesse movimento, a manutenção da espécie originária conforme a obediência ao seu princípio de individuação orgânico. Pois bem, o papel do componente mecânico e antropogeográfico dessa teoria do meio (*milieu*) na feitura do conceito buffoniano de "degeneração" situa aquela dissertação, de certa forma, como um tipo de prólogo desta atual genealogia de um dispositivo médico-higienista. Afinal, isso que se acostumou a chamar de "teoria dos miasmas" (usamos "teoria" em uma acepção pouco rigorosa) não tem suas raízes teóricas na medicina, mas no modelo de "antropologia" que amparou uma *História Natural*. O problema de Buffon foi, bem entendido: como explicar as causas que concorreram para produzir a variedade dos povos? Em outras palavras: como a "tintura do Céu"[403] agiu sobre a superfície alterando a cor da pele (a pele consiste precisamente na variação primeira: "a mais marcante")[404] na definição das diferentes raças que compõem o gênero humano? Ele dizia: a cor da pele, que constitui o sintoma mais nítido da degeneração do homem, é determinada por três causas. "A primeira é a influência do clima, a segunda que deve muito à primeira, é a alimentação, e a terceira, que talvez deva tanto à primeira quanto

---

401   Michel Foucault, *O Nascimento da Clínica* [1963], 1977, p. 177-8.

402   Claudio Medeiros, *O devir do conceito de "meio" entre os séculos XVII e XIX*, 2014.

403   Georges Louis Leclerc de Buffon, *Histoire Naturelle, générale et particuliere – Tome Troisième*, 1749, p. 315-16, tradução nossa.

404   *Ibidem*, tradução nossa.

à segunda, são os costumes".[405] Nada prova melhor que "o clima é a principal causa da variedade na espécie humana do que a cor dos Hotentotes".[406] Sim, Buffon escreve paralelamente à "história do indivíduo" – o que implica a geração do homem, sua formação, sua condição nos diferentes anos de sua vida, seus sentidos, sua estrutura corporal conhecida por meio das dissecações anatômicas etc. – uma "história da espécie humana", cujos fatos são "extraídos das variedades encontradas em homens de diferentes climas".[407] Em duas palavras, seu legado colonialista foi esse gesto que buscou fundamentar cientificamente, e em pleno XVIII, a ideia de que é dos países policiados situados na zona temperada de onde se deve tomar a representação da "verdadeira cor natural do homem, é daí que se deve tomar o modelo ou a unidade a qual é preciso reportar todas as outras nuances de cor e de beleza".[408] Fechamos o parêntese de uma demanda que ainda não havia sido preenchida em termos de história das ciências neste trabalho: a Higiene e as práticas policiais que lhe são coextensivas são herdeiras e inseparáveis da realidade do projeto colonialista europeu na América, tal como das formas biopolíticas de racialização que conhecemos pela experiência de vida. A invenção da raça em Buffon impulsionou a contrapartida ao perigo encarnado na existência do negro assim que escravizado. O problema colocado pela ordem colonial era o da raça enquanto princípio de exercício de poder e mecanismo de adestramento das condutas.[409] Racializar significou ora naturalizar a servidão, ora produzir uma margem de liberdade que fosse subsídio para que se incorporasse a universalidade dos valores da civilização europeia. Não se trata de defender que tudo isso se mantinha em estado embrionário no pensamento de Bichat. Mas não estamos sozinhos quando presumimos que o problema que se coloca no coração do vitalismo fisiológico – a distinção entre vivente e não vivente – e muito do seu poder residem na inovadora abordagem de Bichat da questão sobre como um vivente se torna não vivente, como a vida se

---

405 *Ibidem*, p. 447-8, tradução nossa.

406 *Ibidem*, p. 519, tradução nossa.

407 *Ibidem*, p. 371, tradução nossa.

408 *Ibidem*, p. 528, tradução nossa.

409 Cf. Claudio Medeiros, "A filosofia política de Achille Mbembe: racismo e saída da democracia", *Ensaios Filosóficos*, vol. XVIII, dez.2018.

transforma em morte. Elizabeth A. Williams, em seu *The physical and the moral: anthropology, physiology, and philosophical medicine in France (1750-1850)*, escreve que aquela famosa concepção de Bichat – segundo a qual a *vida* é o conjunto ou a totalidade das funções que resistem à morte – "automaticamente privilegia o problema do meio no qual a vida se sustenta, e encoraja Bichat a explorar problemas do *'milieu'*, problemas que para os outros estavam fora do domínio da fisiologia".[410]

A autora descreve como no século XIX os médicos de Montpellier defendiam a expansão da medicina (que se reduzia a mera expressão terapêutica) para uma forma filosófica de ciência médica que investigasse o amplo alcance das circunstâncias morais e sociais na influência sobre estados de saúde e doença.[411] Coisas que nos fazem aderir fortemente ao antipositivismo de Foucault, segundo o qual é preciso ser muito míope para acreditar que a anatomoclínica nasceu no "jardim livre em que, por um consentimento comum, médico e doente vêm a se encontrar, em que a observação se faz, no mutismo das teorias, pela claridade única do olhar, em que, de mestre a discípulo, a experiência se transmite abaixo das próprias palavras".[412] Isso nos trouxe de volta às formas institucionais imperiais que atualizaram certas relações de força com um tipo difuso de "charlatanismo". Porque essas práticas são indissociáveis da formação de uma ciência médica e de suas pretensões de universalidade.

No Brasil, pela Lei de 13 de Outubro de 1832 e pelo artigo 25 do Regulamento da Junta de 29 de Setembro de 1851, não se podia exercer a medicina ou quaisquer dos seus ramos sem título conferido pelas nossas Escolas ou sem a habilitação de diplomas estrangeiros. O conteúdo das leis veio a ser reeditado e atualizado em outras leis e regulamentos ao longo de toda a segunda metade do XIX. Os "práticos" da cura – unificados sob o nome "charlatões" – serão multados e acusados de estelionato nos jornais, nos artigos de medicina e nas teses dos ilustrados em geral. De fato, os interessados na cruzada anticharlatanismo serão os médicos em disputa por mercado,

---

410 Elizabeth Williams, *The physical and the moral: anthropology, physiology, and philosophical medicine in France, 1750-1850* (Cambridge, Cambridge University Press, 1994), p. 96. Tradução nossa.

411 *Ibidem*, p. 25. Tradução nossa.

412 Michel Foucault, *O Nascimento da Clínica* [1963], 1977, p. 58.

as casas de saúde e faculdades de medicina disputando poder e verdade. Só que felizmente não é sempre que as coisas acontecem tendo a justiça no topo, regando as instâncias inferiores, fazendo-as participar do seu protocolo sob o princípio de um código fixo. Teria havido, por exemplo, em relação à trajetória de Pai Manoel e de outros práticos da cura na Corte Imperial, não apenas uma estreita margem de tolerância, resguardada por complexos de solidariedade e pertencimento tecidos pelos africanos em diáspora. Não que esses complexos não contribuíssem, mas teria havido agenciamentos que atuavam em frestas, agenciamentos ínfimos e cautelosos, sem dúvida, caminhando em parapeitos, nem por isso menos numerosos e capilares. São na verdade essas linhas de fuga as determinações primeiras, ao passo que as estratégias de poder que vêm a contrapelo serão apenas algumas entre os vários componentes de agenciamentos coletivos mais amplos. Há, por exemplo, esse testemunho de Gilberto Freyre, a respeito da ampla adesão daquela sociedade pernambucana aos serviços oferecidos por Pai Manoel.

> Não eram só os doentes pretos e os pardos que corriam dos mucambos e das senzalas para o parceiro: também brancos finos de sobrado. (...) Ofereciam-lhe "carro para condução rapida", (...) carro de cavalo que naqueles dias era privilégio ou regalo só de brancos, de fidalgos, de senhores. E em informação ao ministro do Império teve de confessar o então presidente da província que, no meio da "conflagração epidemica" que se estendia pelo país inteiro, surgia em Pernambuco o preto Manoel "com aura extraordinaria", trazido do interior da província "como um signal de redempção"(...), todos a afirmarem que o preto já operara "curas instantaneas e que o povo o applaudia". Isto em contraste com "a descrença a respeito dos medicos", que as devastações da cólera nas casas-grandes e principalmente nas senzalas e da febre amarela nos sobrados – principalmente nos sobrados das capitais – vinha acentuando na população.[413]

Quer dizer que já não podemos falar em agentes de captura, que tardiamente comporão uma rede ou uma estratificação, melhor dizendo, não podemos apostar no surgimento de um dispositivo médico-higienista – que é por definição urbano e policial, e que costura ou faz as relações de força funcionarem através de *estratificações* – se não pudermos seguir a trilha dos espaços deixados vazios. Como "os dispositivos de poder são constitutivos da verdade,

---

413 Gilberto Freyre, *Sobrados e mucambos* [1936] (São Paulo, Global Editora, 2013), p. 401.

se há uma verdade do poder, deve haver aí, como contraestratégia, uma espécie de poder da verdade contra os poderes".[414] Ou seja, quer haja poderes e contrapoderes, há também contraverdades, contranarrativas. E como estratégias de poder e procedimentos de verdade atuam em conjunto, a instabilidade das estratégias de poder ameaçadas dependem de contraverdades que façam estremecer ou apenas resistam à naturalização de um dado regime de verdade.

Sim, podemos denominar contraverdades certos procedimentos manejados pelos "práticos" da cura. Como também podemos testar a noção de "quilombos de saberes", se por *quilombos* não reconhecermos colônias rurais ou comunidades primitivas à margem da dinâmica urbana. Um quilombo era uma realidade reconhecida por autoridades locais, que vigiavam essas comunidades ou reprimindo, ou negociando tolerâncias. Quilombos como heterotopias, canais, redes de comércio de informação entre forros, fugidos e escravizados. Redes garantidas pela resistência ao desaparecimento, pela renovação das práticas de sobrevivência, e que não deixaram de alarmar as autoridades um dia sequer. O jongo, as casas de axé, a capoeira, a filosofia de *Ifá*, a medicina de Pai Manoel e dos seus são para nós "quilombos de saberes". E entre suas maiores contribuições talvez esteja a capacidade de não ceder ao desencantamento desse cômodo da realidade que são as cidades, que foram um dia colônias periféricas de uma Europa mercantilizada. Ao longo do tempo em que "descredibilizamos as possibilidades que vagueiam o invisível",[415] os quilombos de saberes preservaram, como patrimônios seus, certos modos de racionalidade que nossa cultura não dimensiona, seja por falta de repertório, seja mesmo pelo voluntarismo narcísico que sustentou o etnocentrismo colonizador.

> Concordamos com Pessoa de Castro, quanto ao fato de ter sido a introdução contínua de escravos de uma mesma procedência étnica no meio urbano, fator relevante para a viabilização de uma resistência maior. (...) Cabe ressaltar que, em escritos do início deste século, Nina Rodrigues encarava o candomblé como um foco de resistência cultural e como centro de fermentação para sublevações e rebelião social (...). Albuquerque, analisando a formação social brasileira afirma: 'neste sentido as práticas rituais afro-brasileiras foram

---

414 Gilles Deleuze, "Désir et plaisir", em "Foucault aujourd'hui", *Magazine Littéraire*, n. 325, Paris, out. 1994, p. 20 (tradução Luiz B. L. Orlandi).

415 Luiz Antonio Simas, *Fogo no mato: a ciência encantada das macumbas* (Rio de Janeiro, Mórula, 2018), p. 105.

um aspecto particular de luta social, de vez que a situação do escravo o impedia de ter condições de resistência legal aos níveis econômico e político'. Assim é que as Casas de Culto podem ser encaradas como fator de coesão social, homogeneizando as rivalidades procedentes do continente africano que porventura existissem na população escrava.[416]

Este trecho de *O segredo das folhas*, de José Flávio Pessoa de Barros, cita pontualmente uma posição defendida por Nina Rodrigues em seu *O animismo fetichista dos negros baianos* e que nos é paradoxalmente muito cara: dos *egbés*, das comunidades onde se renova a adoração aos *òrìsàs* e aos *égúns* (nossos ancestrais ilustres assim que encantados) veio certo estoque de vida ingovernável, uma força propulsora periodicamente acessada em oportunidades de sublevação e rebelião racial e social. E é o mesmo Nina Rodrigues – o médico bastante reconhecido pelo papel como ideólogo do racismo – que nos apresenta outro acontecimento desconcertante envolvendo outra epidemia, dessa vez em Salvador, quase 40 anos depois: em 1893, correram boatos de que uma *cholera morbus*, que vinha se manifestando na Europa, viria a Salvador. Espalhou-se, da noite para o dia nos terreiros de arrabaldes, a notícia de que um orixá teria trazido ao sacerdote de uma casa de culto recado dizendo que a cidade estaria a ponto de ser invadida pela peste.

Como único recurso eficaz para conjurar o perigo iminente indicava ele o ato expiatório ou votivo de levar cada habitante uma vela de cera a Santo Antonio da Barra, que, tendo a sua igreja situada na entrada do porto, podia facilmente impedir a importação da epidemia. Para logo levar uma vela a Santo Antonio da Barra tornou-se a preocupação exclusiva de toda a população, e a romaria tomou proporções tais que em breve quase não havia mais espaço na igreja para receber as velas votivas.[417]

Nada excepcional o desprezo do antropólogo maranhense com as crenças "fetichistas" que arrastavam um público que "seria incalculável se não fosse mais simples dizer de um modo geral que é a população em massa, à exceção de uma pequena minoria de espíritos superiores e esclarecidos".[418] Porém, chama a atenção a população *em massa*, o prestígio e a influência de certas práticas que

---

416   José F. P. Barros, *O segredo das folhas*, 1993 , p. 12-3.
417   Raimundo Nina Rodrigues, *O animismo fetichista dos negros baianos* [1896-97] (Rio de Janeiro, Fundação Biblioteca Nacional/Ed. UFRJ, 2006), p. 116.
418   *Ibidem*, p. 116.

mantiveram sob suspeita a *razão universal* médica. E não só: a expansão do horizonte no interior do qual o mundo, o corpo e as práticas de cura estariam dados, o fato de desestabilizarem em qualquer medida a soberania de um modo de saber médico comprometido com essa *experiência comum e necessária* que a medicina acadêmica queria para si. Isso remete a uma característica fundamental do sistema *Nàgô*, no que diz respeito à experiência do "corpo como rito" e da "vida como figura de encantamento". Tudo um pouco avesso a uma época em que a anatomia patológica fundava Bichat e sua clínica. E certamente bastante estranho ao cartesianismo mecanista em medicina que mencionávamos no primeiro capítulo.

Elisabeth Williams explica que mesmo no "século XIX a concepção mecanicista do corpo, que em última análise deixou resultados na medicina experimental e em suas concomitantes instrumentalidades tecnológicas, foi virtualmente triunfante em toda a Europa".[419] Mas se recolhemos o corpo no organismo, o coração na bomba ativada em termos de volume e fluxo, o organismo no encadeamento de órgãos-engrenagem; se a estrutura mecanicista de racionalidade fornece a imagem do organismo em analogia com os relógios de algibeira, reconhecemos que o corpo está tão naturalmente predisposto ao cálculo quanto as regras de um dispositivo mecânico. A aposta dessa medicina, que torna a totalidade histórica do corpo uma colônia de um tipo de catequeze epistemológica, precariza inevitavelmente formas outras de problematização ética da vida para além do paradigma biopolítico. Ora, enquanto o dispositivo médico-higienista quis realizar aspectos da sua ontologia, a transgressão ao colonialismo nos termos de um sistema de conhecimento terapêutico *Nàgô* se expressou mais ou menos da seguinte maneira: "todo objeto, ser ou lugar consagrado só o é através da aquisição de *àse*. Compreende-se assim que o 'terreiro', todos os seus conteúdos materiais e seus iniciados, devem receber *àse*, acumulá-lo, mantê-lo e desenvolvê-lo".[420] Entre os objetos impregnados de *àse* encontram-se raízes, folhas e todos aqueles compostos vegetais que não surtirão seus efeitos medicinais a não ser que tenham passado por uma consagração que revitaliza, neles mesmos, uma quantidade suficiente de *àse*. O *àse* é uma sorte de

---

419   Elizabeth Williams, *The physical and the moral*, 1994, p. 23, tradução nossa.

420   Juana Elbein dos Santos, *Os Nàgô e a morte*, traduzido pela Universidade Federal da Bahia (Petrópolis, Vozes, 1986), p. 40.

poder de realização, substância reagente e força catalizadora que permite que as coisas recebam sua existência dinâmica e venham a ser o que são. "Receber *àse* significa incorporar os elementos simbólicos que representam os princípios vitais e essenciais de tudo o que existe, numa particular combinação que individualiza e permite uma significação determinada".[421] E por que destacá-lo?

Porque há uma prática ritual que ativa e distribui o *àse* – nas combinações feitas entre grandes variedades de elementos do reino animal, vegetal e mineral – e isso assume aqui o sentido preciso de dizer que não há doutrina ou ciência possível, em uma tradição afrobrasileira nascente, que não seja vivida através da experiência ritual, ou seja: "o conhecimento só tem significado quando incorporado de modo ativo".[422] Em um contexto apropriado e produzido por um iniciado delegado para tal função, a palavra cantada, acompanhada ou não de tambores, evoca a presença do *àse* dos ancestrais – dos seus antepassados ilustres, entre eles os próprios *òrìsàs* – cujo poder acumulado no "sangue" das folhas, animais e minerais transmitem a ação e mobilizam a atividade litúrgica – e terapêutica, no nosso caso. Logo, virtudes medicinais fitoterápicas são como que preparadas ou desencadeadas em sua particular eficácia pela palavra cantada.

Cantar, tocar o tambor sincopado ou chamar as folhas pelas denominações corretas em *yorùbá* permitem que a força contida em todas as coisas seja pelo próprio rito deflagrada. "Assim, as 'cantigas de folha' – *orin ewé* – são uma forma especial de detonar o *àse* potencial das espécies vegetais".[423] Não por acaso, pelo menos no Rio de Janeiro imperial, as praças da polícia se referiam às casas de culto utilizando termos como *batuques* ou *zungús*. No período republicano, o Código Penal de 1890 prevê punições ao curandeirismo, mas durante o Império ainda não estava tipificado como contravenção. Nossos práticos caíam nas malhas da lei acusados de *batuques*, badernas, vadiagem, *zungús*,[424] estelionato. É por estelionato, por exemplo, que um sujeito chamado Laurentino Innocêncio dos Santos daria entrada na Casa de Detenção da Corte em 1879.

---

421 *Ibidem*, p. 42.

422 *Ibidem,* p. 45.

423 José F. P. Barros, *O segredo das folhas*, 1993, p. 40.

424 Espaços de convivência de forros e da escravatura de ganho urbana, funcionando tanto como habitação coletiva quanto como pequenas cantinas ou armazéns.

Em Pendura Saia, Cosme Velho, tinha uma casa de *zungú* o prático curandeiro Laurentino Inocêncio dos Santos, e consta que tirava bons proventos de sua medicina. O recinto onde o curandeiro funcionava, para alcançar para uns fortuna e para outros saúde, e que a polícia profanou, dizem os jornais seria apenas um quarto com dois vistosos e ricamente alfaiados altares com imagens de diversas invocações. A polícia deu com ele na cadeia da 11ª estação policial, no início de março de 1890. Não seria a primeira nem a última vez que cairia nas malhas da lei, conforme a pesquisa feita por Eduardo Possidonio em seu *Entre ngangas e manipansos*. O historiador reencontra um ano depois outra denúncia no *Gazeta de Notícias*, um anônimo rogando ao "Sr. chefe de polícia para dar providências para o fim de evitar que certo curandeiro, nas Laranjeiras de nome Laurentino, cobre 12$ por consulta e para tratar 300$ ou 400$ e ainda seja atrevido com as famílias que vão ali seduzidas".[425] A tabela de valores discriminando preços para consultas ou serviços da casa marca a disputa entre o curandeiro e algum possível médico, naturalmente crítico dos altos honorários que poderiam muito bem ser investidos com honestidade em clínicas particulares. Denúncias dessa ordem foram comuns nos jornais da Corte, assim como anúncios que ofereciam tratamento para o corpo e para a ventura dos moradores dessa cidade. Por exemplo, em Sacramento, nos fundos do sobrado nº 57 da Rua da Conceição, um sujeito que atendia pelo nome de Felippe Miguel refinava raízes na companhia de santos católicos, vasilhames com caramujos, preparativos para banhos contendo ervas líquidas para tratar amantes amarrados, erisipela ou situações menos graves. Atenta a denúncias por badernas e batuques, a polícia manda confiscar os tambores e as tíbias dos sambas e sessões privadas, e também os frascos com as receitas e a louça sarapintada do altar do curandeiro de misteriosa indústria.[426] A batida policial ocorreu em 1871 e quase sempre essas notícias compareciam à crônica policial em um clima de punitivismo e prazer com o exótico. Foi nesse mesmo ano de 1871 que Machado ambientou *Esaú e Jacó*. O romance abre com duas senhoras de Botafogo subindo o Castelo.

---

425 Eduardo Possidonio, *Entre ngangas e manipansos* (Salvador, Sagga, 2018), p. 115.

426 Cf. *ibidem*, p. 58-9.

"Toda a gente falava então da cabocla do Castelo, era o assunto da cidade; atribuíam-lhe um poder infinito, uma série de milagres, sortes, achados, casamentos".[427] Desceram o Castelo após consulta com a cabocla que realizava vidências sobre as "coisas futuras",[428] quando Natividade "tirou da bolsa uma nota de dois mil-réis, nova em folha, e deitou-a à bacia" de um *irmão das almas* (um sujeito que recolhia esmolas para as almas negligenciadas, mortos desconsolados, sem missa ou sem cerimônia). As irmãs Perpétua e Natividade são de família de boa posição, residiam em Botafogo, "tinham fé, mas tinham também vexame da opinião, como um devoto que se benzesse às escondidas".[429] Afeitas ao mistério e à encantaria dos cultos populares brasileiros, mas de uma simpatia seletiva. As esmolas do lacaio servem para que nenhum distraído desconfiasse que estivessem ao pé do Castelo por outro motivo que não fosse assistir à missa na igreja de São José. Nem mesmo permitem que o cocheiro as deixasse no princípio da ladeira, para que não desconfiassem da consulta. "Se as descobrissem, estavam perdidas, embora muita gente boa lá fosse".[430]

O número de "gente boa" que lá se ia consultar caboclos nas suas aflições, nas suas desgraças, dos que creem no poder do sagrado, dos que zombam deles em público, mas ocultamente os requisitam e consultam, era um número incalculável, como lembra mesmo Nina Rodrigues. Ao lado dessa reserva cerimoniosa da "gente boa" subsistiu seja o mistério que deu popularidade aos curandeiros na cidade, seja a eficiência para tratar moléstias leves ou para cuidar das sérias.[431] De Pai Manoel à Cabocla do Castelo, existia uma notável disponibilidade de práticos da cura cujo sucesso não pode absolutamente ser explicado pela carência de recursos para recorrer a clínicos diplomados. Um público composto pela elite branca demonstra que erveiros e benzedeiros em geral tinham seus serviços solicitados não porque não havia médicos e cirurgiões de prontidão na capital. De acordo com o Almanak Laemmert, de 1850 – conforme Flavio Coelho Edler –, havia nessa capital 235

---

427 Machado de Assis, *Esaú e Jacó* [1904] (Porto Alegre, L&PM, 2014), p.59.
428 *Ibidem*, p. 57.
429 *Ibidem*, p. 54.
430 *Ibidem*, p. 59.
431 Cf. Gabriela dos Reis Sampaio, *A história do feiticeiro Juca Rosa: cultura e relações sociais no Rio de Janeiro imperial* – Doutorado em História (Campinas, Unicamp, 2000), p. 241, 244.

profissionais de medicina. Em 1881, entre os "cidadãos ativos" da capital (isto é, entre os 5.928 eleitores por possuírem renda mínima de 400 mil-réis), encontravam-se 398 médicos.[432]

Se aceitarmos a veracidade do índice, podemos pensar que médicos de formação acadêmica precisaram travar áspera batalha não só com os erveiros da terra, mas com a própria burguesia de sobrado, que lhes furtava o prestígio ou se recusava, sem sentimentalismos, a trocar o emprego do saber sigiloso das ervas pela oferta de medicina científica. A propaganda negativa nos jornais e a polícia médica exercida pela instituição de Higiene Pública são um dos motivos que nos ajudam a compreender a sensível transformação desse cenário principalmente a partir do final da década de 1880. Esse primeiro motivo não é estranho ao conjunto de temas que tentamos desenvolver ao longo deste livro. O segundo motivo, cuja contribuição impecável se fez presente no trabalho de Flavio C. Edler – *Ensino e profissão médica na Corte de Pedro II* –, teve a ver com o pequeno alcance da capacidade da medicina nacional, enquanto especialização técnico-científica, de equacionar e resolver problemas técnicos de interesse social – a rigor, o tema das epidemias. Embora ambos os motivos confluam mais ou menos no mesmo período, "os médicos deveriam alcançar um consenso básico em torno de dois pontos: a validade dos fundamentos teóricos de seu saber/prática, isto é, de sua especialidade; e a relevância pragmática das técnicas profiláticas e terapêuticas. Ora, esse consenso parecia extremamente difícil naquela conjuntura. Isto porque a organização da Medicina em bases nacionais deu-se no momento da crise que se abateu nos fundamentos do saber médico. Ou como expressava um médico baiano, num momento 'em que o solo médico treme e parece querer abrir-se sob nossos pés'".[433]

Há um terceiro motivo, que nos ajuda a pensar o que dificultou a projeção da clínica médica no Brasil em fins do XIX, e que aponta para desafios que envolvem a assimilação da atividade clínica do médico diplomado pela população: como se obtém a abertura que dará poder de intervenção ou acesso ao paciente sob a lógica do corpo como organismo?

---

432   Cf. Flavio C. Edler, *Ensino e profissão médica na corte de Pedro II* (Santo André, Univ. Federal do ABC, 2014), p. 74.

433   *Ibidem*, p. 58-9.

Barbeiros, sangradores, parteiras, homeopatas, curandeiros, existiu toda uma divisão social do trabalho conformada ao sistema de necessidades medicinais daquela sociedade. Ora suscitavam do enfermo uma dietética, ora certa terapia farmacológica, ora realizavam pequenas intervenções cirúrgicas. Contudo, o que o uso das folhas suscita de notável dentro do complexo cultural *Jêje-Nagô* não é tanto a farmacopeia *yorùbá* e seu valor medicinal. Porque *oògun*, as receitas de uso medicinal, são apenas uma das várias aplicações às quais se destina o segredo das folhas.

Gostaria de destacar dois pontos antes de voltarmos a desenvolver o problema do corpo como *organismo* na clínica.

O desbloqueio do poder fitoterápico das folhas dependia de encantações transmitidas oralmente, evocadas por um sacerdote cuja atribuição específica é o conhecimento e utilização das espécies vegetais. É como explica Pierre Fatumbi Verger: seria até difícil traçar "uma linha de demarcação entre os assim chamados conhecimento científico e prática 'mágica'. Isso ocorre devido à importância dada (...) à encantação, *ofò*, pronunciada no momento de preparação ou aplicação das diversas receitas medicinais, *oògun*".[434] Fatumbi, em seu *Ewé: o uso das plantas na sociedade iorubá*, após coletar alguns milhares de receitas, disponibiliza 447 delas em seu livro, as quais distribuiu nas categorias: *Oògun* (que inclui cicatrizantes, analgésicos, sedativos, estimulantes etc.), *Ibímo* (receitas relativas à fertilidade, gravidez e nascimento), *Orísà* (trabalhos relativos ao culto aos orixás), *Àwúre* (receitas de uso benéfico, como obtenção de sorte, prosperidade, conquista amorosa), *Àbilú* (receitas de uso maléfico) e *Idààbòbò* (poções e antídotos contra as maldições). Quer dizer que para um cirurgião africano como Pai Manoel, ou o histórico Juca Rosa – o Pai Quibombo[435] –, ou inúmeros outros que atendiam em *zungús* ou fundos de estalagens, as propriedades das folhas delegaram ao negro a tarefa de medicalizar-se com seus próprios recursos, mas não só isso. Roger Bastide, no livro *As religiões africanas no Brasil*, explica como os "mistérios para o preparo de filtros de amor" permitiram às

---

434 Pierre Fatumbi Verger, *Ewé: o uso das plantas na sociedade iorubá* (São Paulo, Cia. das Letras, 1995), p. 23.

435 Talvez o mais reconhecido sacerdote e cirurgião afro-brasileiro da segunda metade do XIX. Em meados da década de 1870, atendia na Rua do Núncio, perto da Rua Senhor dos Passos. Gabriela dos Reis Sampaio, historiadora, dedicou-lhe a tese *A história do feiticeiro Juca Rosa*, 2000.

escravizadas "desforrarem-se do desprezo das patroas brancas", ou mesmo preparar venenos (*àbilú*) "que enfraqueciam o cérebro dos senhores, fazendo-os cair em inanição e morrer lentamente (chamavam-se estas plantas venenosas de 'ervas para amansar os senhores')". Ou enfim, certas prescrições compostas por três, seis ou mais folhas diferentes que faziam "abortar as mulheres grávidas para não aumentar o número de escravos".[436] Portanto, um primeiro aspecto notável: tendo o colonialismo submetido o escravizado ao desabamento cognitivo, à desordem das memórias, à quebra das origens, ao trauma da partida; a herança daqueles que se reconstituíram a partir dos cacos e conseguiram driblar a matança física e epistemológica são, no mínimo, estratégias radicais de guerra e sobrevivência. Só que aqui o campo de batalha se confunde com o campo de mandinga, como explicam Simas e Rufino. "O campo de batalha é o lugar das estratégias, já o de mandinga é onde se praticam as frestas. A partir das sabedorias aqui reivindicadas não há batalha sem mandinga e mandinga sem batalha".[437]

Uma segunda coisa – que nos foi transmitida no templo *Ifádàrá* de Pedra de Guaratiba, pelo nigeriano *Bàbáláwo Thomaz Ifámoagum*, em uma conversa em fevereiro de 2019. Assim como os demais elementos do culto *nagô*, o sistema de orientação para o uso das folhas não faz sentido como ciência quando desarticulado da experiência ritual. A consulta com o sacerdote cirurgião é antes de tudo uma consulta a *Ifá* (o sistema divinatório *yorùbá*). Durante a consulta, *Òrúnmilá*, o orixá do destino, envia uma resposta à demanda apresentada. A resposta, assim como o remédio, embora seja exclusiva daquele caso, não é única nem definitiva, mas circunstanciada. Quer dizer que quando *Ifá* envia *oògún*, ele não envia um dicionário doméstico de medicina. De qualquer modo, chega-se ao *oògún* quando todo o procedimento ritualístico é obedecido. Quer dizer que – como me explicou o *Bàbáláwo* – "uma mesma preparação de folhas pode fazer efeito nas mãos de um sacerdote que sabe o que está fazendo, e pode não fazer efeito nas mãos de quem não sabe". Claro que a cantiga adequada não pode deixar de ser dita para que se libere o *àse* e o remédio funcione, mas há, da parte do sacerdote, outros requisitos para que se produza a eficácia (como por exemplo

---

436 Roger Bastide, *As religiões africanas no Brasil* (São Paulo, Livraria Pioneira Editora/ EDUSP, 1971), p. 79, citado em José F. P. Barros, *O segredo das folhas*, 1993, p. 39.

437 Luiz Antonio Simas, *Fogo no mato*, 2018, p. 105.

a forma como se coletam as espécies: as folhas devem ser colhidas pela manhã bem cedo, é preciso chamar as folhas pelos seus nomes quando se entra no mato, deve-se na ocasião mascar grãos de pimenta-da-costa para reforçar o poder da fala etc.). Cabe, por outro lado, ao consulente prestar a devida oferenda ou sacrifício em homenagem a Òrúnmilá pelo remédio obtido. Logo, o conhecimento só tem significado quando incorporado de modo ativo, ou até mais do que isso: não são só os segredos de Òsányìn que se encontram indissociáveis da experiência iniciática. Digamos que não só a sociedade egbè – cuja presença não se limita ao espaço físico do terreiro –, como o corpo do iniciado e também "todos os objetos rituais contidos no 'terreiro', dos que constituem os 'assentos' até os que são utilizados de uma maneira qualquer no decorrer da atividade ritual, devem ser consagrados, isto é, ser portadores de àse".[438]

Quando do processo iniciático se "faz cabeça", passa-se a incorporar a corporeidade do egbé (da comunidade de terreiro) e nesse movimento reafirmamos não o conteúdo sagrado do culto apenas, mas o encantamento do todo. Tudo parte primordialmente do rito. É rito o momento em que se é impregnado de àse, e é em função de sua conduta ritual que o corpo passa a receptor e impulsor de àse. Quando se "faz cabeça" constitui-se o "corpo como rito" – tal como é rito a vida no egbè, o que permite o caráter de um destino pessoal. Daí, o mais importante: destravamentos de cômodos de realidade ativados na experiência ritualística de expansão do que está dado, porque tanto as coisas orgânicas quanto as inorgânicas, tanto as minerais quanto as humanas passam a ser ingredientes encantados,[439] com um detalhe a ser dito: por detrás das múltiplas máscaras das coisas, espreita a matéria primordial e sagrada à qual foram subtraídas as coisas – àse. E como o àse é territorialmente assentado (o egbé e o terreiro físico são locais que contraem "por metáfora espacial o solo mítico da origem e faz equivaler-se a uma parte do território histórico da diáspora"),[440] o indivíduo, em vida, não está em face de sua própria finitude, recolhido no drama de seus sucessos íntimos e fracassos. O indivíduo, o seu corpo como centro de inscrição de òrìsás, está em face da finitude

---

438 Juana Elbein dos Santos, *Os Nàgô e a morte*, 1986, p. 37.

439 Cf. Vladimir José de Azevedo Falcão, *Ewé, Ewé Ossain – Um estudo sobre os Erveiros e Erveiras do Mercadão de Madureira* (Rio de Janeiro, Barroso Edições/Ilú Aye, 2002), p. 34.

440 Muniz Sodré, *Pensar nagô* (Petrópolis, Vozes, 2017), p.92.

da corporeidade de seu *àse* ancestral no *egbé*. Ele está radicalmente em face "àquilo que se encontra, vindo de nossos ancestrais, quando chegamos ao mundo".[441] Aí reside um papel de formação ética poderosíssimo do sistema de pensamento Jêje-Nàgô, e que é aparentemente ininteligível para esse outro sistema cultual, ritualístico e universalizante – e muito mais familiarizado em uma cultura globalista –, o qual chamamos capitalismo.[442]

De uma vez por todas, não são só as práticas dos cirurgiões afrobrasileiros[443] do XIX que são indissociáveis de um poder de realização possibilitado pelo encantamento da realidade. O mesmo é "válido para a consagração de cada 'assento' ou objeto

---

441   *Ibidem*, p. 89.

442   Que outros ritos mobilizamos, homens libertários de um mundo técnico, para além dos rituais liberais de compra e venda entre sujeitos de direito? Nenhum. Não estabelecemos nenhum outro tipo de relação ritualística com o corpo ou com a remessa imanente da nossa ancestralidade. A maior astúcia do capitalismo foi conseguir territorializar todo um horizonte de modo a cegar para a historicidade das suas determinações fáticas. Equiparado, por assim dizer, a um sistema religioso, seria uma experiência ritualística sem o mistério e que, na medida em que achata o que chamamos "realidade" ao nível do funcionamento de mercado, zela pela retração de tudo cuja abertura comprometeria seu caráter de fundado e constituído. A totalidade concreta capturada pela mundialização do capital obscureceu o perfil transitório de formas de objetividade de nossos fenômenos sociais e fez crer que suas determinações são categorias intemporais, comuns a todas as formas de vida social. Para dizer de outro modo, *há no capitalismo a tendência a servir de medida para a própria desmesura da diferença ontológica.* Existirão portanto mais códigos – e esses códigos entrariam na escala da produção de valor e do consumo – do que fluxos à espera de serem codificados, mais olhos do que coisas a serem vistas, mais objetos do que sujeitos desejantes, menos tempo desperdiçável do que tempo disponível, "civilização em excesso, meios de subsistência em excesso, indústria em excesso, comércio em excesso". Karl Marx, *Manifesto do partido comunista* [1848], trad. Sueli Cassal (Porto Alegre, L&PM, 2002), p. 34. Marx – depois Benjamin e Agamben – percebeu como o capitalismo é ao mesmo tempo aquele que testemunha a queda da transcendência de Deus e aquele que o substitui. Esse Deus não está morto, estando implicado no destino do homem sob a forma de outra natureza e possuindo uma magnífica potência de recuperação, uma reserva magnífica de força plástica, que se manifesta sempre que algum acontecimento tensiona seus limites. Sempre que algo fura bloqueios ele devora. Trata-se de um Deus ausente, mas implicado em seu próprio compromisso universal com um sentimento burguês de falta, culpa, dívida. Ele é o "reflexo religioso do mundo real" (Karl Marx, *O Capital* – Livro I [1867], trad. Rubens Enderle, São Paulo, Boitempo, 2013, p. 154) que possibilita que um "processo de produção domine os homens, e não os homens o processo de produção" para ser então considerado pela "consciência burguesa como uma necessidade natural" (*Ibidem*, p. 156). A pergunta então seria: foi o capitalismo totalizador a ponto de impedir outras práticas de ritualização do corpo e encantamento do nosso horizonte pós-colonial? A pergunta é retórica e não é grande coisa. Também não é necessário nos estendermos. Ou melhor: acaso batemos no teto do que nos foi transmitido pela nossa ancestralidade?

443   Em uma aula aberta realizada pelo Departamento de Filosofia da UFRJ, em março de 2019, Simas nos sugeriu que o curandeirismo carioca, que na historiografia costuma aparecer associado à matriz *Nagô*, mereceria um dia ser reavaliado segundo os procedimentos de cura ameríndios. Há muitos estudos sobre as ervas, mas ao mesmo tempo várias folhas não tinham exemplares no continente africano – foram então transmitidas pelas tradições ameríndias, e demarcam a presença túpi na medicina popular. O professor cita a história emblemática de Zé Pilintra. Nos documentos de apreensão policial (a prática será alvo de processos judiciais até pelo menos 1949), teria sido comum a menção ao catimbó e à jurema. Os mestres da jurema são catimbozeiros. Ora, Zé Pilintra é o mestre do catimbó, foi iniciado na jurema por um indígena Cariri no nordeste brasileiro, antes de migrar para a atual Lapa e firmar residência no figurino da malandragem.

ritual, para a elaboração do *àse* que será 'plantado' em cada iniciado, para a seleção das oferendas a serem sacrificadas em cada circunstância ritual".[444] Logo, esse traço fundamental para uma "ciência encantada das macumbas", a experiência do "corpo como rito", a existência como figura de encantamento, são coisas bastante estranhas às concepções modernas de corpo como *organismo* ou de saúde como *higiene*.

O corpo antes do rito não possui necessariamente pessoalidade, ele é pré-pessoal, pré-histórico, enquanto ainda não se constituiu como endereço para a ancestralidade. Talvez por isso que, enquanto não pudermos pensar candomblés e umbandas como religiões *históricas*, não deveríamos pensar o complexo cultural Jêje-Nàgô dentro dos moldes das religiões. O corpo não nasce acabado, mas não é complicado interpretá-lo como já, propriamente, lugar de interseção de *àse*. A rigor, entre o povo de candomblé, o verdadeiro sujeito é o *àse*.

Tampouco em Nietzsche ou Foucault o corpo nasce pronto, mas lá é um arranjo de investimentos de poder e saber que ajudam a definir para si um destino – e figuras de encantamento, em se tratando do povo de *àse*. Mapear como o corpo é espacializado em nossas sociedades biopolíticas é, a rigor, estabelecer que ele não é anterior à história, mas dela ele se fez efeito. Esse mapeamento é a atividade central para uma filosofia que está a postos no "ponto de articulação do corpo com a história. Ela deve mostrar o corpo inteiramente marcado de história e a história arruinando o corpo".[445]

Falamos no primeiro capítulo sobre como as velhas estruturas hospitalares não eram espaços de cura, mas casas de recolhimento e assistência social para a população pobre. Em algumas décadas esse domínio hospitalar será aquele em que o fator patológico aparecerá na singularidade de um acontecimento que é da alçada da experiência clínica, porque a partir da década de 1860 há uma novidade para a população do Rio de Janeiro: surgem as "Casas de Saúde". Somente no segundo semestre de 1862, serão criadas quatro delas, totalizando um conjunto de nove. Ao contrário dos hospitais – Sta. Casa de Misericórdia, Beneficência Portuguesa e das Ordens de São Francisco de Paula, Terceira da Penitência e Carmo –, as Casas de Saúde destinavam-se a uma clientela rica. Já não bastará ao médico a instrução doutrinária para que se possa tratar de doentes;

444 Juana Elbein dos Santos, *Os Nàgô e a morte*, 1986, p. 43.
445 Michel Foucault, *Microfísica do poder*, 1979, p. 22.

é preciso que aos conhecimentos teóricos ele reúna outros que só lhe podem ser fornecidos pela experimentação. Para Torres Homem – lente de clínica médica na Faculdade de Medicina e chefe da clínica interna nesse mesmo período –, as únicas fontes de tais conhecimentos são "as enfermarias de um hospital. Aí se apresentam as moléstias em grande número, com todas as suas variedades; com muita facilidade pode ser verificada a exatidão das doutrinas que os livros ensinam".[446] O princípio de que o saber-poder médico se forma no próprio leito do doente data desse contexto e por uma razão que consideramos precisa. O corpo doente ganha profundidade, é lugar de um teatro, o corpo doente manifesta na sua própria convalescência e precariedade uma plataforma de investimentos. Uma vez doente, acolhido em uma casa de saúde e setorizado em um quadro clínico, individualizado no leito, ele ganha espessura de objeto.

Do corpo somático e epidérmico, dessa materialidade corporal à qual o patriarcado referia interdições morais ligadas ao toque e à visão, começa a se oferecer um domínio novo de exercício de poder e objetivação: um *corpo biológico*, um *organismo*. E, justamente, essa qualificação do corpo como domínio da experimentação e realidade biológica passível de se objetivar é coisa estranha ao cotidiano das práticas aculturadas naquela sociedade. Tudo isso é correlativo ao que podemos chamar, com Foucault, de um procedimento de *exame*. O aparecimento da clínica no Brasil, como no mundo, pode ser identificado – embora certamente não se esgote aí – "na mudança ínfima e decisiva que substitui a pergunta 'o que é que você tem?' (...) por essa outra em que reconhecemos o jogo da clínica e o princípio de todo seu discurso: 'onde lhe dói?'".[447] Entra em discussão o *corpo biológico* atravessado pelo direito ao exame, submetido ao laboratório da cura, à obrigação de ser examinado, auscultado, vacinado, tocado, percussionado. E creio que será fazendo a história das relações entre o corpo e as tecnologias de poder que o investem que podemos compreender algumas das razões das dificuldades que existiam para neutralizar erveiros e mateiros na paisagem das práticas de cura na cidade. Meu corpo, sobre o qual eu assegurava algum arbítrio para dizer *não*, corre agora o risco de ser, por esse outro modo de gestão do corpo, biologizado por um poder laico e científico. O corpo do qual o saber médico possuirá em breve a jurisdição (lembremos das forças que desencadearão

446 João V. Torres Homem, *Elementos da Clínica Médica* , 1870, p. 19.

447 Michel Foucault, *O Nascimento da Clínica* [1963], 1977, p. XVIII.

uma Revolta da Vacina) não foi apenas elaboração da filantropia médica ou do sacerdócio do homem de ciência, foi um domínio recortado e percorrido por um tipo de poder inovador para a época.

Como se obtém a abertura que dará ao médico poder de intervenção ou acesso ao paciente sob a lógica do corpo biológico, do corpo como organismo? Há um romance de José de Alencar chamado *Diva*, escrito em 1864, que conta como um jovem médico é chamado por um amigo a prestar socorro à irmã que adoecia. O médico, um tipo distinto, de "natureza crioula de sangue europeu", veio recém-chegado de Paris, o "estágio quase obrigatório dos jovens médicos brasileiros". A infeliz ardia em febre e sentia pontadas sobre o coração. "Todos os sintomas pareciam indicar uma afecção pulmonar". Emília recolhida na cama, em estado letárgico, a família aflita, e uma tia que lhe prestava cuidados de cabeceira.

– Minha senhora, disse eu, é necessário auscultar-lhe o peito.
– Então, Sr. doutor, aproveite enquanto ela dorme. Se acordar, nada a fará consentir. A senhora afastou a ponta da cobertura, deixando o seio da menina envolto com as roupagens de linho. Mal encostei o ouvido ao seu corpo, teve ela um forte sobressalto, e eu não pude erguer a cabeça tão depressa, que não sentisse no meu rosto a doce pressão de seu colo ofegante. O que passou depois foi rápido como o pensamento. Ouvi um grito. Senti nos ombros choque tão brusco e violento, que me repeliu da borda do leito. Sobre este, sentada, de busto erguido, hirta e horrivelmente pálida, surgira Emília. Os olhos esbraseados cintilavam na sombra: conchegando ao seio com uma das mãos crispadas as longas coberturas, com a outra estendida sob as amplas dobras dessa espécie de túnica, ela apontava para a porta. – Atrevido!...[448]

Existem os protocolos sobre como se deve conduzir um interrogatório, existe o esquema do inquérito ideal. O princípio de que o saber médico se forma no leito do doente é anterior ao XIX, mas certas perguntas que "obriguem uma mulher honesta a corar e perturbar-se"[449] exigem a integração, na experiência, da visibilidade hospitalar como maneira de obter, intensificar e extrair poder. Convém que o médico dirija o olhar atento para todas as regiões. São comuns os erros a que se expõe quando não se procede ao "exame da parte afetada sem roupa alguma".[450] Só que "infelizmente este exame tão útil não pode ter lugar senão

448 José de Alencar, *Diva* [1864] (Rio de Janeiro, Ed. Letras e Artes, 1964).
449 João V. Torres Homem, *Elementos da Clínica Médica*, 1870, p. 50.
450 *Ibidem*, p. 47

em muitos poucos casos. Nos hospitais só pode ser feito nos homens, porque a decência o impede nas mulheres; na clínica civil, a não ser em circunstâncias especiais, ele nunca é praticável".[451] A enfermaria é uma máquina de fazer-ver espelhada em uma arquitetura. Dentro dessa distribuição de luzes é possível assegurar um funcionamento contínuo e automatizado para certo jogo desproporcional de fluxos de forças.

É absolutamente formidável como esse sistema de produção de visibilidades induz objetos à especialidade de fornecerem mais-poder. E aí o paciente é tanto foco sobre o qual se opera uma relação, quanto um suporte ou catalizador que promove a si próprio como intensificador de um mais-poder. Quer dizer que o mais-poder médico supõe uma máquina de fazer-ver, técnicas ópticas que orientem a um regime de luzes. Mas esse regime de luzes, que converterá poder em mais-poder, virá acoplado a um sistema de documentação para produção de um mais-saber. E trata-se de um mais-saber que fará do médico depositário de "segredos importantes de que depende muitas vezes o futuro de famílias inteiras; diante dele não há mistérios, o véu que os encobre se rompe para mostrar-lhe a verdade".[452] Assim, por exemplo, Torres Homem e Pinel estarão de acordo sobre o fato de que não basta saber "onde dói", também não basta reservar a anatomia do corpo ao olhar minucioso. A anatomoclínica não só atravessa a barreira do toque como leva o organismo a comunicar o que a inteligência do paciente não sabe dizer. No limite desse encontro entre o médico e o doente, se é levado a confessar tanto aquilo que precisa ser resgatado de um trabalho minucioso de rememoração quanto o que não se pensa senão sob as formas do despudor e do segredo. Por exemplo,

quando se procura saber de uma moça solteira qual o estado da menstruação, como se desenvolveu, quanto tempo dura, qual a quantidade e natureza do sangue perdido, quais as perturbações e irregularidades que aparecem; quando, interrogando uma mulher casada, se lhe pede informações sobre as prenhezes precedentes, as circunstâncias comemorativas de seus partos, a idade crítica; quando, junto a um moço bem educado, se lhe pergunta pelos hábitos do onanismo; a um homem sério, pelos excessos venéreos, pelos acidentes sifilíticos que podia ter contraído etc., nestes casos o médico deve observar todas as conveniências, o menor descuido em sua linguagem pode comprometê-lo e prejudicar sua reputação. Regra geral, quando se

451 *Ibidem*, p. 47
452 *Ibidem,* p. 50.

trata de moléstias venéreas, nunca se deve interrogar o marido na presença da mulher, ou esta diante daquele: evita-se deste modo que a paz doméstica seja perturbada.[453]

A historiografia reconhece em detalhes o higienismo quando fechado na sua institucionalidade, mas não se trata disso, pois a higiene não é causa dela própria, assim como a experiência da epidemia não é o que a Junta diz sobre a epidemia. Mas se nos for permitido pensar que o organismo está para a anatomoclínica tal como o corpo higiênico está para as práticas higienistas, então ambos não passam de aspectos parciais de uma objetivação do corpo que é mais ampla politicamente. Essa objetivação biológica do corpo é resultado da explosão de investimentos políticos alinhados com uma lógica de achatamento e desencante do mundo. Chegará o dia em que o organismo e o corpo higiênico serão não apenas aceitáveis, mas óbvios, estranhos à historicidade dos seus fundamentos. Veremos a seguir como a rotina das pequenas tensões que envolvem instituições de higiene e moradores de cortiços foram formas de exterioridade de uma objetivação biológica do corpo que esteve longe de se generalizar apenas pela difusão de uma consciência moral, ou pela enunciação de o que é saúde ou o que ela deixa de ser. O que é "forma de exterioridade"?[454] Remete à ideia de que esses temas não terminam na hospitalização do enfermo como a única janela que dá ao clínico poder de acesso ao paciente-organismo. Historicamente os meios de hospitalização foram "etapas transitórias, são variáveis de uma função de exterioridade. São, ao pé da letra, variáveis de uma função de exterioridade e as funções de exterioridade podem prescindir das variáveis".[455] O que importa não são as instituições exatamente, são as funções de exterioridade diversas que se servem, por exemplo, dos meios de quadriculamento do enfermo. São os recursos para a proliferação das tecnologias de poder sobre o corpo no tecido social, a qual gerou, por exemplo, um corpo higiênico, a casa higiênica, a rua salubre, a cidade esteticamente inaceitável.

A clínica está para as formas de objetividade nos leitos dos pacientes assim como a higiene está para as objetividades que circulam nos espaços urbanos (os miasmas, a epidemização da miséria, a fisionomia das ruas etc.). Mas ainda corremos o risco da simplificação. Porque será afinal da tecnologia moral do corpo,

---

453 Ibidem, p. 50.
454 Gilles Deleuze, Michel Foucault: as formações históricas [1985-86], 2018, aula 7.
455 Ibidem, aula 7.

desse tipo de relação de força que integra o corpo, que terão origem o dispositivo médico-higienista e a experiência da epidemia que o constitui em fins do XIX. Sim, a proporção entre as práticas clínicas e higienistas é simplificadora demais, não só porque uma coisa depende filosoficamente da outra, mas porque são comuns os casos em que acontecem atravessamentos, capturas mútuas, somas e engavetamentos entre as duas práticas. Optamos por enfatizar o tema da polícia médica, os instrumentos de fiscalização dos quais se serviam as instituições de higiene para enquadrar certo gênero de charlatanismo: os curandeiros. Eles não desapareceriam por completo. Migram para os subúrbios, territórios em fuga.

O destino dos curandeiros nos últimos dias do Rio de Janeiro como Corte do Império é testemunhado por Policarpo. Policarpo é um personagem criado por Machado em um período em que escrevia para o *Gazeta de Notícias*. Transcrevemos na íntegra a crônica de Machado, que apareceu em 14 de junho de 1889. Ela perderia parte da força se fosse resumida.

> BONS DIAS!
>
> Ó doce, ó longa, ó inexprimível melancolia dos jornais velhos! Conhece-se um homem diante dum deles. Pessoa que não sentir alguma coisa ao ler folhas de meio século, bem pode crer que não terá nunca uma das mais profundas emoções da vida – igual ou quase igual à que dá a vista das ruínas de uma civilização. Não é a saudade piegas, mas a recomposição do extinto, a revivescência do passado, à maneira de Ebers, a alucinação erudita da vida e do movimento que parou.
>
> Jornal antigo é melhor que cemitério, por esta razão que no cemitério tudo está morto, enquanto que no jornal está vivo tudo. Os letreiros sepulcrais, sobre monótonos, são definitivos: *aqui jaz, aqui descansam, orai por ele!* As letras impressas na gazeta antiga são variadas, as notícias aparecem recentes; é a galera que sai, a peça que se está apresentando, o baile de ontem, a romaria de amanhã, uma explicação, um discurso, dois agradecimentos, muitos elogios; é a própria vida em ação.
>
> Curandeiros, por exemplo. Há agora uma verdadeira perseguição deles. Imprensa, política, particulares, todos parecem haver jurado a exterminação dessa classe interessante. O que lhes vale ainda um pouco é não terem perdido o governo da multidão. Escondem-se; vão por noite negra e vias escuras levar a droga ao enfermo, e, com ela, a consolação. São pegados, é certo; mas por um curandeiro aniquilado, escapam quatro ou cinco.
>
> Vinde agora comigo.
>
> Temos aqui o *Jornal do Commercio* de 10 de setembro de 1841. Olhai bem: 1841; lá vão quarenta e oito anos, perto de meio século. Lede com pausa este anúncio de um remédio para

os olhos: "... eficaz remédio, que já restituiu a vista a muitas pessoas que a tinham perdido, acha-se em casa de seu autor, o Sr. Antônio Gomes, Rua dos Barbonos, nº 76". Era assim, os curandeiros anunciavam livremente, não se iam esconder em Niterói, como o célebre caboclo, ninguém os ia buscar nem prender; punham na imprensa o nome da pessoa, o número da casa, o remédio e a aplicação.

Às vezes, o curandeiro, em vez de chamar, era chamado, como se vê nestas linhas da mesma data:

"Roga-se ao senhor que cura erisipelas, feridas, etc., de aparecer na Rua Valongo nº 147".

Era outro senhor que esquecera de anunciar o número da casa e da rua, como o Antônio Gomes. Este Gomes fazia prodígios. Uma senhora conta ao público a cura extraordinária realizada por ele em uma escrava, que padecia de ferida incurável, ao menos para médicos do tempo. Chamado Antônio Gomes, a escrava sarou. A senhora tinha por nome D. Luísa Teresa Velasco. Também acho uma descoberta daquele benemérito para impigens, coisa admirável.

Além desses, havia outros autores não menos diplomados, nem menos anunciados. Uma loja de papel, situada no Rua do Ouvidor, esquina do Largo São Francisco de Paula, vendia licor antifebril, que não só curava a febre intermitente e a enxaqueca, como era famoso contra cólicas, reumatismo e indigestões.

De envolta com os curandeiros e suas drogas, tínhamos uma infinidade de remédios estrangeiros, sem contar as famosas *pílulas vegetais americanas*. Que direi de um *óleo Jacoris Asseli*, eficaz para reumatismo, não menos que o *bálsamo homogêneo simpático*, sem nome de autor nem indicações de moléstias, mas não menos poderoso e buscado?

Todas essas drogas curavam, assim as legítimas como as espúrias. Se já não curam é porque todas as coisas deste mundo têm princípio, meio e fim. Outras cessaram com os inventores. Tempo virá em que o quinino, tão valente agora, envelheça e expire. Neste sentido é que se pode comparar um jornal antigo ao cemitério, mas ao cemitério de Constantinopla, onde a gente passeia, conversa e ri.

Plínio, falando da medicina em Roma, afirma que bastava alguém dizer-se médico para ser imediatamente crido e aceito; e suas drogas eram logo bebidas, "tão doce é a esperança!" conclui ele. O defunto Antônio Gomes e os seus atuais colegas bem podiam ter vivido em Roma; seriam lá como aqui (em 1841) verdadeiramente adorados. Bons curandeiros! Tudo passa com os anos, tudo, a proteção romana e a tolerância carioca; tudo passa com os anos... ó doce, ó longa, ó inexprimível melancolia dos jornais velhos!

BOAS NOITES.[456]

---

456 Machado de Assis, *Bons dias!*, introdução e notas de John Gledson, 3ª ed. (Campinas, Ed. da Unicamp, 2008), p. 273-275.

No que dependesse das elites médicas, a tarefa de refundação de um país escravocrata e a indução a uma sociedade formalmente moderna se daria antes pelos efeitos da adoção de uma cartilha de valores cosmopolitas como rota fuga do passado, em direção à terra prometida pelo positivismo. Está de prova o projeto de marginalização social e racial com suas faíscas de sucesso. Curiosamente o Brasil não se soube ainda um território pós-colonial escravocrata e, nas poucas vezes em que se reencontrou consigo nos complexos de saberes não europeus, não viu aí estratégias de defesa contra o desaparecimento, muito menos agenciamentos de homens que fizeram sua própria história, mas objetos de estudo que completam o herbário das ciências humanas.

Este capítulo teve a ambição de recompensar a nostalgia do Policarpo de Machado com algum fôlego de entusiasmo com o Brasil marginal, não oficial. Por isso eu já não sei se abrimos jornais velhos com a "alucinação erudita da vida e do movimento que parou". Os curandeiros foram a aposta metodológica que fizemos (há inúmeros outros quilombos de saberes, que desde as vésperas do presente alimentam nossa potência de agir) de que dá para pensar algo no limite das fronteiras entre cidades.

Ainda não batemos no teto do que nos foi transmitido, e não se é totalmente engolido pela lógica do capital quando se opera nos espaços vazios deixados. A Cidade Velha lega a experiência de que não há dialética possível entre valores e espaços historicamente incompatíveis. Ou melhor: o que herdamos, mesmo que pálido e com uma força propulsora raramente acessada, veio de um mesmo estoque de vida profana e ingovernável. Boa fatia do nosso colapso como sociedade eu acho que veio da tentativa furiosa de querer castrar o ingovernável. Em troca do quê? A segurança da vida de prédio, o bacharelismo e a atual californização do fascismo se abraçam em desespero, nunca foram capazes de produzir para o Brasil nada de importante. Nem abriram mão do purismo, do sacro, do higiênico, do clássico. O que produzem é limitado a seus círculos de suspeita e recessão. Quanto aos subúrbios para onde migrarão nossos curandeiros: vai governar o quê aí? Sobre Pai Manoel: sequer há rastro ou contorno dessa primeira natureza de civilizadores e fermentadores de Brasis aos quais presto minhas oferendas? No céu da Boca do Mato, Serra dos Pretos Forros, na voz de um velho, o verde musga o segredo das folhas.

6 . UM ESTADO EM OUTRO ESTADO: A LIBERDADE EXAGERADA NO VIVER E FAZER

> *Gilberto Freyre condenava a Avenida Central, elogiando ruas estreitas como a do Ouvidor, cheias de sombra e portanto mais adequadas ao calor tropical. E fazia a apologia do morro da Favela como um exemplo de "restos do Rio de Janeiro antes de Passos, pendurados por cima do Rio novo".*
>
> — Hermano Vianna, *O mistério do samba*

Antônio Vianna (1883-1952), chamado "cronista da cidade" de Salvador, foi folclorista na primeira metade do XX e escreveu algumas páginas sobre a atividade privada de facultativos e agentes de higiene pública. Algumas décadas depois que o médico da *Diva* de Alencar foi escorraçado pelo atrevimento de auscultar uma febril, Vianna celebrava os preparativos para recepção de um doutor em casa de família abastada ou, no mínimo, decente. É de um completo desvelo e obsessão. Por isso o adotamos. Ao aviso de "Chegou o Doutor!", acontecia algo mais do que o socorro de um agoniado.

A visita despertava inusitada atividade, tudo na casa convocado "para o fim último de ter tudo em ordem material e moralmente".[457] Ninguém era pego de surpresa por mais insólita que fosse a doença. Peças adquiridas, mas de uso compulsório desapareciam no fundo de baús. Preparavam-se às pressas os materiais

---

457 Antônio Vianna, *Quintal de nagô e outras crônicas* (Salvador, Publicação da Universidade Federal da Bahia, 1979), p. 29.

do "arsenal higiênico"[458]: a roupa de cama novíssima, perfumada com uma preparação de sândalo e alfazema, a toalha de pano de preço engomada, um jarro de louça para a água das mãos e um sabonete de cheiro, cálice de fino vinho do Porto! Pianos polidos apresentáveis, "caderno e papel pautado para a receita, a caneta e a pena, como vieram do armarinho. As pessoas mais velhas a postos no quarto a visitar. Os serviçais a vigiarem as crianças para que não fizessem bulha".[459] O silêncio respeitoso, mas ofegante dos velhos em fileira, enquanto o esculápio desce do cavalo, janelas em alvoroço. Depois um moleque que sai a correr para buscar o tempero esquecido pela cozinheira. Constitui "espetáculo obrigatório a permanência do médico no local".[460] Nem que fosse uma palestrinha pelo período de um café.

Vianna atribui o exagero de fatos ao costume provinciano do soteropolitano. E diz que os ambulatórios de assistência social alteraram muito o cenário de coisas. Mas as praxes higiênicas modernas não apagarão do mapa a "auréola divinatória"[461] do doutor nem da memória das casas o compromisso com os banhos e cloros. Tudo isso são quadros muito bonitos de infância, mas é de se perguntar como eram em dias comuns as alcovas burguesas. Ele não diz. Mas podemos presumir porque no mesmo livro de crônicas Vianna desce dos sobrados e vai ver a casa da "pobreza derrancada". E aí mora o escândalo. Implacável com africanos, ele consagra a expressão que dá nome ao livro: *quintal de nagô*, que era

> o comparativo mais ferino que se poderia, antigamente, fazer a uma casa suja e desarrumada. Seriam, ainda, resquícios preconceituosos dos que olhavam os pretos com a mentalidade da senzala? Nem sempre. A Bahia provinciana vivia exposta às invasões de endemias (...). Conhecia-se a crônica verbal das grandes epidemias, ninguém duvidava de que pudessem repetir os terríveis quadros da cólera de 1855, das visitas periódicas da varíola, do sarampo, da catapora, da tosse convulsa, da papeira, do sangue novo e, por último, da peste bubônica, que veio assentar, de chofre, arraial dos domínios clássicos da febre amarela.[462]

---

458 *Ibidem*, p. 29.
459 *Ibidem*, p. 30.
460 *Ibidem*, p. 31.
461 *Ibidem*, p. 31
462 *Ibidem*, p. 39.

A moradia nagô é anti-higiênica, não porque os mucambos repetem a natureza das senzalas. Essa é questão superada na mitologia do 13 de maio. A casa suja do africano tem uma raiz histórico-social, não se é espontaneamente sujo e desarrumado quando não se tem capacidade de escolha moral. Faltará apenas ao africano a liberdade da qual não gozam os ignorantes. Para isso é questão de educá-lo na higiene, ensiná-lo a ser livre. Como? É possível ser modesto sem deixar de ser decente, como nas famílias emergentes que "procuravam imitar as abastadas no trato das coisas domésticas. Encarnavam bem o tipo da pobreza cheirosa".[463]

Há algo novo na estrutura dessa sociedade que substituiu a oposição entre senhores e escravos, algo que tem a ver com uma "guerra surda entre a profilaxia da elite e o fatalismo das classes humildes".[464] As regras raciais do mundo escravista deixaram de ser prerrogativas no imaginário dos sobrados porque a República lhes ofertou a mais irrestrita anistia moral. A República conciliou contrários – essa é sua força compressora constituinte –, e agora a única coisa que nos diferencia é uma estranha força de ordem econômica. Contra ela não há vítima nem algoz, porque sua lei é amoral, pré-histórica, não humana. Mas podemos hierarquizar, como em uma pirâmide, as formas econômicas elementares que reorganizaram as classes na nova sociedade. Vianna então transforma em fato social a qualidade do zelo com o assoalho doméstico, esboçando para seus leitores uma sociologia da faxina.

Assim, no topo da pirâmide, "os que habitam os altos traziam os assoalhos lavados, diariamente, com abundante camada de areia. As paredes e os móveis espanados, quando não protegidos estes por panos de crochê ou sobrecapas de pano de linho".[465] Logo abaixo dela virá a pobreza cheirosa: "o chão esfregado a miúde, mostrava o cimento claro, sem ranhuras, polvilhado de areia alva, para ajudar a limpeza".[466] Na base da pirâmide moravam os tipos de rua, os que comem em cuias e tigelas de barro. Carentes de tudo, não têm luxos de varrer assoalhos, porque casa já não

---

463 *Ibidem*, p. 40.
464 *Ibidem*, p. 40.
465 *Ibidem*, p. 40.
466 *Ibidem*, p. 40.

havia, "permaneciam à beira das calçadas, à sombra das árvores, ao pé das escadas dos sobrados".[467]

Por último os africanos, mas esses constituem "modelo à parte",[468] não porque abaixo da linha da indigência, mas porque para eles não teria havido chance de ingresso na pirâmide social da faxina.

> Ao penetrar-se-lhes a moradia, ficava-se na incerteza da definição domicílio ou trapiche. Realizava-se ali a tácita função das duas finalidades. Moravam ali dezenas de criaturas, acomodadas em bancos, caixões, tábuas desmontáveis, mesas, tamborete e jiraus de varas e palha. Ninguém deixaria de dormir sossegadamente. Os corredores atravancados de volumes exerciam, na prática, as funções de quitandas, botequins, ponto de reuniões para as decisões mais sérias entre os parceiros, que compareciam aos conselhos deliberativos da grei. Conselhos respeitosos, sussurrantes, de resoluções sigilosas a ouvidos estranhos.[469]

Os anos que margeiam o 13 de maio voltarão a revirar antigos pavores recalcados de que reuniões e conselhos "sussurrantes, de resoluções sigilosas a ouvidos estranhos" agitassem a subcena das ruas. Aquele domingo de 1888 despertaria opiniões tateantes, como este editorial que, se não apaziguava ninguém, pelo menos rezava que a "conduta dos libertados deve ser tão digna como a ação dos libertadores. (...) Não há vencedores nem vencidos, mas pessoas nobilitadas pela glória, pela felicidade e pelo progresso da grande nação".[470] O mal-estar crescia na medida das queixas dos escravocratas com essa gente isenta de um sentimento de gratidão com a prova de bondade dos ex-senhores. Pareceu-lhes não ter sido a abolição a realização de um tensionamento originário em uma sociedade fraturada. Para eles, o 13 de maio fora muito mais o evento inaugural de destravamentos de *liberdades excedidas* que instabilizam relações hierárquicas notabilizadas nas antigas regras. Um S. Domingos, que pusesse à prova o dia do grande desabamento da ordem das coisas, não foi possibilidade que se botou para escanteio. Portanto, quando um Antônio Vianna admite haver uma maioria que ignora princípios de higiene doméstica

---

467 *Ibidem*, p. 41.
468 *Ibidem*, p. 41.
469 *Ibidem*, p. 41.
470 *O Fluminense*, domingo, 13 de maio de 1888, p. 1.

e seu "senso do perigo constante",[471] ele não se refere apenas ao fato de que a carnificina das epidemias visita todas as camadas da pirâmide. Zungus, estalagens, quintais de nagô não medem o senso de perigo que representam suas próprias existências desassistidas. Como garantir uma sociedade na qual o africano – que desconhece o bom uso da liberdade – deixou de estar sob a mira do chicote? Dentro de algumas décadas a febre amarela não será mais o que foi outrora e, quando esse dia chegar, a higiene doméstica da grande "grei" africana passará de afronta à salubridade pública, a um valor do qual compartilham seus sobreviventes.

Defender a sociedade contra a extinção dos mesmos valores sistêmicos que naturalizaram a escravidão é defendê-la contra o perigo implicado na existência da habitação da massa da população alforriada ou liberta. O interessante é que o antigo poder senhorial, a partir de agora, multiplica-se, ganha vozes e rostos familiares. Pelo menos no Rio de Janeiro, ele ganha volume de ideologia, alcança figuras de subjetivação que darão às práticas da polícia e dos agentes de higiene pública um incremento em termos de capacidade de infiltração. Porque as denúncias ganham autonomia em relação às instituições de fiscalização, elas vêm agora do vizinho de porta, às vezes do próprio senhorio. Os preceitos da higiene solidarizam corações daqueles que, em geral, zelarão pela ordem. É bem nesse sentido que relemos a ambição de um Adolphe Motard, já mencionada na apresentação deste livro: a finalidade da higiene geral não é produzir saúde nos agoniados, mas fazer feliz o homem comum, moralizar instintos, produzir no sujeito comum uma segunda natureza que reserve às práticas higiênicas a determinação de uma Moral. Pois bem, a Higiene se consagra uma Moral não no momento em que falseia o precário conhecimento sobre as epidemias, mas no instante em que arvora, ou absorve na economia dos seus enunciados, posições que apenas cegamente divergem entre si. De maneira que tanto aqueles que querem o fim dos cortiços pelo prejuízo à paisagem urbana, ou os que se justificam na falta de desvelo moral, ou ainda quem denunciasse a falta de assistência pública e o desprezo dos poderes, todos adotam os princípios da higiene como critério. Mas a essa constelação de motivos virá se somar

---

471 Antônio Vianna, *Quintal de nagô*, 1979, p. 40.

um ingrediente estrangeiro, mas nem por isso menos familiar àquela sociedade: a liberdade em excesso. Por essas e outras, na Niterói de 1889, uma habitação coletiva, "a estalagem do Lopes, na rua de S. José, cada dia se vai celebrizando".[472]

O inspetor de quarteirão ali tem ido discursar em apelo à moralidade. Depois, caninamente escapole sob um coro de "frases melífluas e soantes, capazes de fazer arrolhar o mais duro ouvido". Nesse projeto de republiqueta "aninha-se muita gente de condição duvidosa, parte dela ninfas de 13 de Maio" capazes de "cenas repugnantes, provocações, desordens e aulas completas do mais decente vocabulário". São as próprias famílias da vizinhança que infestam o jornal *O Fluminense* contra a frouxidão da secretaria de polícia. As denúncias eram comuns, algumas falam que as ninfas, "completamente embriagadas, promovem desordens e com palavras e gestos que ofendem a moral pública, privam as famílias de chegar às janelas de suas casas a qualquer hora do dia ou da noite".[473] Sofria a moralidade pública do "solfejo nauseabundo que se ensaia a toda hora", isso porque cheira mal a estalagem do Lopes aos narizes daquele 1889. Assim cheiravam prédios semelhantes no Rio de Janeiro fazia algum tempo. Fazia 10 anos desde que um relatório da Comissão Sanitária do Sacramento escrevia sobre certas casas que exalam "um cheiro especial que as distingue de qualquer uma outra".[474] O ar é muito viciado, muito alterado pelo produto da exalação pulmonar nas "casas habitadas por pretos minas"[475] cujos vícios se igualam a epidemias em termos de contágio.

É um fenômeno novo. Existiu a velha cidade colonial, a topografia que cooperava para a insalubridade, a herança dos portugueses que não encararam suas construções sob o ponto de vista da higiene. A década de 1870 atribuiu prejuízos físicos e morais à aglomeração urbana, e até então tínhamos rigorosamente uma medicina da profilaxia social. Sim, o período de então requenta aquelas urgências, mas opera com um ingrediente que não tinha sido mapeado suficientemente pelo regime enunciativo próprio do nosso dispositivo.

---

472 *O Fluminense*, 26 de maio de 1889, p. 2.

473 *O Fluminense*, 27 de abril de 1887, p. 2.

474 BR RJAGCRJ Códice 8.4.24 Fundo Câmara Municipal – Série Higiene Pública, p. 37.

475 *Ibidem*, p. 37.

Isso se desenha às portas do 13 de maio e ganha outra textura no período pós-abolicionista. É que a atmosfera incendiária do risco de fim do paternalismo senhoril se deu menos pelos prejuízos nos cafezais – a imigração era uma realidade consumada e promissora – do que pelo desmanche de antigas hierarquias (isso explicará o incrível silêncio aberto entre 1888 e 1917, quando o primeiro Código Civil fica pronto). Como escreve Wlamyra Albuquerque – na sua pesquisa impecável sobre a cidadania negra no XIX –, "fazer transbordar para a sociedade pós-abolicionista as regras sociais do mundo escravista foi o principal empenho das elites. Entre as formas de salvar os ex-senhores do desatino estava a de garantir-lhes a exclusividade da condição de cidadão".[476]

Como diz o presidente da Comissão Sanitária do Sacramento, o Dr. Peregrino Freitas, "a higiene pública, apesar de ser um ramo das ciências médicas, não está confinada nos limites daquele domínio".[477] Nesse caso está a parte a que nos referimos: a parte em que não se pode medir a higiene pública com a régua da ciência médica nem com a régua do ódio de classe.

"A freguesia da Gávea está enfestada de vadios", dizia um jornal em 1889. Assina a denúncia não o inspetor de quarteirão, mas "a moralidade pública".[478] Foliões frequentadores de zungus e reuniões ilícitas desmoralizam as famílias locais, que pediram providências. Trata-se de cortiços que "pululam de libertos, que preferem a vadiação ao trabalho honesto e retribuído. E não satisfeitos com isto tratam de transviar os que se acham empregados e de atraí-los para os cortiços e para as suas orgias." O subdelegado Vergueiro faz a locatária do cortiço assinar termo de bem viver, porque bailes-orgias não têm licença da polícia, e "por ter ainda no seu interrogatório declarado que não tinha ocupação alguma, e que isso não era da conta da autoridade". A suspeição com a festa negra reanimava a promessa de que o dia do desabamento da ordem de mármore e barbárie será indistinguível da paixão trágica dos grandes carnavais das roças e ranchos. Os casos são incontáveis, como esse outro cortiço na Rua Itapiru, onde "moram alguns devotos de Baco que quase todas

---

476 Wlamyra Ribeiro de Albuquerque, *O jogo da dissimulação: abolição e cidadania negra no Brasil* (São Paulo, Cia. das Letras, 2009), p. 123.
477 BR RJAGCRJ Códice 8.4.24 Fundo Câmara Municipal – Série Higiene Pública, p. 38.
478 *Gazeta da tarde*, 30 de julho de 1889, p. 2.

as noites, até bastante tarde, gritam e berram".[479] Tudo se passava como se a comoção popular que as pestes e revoltas despertam nascesse do mesmo tutano dos festejos.

Certa profilaxia racial se organizaria para conter abusos de liberdade. Não que eles inexistissem antes do 13 de maio. Mesmo porque a conquista do fruto do próprio trabalho significou para o escravizado de ganho uma relativa conquista do direito de mobilidade, e isto gerou reações. Dá para dizer que africanos e descendentes conquistaram espontaneamente ambos – falávamos sobre isso em outro contexto. A possibilidade de viverem por si não transformava relações de trabalho apenas, implicava redução de eventuais sevícias senhoriais e possibilitou reocupação de laços familiares um dia interditados. O 13 de maio torna extinta a escravidão no Brasil – é uma lei proibitória, não mais do que isso. Até porque, como nos ensina Wlamyra Albuquerque, o 13 de maio, em linhas gerais, libertou poucos negros em relação à população de cor. "A maioria já havia conquistado a alforria antes de 1888 através das estratégias possíveis".[480]

A escravidão do homem pelo homem é extinta sob a condição de outras formas impessoais de produzir não liberdades. Foi comum pensar que qualquer índice de liberdade dada ao escravizado era um índice de violência subtraído do senhor – logo, estaríamos a falar de margens de possibilidades, por assim dizer, pré-legais. Mas com a crise do modelo escravista, liberdade se torna sinônimo de libertação, liberdade se torna abolição da condição no interior da qual o Eu se constituiu como objeto do outro. Um conceito de liberdade radicalmente associado à experiência moderna porque apenas dotado de sentido concreto na oposição à realidade da escravatura e da servidão.[481] Ganhávamos assim um conceito negativo de liberdade: liberdade se tornava um bem que

---

479 *Gazeta de notícias*, 26 de maio de 1888.

480 "Osório Duque Estrada computou os seguintes números da população escrava no país: em 1873 (1.541.345); 1883 (1.211.946) e 1887 (723.419). Já na Bahia entre 1864-87, a população escrava caiu de 300 mil para 76.838 pessoas. A mortalidade, as alforrias e o comércio interprovincial de escravos justificavam essa estatística. Em Salvador, o decréscimo era ainda mais expressivo. Em 1887, na capital da província, onde o número de alforrias era mais elevado, estavam matriculados exatos 3.172 escravos. Concordando com essa estimativa, João José Reis contabiliza que 'entre 1872 e o último ano da escravidão, a parte escrava da população soteropolitana teria declinado de perto de doze por cento, para algo em torno de dois e meio por cento'". Wlamyra R. Albuquerque, *O jogo da dissimulação*, , 2009, p. 96.

481 Cf. Achille Mbembe, *Sair de grande noite: Ensaio sobre a África descolonizada* [2010], trad. Narrativa Traçada (Luanda, Edições Mulemba, 2014), p. 53.

se conquistava, um direito que se adquiria, mas cujo conteúdo é a negação de algo, a extinção do cativeiro. Mas não apenas. Liberdade apenas alcança valor quando a escravidão é absorvida e interditada no plano legal, e aí ela se realizava. Nos tempos do imperador, a escravidão era a violência na sua forma pura, os séculos de exploração do negro pelo branco foram ritualizados não pelo Direito, mas pelos transbordamentos do colonialismo de outrora. Já em 1880, José do Patrocínio escrevia: "Hoje ninguém mais pode impedir que haja entre o senhor e o escravo uma suspeição, que se há de aumentar dia a dia. O senhor pelo temor da abolição, o escravo pela convicção de que a sua posição não tem base nem na lei, nem na natureza".[482] A indústria infernal do escravismo proporcionou uma sociedade obcecada por esse gênero de parasitismo. O senhor de escravos, o "hábito do absolutismo e da tirania para os escravos reduziu os fazendeiros e os senhores de engenho à impossibilidade de tratar com homens livres",[483] como bem dizia Rebouças. Chicote empunhado, julgavam-se dispensados de raciocinar; o escravocrata não admite a réplica, não assimila a contradição. Então aguardou-se da Lei que saneasse a degradação moral dessas relações, a mesma Lei que nem se deu ao luxo de regular as relações de cativeiro. As surras, infâmias, espoliação, tortura acompanhada de morte, o ter a vida em risco foi a mediação para a conquista da liberdade. Mas trata-se, como dizíamos, de uma liberdade que não viria como motivação ou finalidade que ultrapassasse a própria conservação da vida, a reprodução da existência. Daí que o negro brasileiro, uma vez liberto, jamais se reconciliaria com esse mundo objetivo que ele próprio criou, mas esse mundo objetivo por ele criado se tornaria estranho, autônomo em relação a ele, e por isso o aliena, subjuga-o. O trabalho de suas mãos significou a servidão, a miséria e a não humanização de sua natureza. A autocriação por meio do trabalho não foi peça decisiva nas experiências de sua emancipação.[484] Porque o gesto descolonizador, as práticas de descontinuar antigas subjetividades servis, como veremos no final, viriam de outras matrizes de

---

482 José do Patrocínio, *Gazeta de Notícias*, 6 de setembro de 1880.

483 André Rebouças, *Conforederação abolicionista. Abolição imediata e sem indenização*, Panfleto n. 1 (Rio de Janeiro, Typ. Central, 1883), p. 20.

484 Paul Gilroy, *O Atlântico negro: modernidade e dupla consciência* [1993], trad. Cid K. Moreira (São Paulo, Ed. 34, 2001), p. 100.

autocriação poética. Viriam de lutas políticas transversais, diríamos, pouco afeitas à governamentalidade biopolítica moderna.

No 13 de maio, poderíamos pensar que trocávamos uma liberdade ilimitada por uma liberdade juridicamente instituída, mas melhor seria dizer apenas que variamos entre a conivência com figuras da animalidade útil e a criminalização de uma prática que nunca deixou de contar com o mutismo da estrutura jurídica. A escravidão se tornaria um dia crime, e nada mais, essa foi a oferta civilizatória com a qual a modernidade recompensou a diáspora africana. "A escravidão está extinta", eles disseram, "então não façam muito barulho, deixem a Justiça zelar por vocês, porque vocês estão libertos e a abolição é a realização da liberdade que todos queríamos. Agora que estamos quites, não há nada para além da lei sancionada, a lei garante que somos igualmente livres, então não olhem para trás, o Brasil é o futuro prestes a se realizar". Isso não significa que o Direito seja uma farsa – ainda que o seja –, mas o 13 de maio não foi uma demanda da Justiça, e sim do controle. O que agora teremos pela frente são margens legais onde a tecnologia policial mediará, sistematicamente, relações então desfeitas entre senhores e escravizados. E daí a necessidade maior de aprimorar instrumentos de controle urbano. Isso passa pela eficiência do dispositivo médico-higienista diante da urgência de individualizar os indóceis da higiene doméstica. O crescimento da população de cortiço e a demanda pelo controle urbano eficiente implicarão a modulação da capacidade de discernir melhor o suspeito de morar em cortiço. A aparição de uma profundidade identitária, até então ausente na documentação das instituições que se ocupavam de cortiços, é um aprimoramento de processos de racialização: os nagôs e os pretos minas e as suas imprecauções higiênicas; as ninfas do 13 maio e o seu vozerio libertino; os libertos e portanto vadios, rivais do trabalho.

O "morador de cortiço" ganhará a substancialidade racial que compensa sua mobilidade de habitação. "Sabemos porém, e sabem-no todos, que dezenas e dezenas dessas habitações têm sido fechadas pela polícia e que cada uma delas dava abrigo a centenas de pessoas. O que é feito de toda essa gente? Onde se oculta?"[485] Provavelmente nos cortiços que escapam à

---

485 *Gazeta da Tarde*, 20 de fevereiro de 1884, p. 1.

fúria das comissões. Aí a população formiga. O pretexto da higiene condenou um cortiço que tinha 100 habitantes, um seu cortiço vizinho passa a 300.

> Expulsa, precipitadamente, do seu domicílio, cada uma dessas famílias procurou o domicílio de uma família conhecida, e, num cubículo onde até hoje moravam 6 ou 8 pessoas, moram, agora, por força das circunstâncias – 18 ou 20. Eis como o povo resolveu a questão. Expulso daqui refugiou-se acolá. Estava disperso pela cidade, e agora acumulou-se em determinados lugares. Os cubículos que escaparam à interdição e que em geral têm um número de habitantes muito superior à sua lotação, duplicaram e triplicaram o número de seus tristes hóspedes.[486]

Um candeeiro de querosene, trouxas de saias de chita, caixas de chapéus com trapos, tudo arremessado ao meio da rua, os guardas, os curiosos. Retornam aos poucos os inquilinos, a mobília inutilizada na rua. Avançam contra as portas dos cômodos para catar o que ficou no caminho. Depois os carroceiros, as carroças abastecidas e a mudança para algum cortiço de uma rua vizinha ou algum abrigo de parente. Normalmente – pelo decreto que desde 1882 regulamentava o serviço de saúde pública[487] –, estalagens e dormitórios públicos podiam ser multados por superlotação. Mas só podiam ser interditados pelo período de um a três meses, em casos de reincidência. Constatado dano à saúde pública, a Junta remetia à Câmara pedindo que fossem feitos os melhoramentos acusados pelo engenheiro do Ministério dos Negócios do Interior. Na prática, muitas casas não eram desalojadas durante as obras de reparo, então permaneciam em atividade enquanto durassem os empenhos e padrinhos. Autoridades sanitárias pressionaram por uma legislação menos tolerante. O presidente da Comissão Sanitária de Sta. Rita pedia em 1880 que se procedesse sumariamente ao fechamento, para só depois permitir que fossem feitas as reformas necessárias – "até se obter o completo saneamento dessas numerosíssimas habitações das classes pobres do Rio de Janeiro que decerto não achariam abrigo em parte alguma".[488] O doutor – cuja opinião merece o mesmo respeito que a sua memória – dizia que se não fossem

---

486 *Ibidem.*
487 Cf. Decreto nº 8.387, 19 de janeiro de 1882.
488 BR RJAGCRJ Códice 8.4.24 Fundo Câmara Municipal - Série Higiene Pública, p. 18.

tomadas medidas severas, outros dirão com justiça "que somos indiferentes à perda de tantos" que "representam pela maior parte"[489] braços vigorosos e úteis.

Embora o arrasamento das estalagens fosse medida extrema, não era por isso menos comum. Aquelas casas cujos proprietários privilegiados sustentavam alguns favores sobreviviam por mais tempo (há casos de vereadores que vendiam concessões para construção de cortiços).[490] José do Patrocínio, editor do *Gazeta da Tarde*, chegou a insinuar que Conde d'Eu era proprietário de um verdadeiro cortiço erguido a fidalgas alturas. Apesar de tudo encontramos indeferidos, em sua grande parte, os pedidos de licença ou concessão para construção no período posterior a 1880, fossem eles requeridos por figurões, militares do alto escalão ou especuladores médios.

Em 1891, o Diretor da Casa da Moeda escreveu à Junta denunciando o abuso que representava a existência de uma enorme estalagem na Rua General Caldwell nº 89, e que ocupava todo o espaço compreendido entre os fundos do Quartel do Regimento Policial e a Casa da Moeda. Era uma das mais vastas da cidade. Estendia-se em largura por detrás dos prédios 87, 89, 91, 93, 95, 97, 101 e 103 da referida rua. Continha 114 cômodos ou casinhas, com portas em torno do terreno e em duas alas unidas pelo fundo no meio da área da estalagem. Dizia que a estalagem se encontrava "na pior situação sanitária pela sua má disposição e aglomeração de moradores, e morrendo aí quase diariamente diversas pessoas de febre amarela, chegando, segundo sou informado, essa mortandade até 17".[491] Ou seja, não era treinado só na especialidade de imprimir cédulas o Diretor. Era também fluente na cartilha de uso comum de uma experiência da epidemia gerada no colo do higienismo. Denunciar a má disposição sanitária e a aglomeração dos moradores é encomendar tanto um "arrasamento de todos esses antros de imundícias" quanto a percepção de que ali há "um escândalo moral, sanitário e econômico".[492] O vocabulário da higiene doméstica popularizou-se, nas notas dos jornais, nas soluções práticas do cotidiano, nos laudos de polícia. Atribuir a falta

---

489 BR RJAGCRJ Códice 8.4.24 Fundo Câmara Municipal – Série Higiene Pública, p. 18.
490 Cf. *Gazeta da Tarde*, 21 de novembro de 1885, p. 2.
491 BR RJAGCRJ Códice 43.1.27 Fundo Câmara Municipal – Série Cortiços e Estalagens, p. 6.
492 *Ibidem*, p. 6.

de asseio ou a má condição higiênica a uma rua, a uma casa, a um indivíduo era lançar sobre ela o escárnio e a suspeita.

Pois bem, o Inspetor de Higiene recebe com entusiasmo a denúncia e despacha para o Ministério exigindo a demolição, por desapropriação, desse cortiço que vem proporcionando "elementos para o aparecimento de casos repetidos de febre amarela".[493] O engenheiro encarregado prepara uma visita à estalagem e classifica, minuciosamente, tudo o quanto é capaz de ver sua sensibilidade, entre o que "as mais censuráveis infrações das leis higiênicas de construção".[494] O relatório retorna à mesa do Inspetor, que por fim despacha com uma segunda nota pedindo a remoção do "perigoso foco de febres de mau caráter que, em épocas anormais, assumem o caráter epidêmico".[495] A resposta vem de cima em tom seco e frio. "Entendo que o Ministério do Interior deve limitar-se a promover a execução das disposições do regulamento sanitário."

Quer dizer, a providência solicitada pela Inspetoria Geral de Higiene – a demolição, por desapropriação – não podia ter lugar, porque a isso se opõe o disposto no art. 83 do regulamento sanitário. A desapropriação só poderia ter lugar por utilidade pública ou municipal, e não era o caso. Portanto a estalagem permaneceria fechada, mas por pouco tempo. Encontramos no obituário dos jornais italianos residentes naquela estalagem, e que faleceram entre 1891 e 1892, por razões as mais diversas, nenhuma delas a febre amarela. Poucos anos depois, 1895, o proprietário do edifício despacharia o seguinte requerimento.

> Cidadão Prefeito da Capital Federal
> O Coronel João Leopoldo Modesto Leal, proprietário da estalagem da rua General Caldwell nº 89, pede licença para reconstruir a referida estalagem, obedecendo ao plano que apresenta por cópia, confeccionado segundo as prescrições da lei de 15 de setembro de 1892.

Seguia em anexo uma planta com uma Vila Operária de 40 casas geminadas de porta e janela, organizadas ao longo de dois corredores. Cada unidade continha dois cômodos frontais de 2,4m × 4,4m e uma cozinha nos fundos de 2m × 4m. São proporções estranhas, se comparamos com os projetos para vilas operárias

493 *Ibidem*, p. 8.
494 *Ibidem*, p. 11.
495 *Ibidem*, p. 15.

das primeiras décadas do século XX. Mas se lembrarmos que havia bem pouco tempo as casas não eram equipadas com água encanada e esgoto, e que para as lavadeiras, carregadores de água etc. a distinção entre trabalho doméstico e trabalho de rua nunca esteve bem delineada, saberemos que a distinção entre casa e rua não são coisas sobre as quais podemos fazer algum juízo acertado. A importação da ideia de lar como ambiente de intimidade e conforto não é coisa com a qual se tinha qualquer compromisso imediato.

O pedido do Coronel João é indeferido, tanto pela Secretaria de Obras quanto pelos higienistas, por se tratar de um autêntico *cortiço*. Parece-nos que a estalagem havia sido interditada e fechada em definitivo, o que possivelmente motivara a refundação completa do edifício. Entre o fechamento da estalagem e o ano em que foi indeferida a obra de refundação das casinhas, entra em vigor um protocolo legal muito menos truncado. O pedido de maior severidade dos médicos já tinha sido escutado.

A lei nº 85 de 20 de setembro de 1892 transferirá para a municipalidade os serviços de higiene e a polícia sanitária, regulando a demolição de edifícios que representam perigo e embaraço para a população. Três meses depois que a lei é sancionada, assumirá Barata Ribeiro, o próprio. Já antes de ocupar a cadeira de prefeito, na condição de membro do Conselho da Intendência Municipal, despachara uma circular encomendando dos fiscais das freguesias urbanas um mapeamento das estalagens de cada jurisdição que precisavam ser fechadas ou demolidas. Era questão de tempo. O temperamento enérgico do prefeito atualizou a lei na realidade. Pereira Passos não criou nada que não pertencesse já à ordem do admissível.

Cortiços diziam respeito também a imigrantes portugueses que trabalhavam em pedreiras, campesinos europeus improvisados na manufatura ou na indústria das ocupações informais que a capital oferecia. Alojar o imigrante proletário tornava-se dever cívico e função da caridade pública. Lembremos que *O Cortiço* de Aluísio Azevedo tratava do aculturamento de um aldeão português, sua corrupção pela festa, a reforma dos apetites, o abrasileiramento pela influência do meio. O vigor europeu foi considerado fator social da maior importância; daí a comoção para alojar o proletário de modo mais humanitário, em habitações mais decentes e higiênicas, ao invés de largá-lo nas aventuras dos quiosques e encruzilhadas. Da imigração dependia a correção da nossa deformidade civilizatória, e o Rio de Janeiro como rota da imigração dependia de um porto que rivalizasse com os portos salubres do mundo. "Mãos à obra, o governo deu toda a autonomia à Junta, a polícia está disposta a auxiliá-la, a salubridade da cidade está pois confiada agora e de fato às comissões sanitárias e à Junta no que diz respeito aos cortiços".[496] Não é que o cortiço não se deixasse domar pela verdade da ciência médica – o que de fato acontecia –, mas chegávamos a um estado de coisas em que, da perspectiva dos seus moradores, estavam desfeitos os limiares entre a municipalidade, a higiene pública e a polícia. A habitação coletiva, seus moradores e o proprietário conseguiram erigir "um Estado em outro Estado".[497] Em face às leis higiênicas e de salubridade pública os cortiços exerciam a mais completa rebeldia; sem que os arrendatários pagassem licenças nem impostos Municipais ou do Tesouro em relação ao número dos cubículos, exerciam um radical liberalismo; porque não estavam sujeitos às leis policiais, negavam entrada às autoridades, quando não garantiam esconderijo para seus suspeitos em seus labirintos.

Um engenheiro das Obras Municipais incomodava-se com um cortiço que dava fundos "para o mar, sendo destarte acessível a visitantes noturnos que vão ali pernoitar para escaparem à ação da polícia".[498] Um delegado de polícia que denunciava uma estalagem abandonada "contendo muitos quartos em ruínas, que podem servir de abrigo, durante a noite, a vagabundos e gatunos".[499] O argumento de que os cortiços na cidade do Rio de Janeiro são "focos de infecção terríveis e concorrem para o desenvolvimento da febre amarela"[500] já se fazia indissociável, em plena década de 1880, do argumento segundo o qual "são os habitantes dos cortiços que mais contribuem para as estatísticas criminais".[501]

Rasuremos daqui em diante o princípio do Dr. Peregrino, presidente da Comissão Sanitária do Sacramento. Não é tanto a Higiene que, apesar de ser um ramo das ciências médicas, não está

---

496 *Gazeta da Tarde*, 21 de dezembro de 1883.

497 BR RJAGCRJ Códice 43.1.25 Fundo Câmara Municipal – Série Cortiços e Estalagens, p. 79.

498 BR RJAGCRJ Cód ce 43.1.26 Fundo Câmara Municipal – Série Cortiços e Estalagens, p. 18.

499 *Ibidem*, p. 97.

500 *Gazeta da Tarde*, 21 de dezembro de 1883.

501 *O Fluminense*, 7 de novembro de 1880, p. 2

confinada nos limites deste domínio. Digamos que é o poder de polícia que, apesar de ser a especialidade das praças e da cavalaria, não está confinado nos limites da delegacia. Concluímos que, quando em nossa sociedade a experiência da epidemia passou enfim a ser colonizada pela prática higienista, o "modelo técnico-médico da cura" conduziu o "esquema político-moral"[502] de quadriculamento para fora de si mesmo. E foi neste movimento de "exteriorização" que a polícia tomou a palavra para dizer aquilo que Johann Moritz Rugendas, em 1825, escrevia sobre a vida dos escravizados no Rio de Janeiro: vocês gozam em geral de muita liberdade, pois têm o dia inteiro disponível para tratar de seus negócios, bastando-se recolherem-se à noite; seus senhores só se preocupam com vocês na medida em que se faz necessária a cobrança hebdomadária. Quanto mais o senhor está distante de vocês em lugar e categoria, mais liberdade usufruem, menos são inspecionadas e controladas suas ações, mais pálida fica a comparação entre o africano e o ser humano. Vocês estão tendo muitas alegrias e eu preciso explorar as paixões tristes de vocês, eu preciso delas para exercer meu poder.[503]

Acerta em cheio aquele doutor da Academia Imperial de Medicina: o Rio de Janeiro é semelhante a um vasto cortiço. O cortiço é uma das instituições que, por espontaneidade nossa, felizmente

---

502 Michel Foucault, *Vigiar e Punir* [1975], trad. Raquel Ramalhete (Petrópolis, Vozes, 2009), p. 234.

503 "Uma boa parte da população escrava do Rio de Janeiro está no serviço doméstico dos ricos e da alta sociedade: são artigos de luxo, que têm muito mais a ver com a vaidade dos senhores que com as necessidades reais da casa. A maioria desses escravos veste uns *librés* de gênero muito antigo, e esses *librés*, combinados às cestas que carregam nas cabeças, tornam-nos verdadeiras caricaturas. Eles têm pouco ou nenhum trabalho; a alimentação deles é muito boa; e, no geral, são tão inúteis quanto os servos dos grandes senhores da Europa – por isso imitam-lhes os vícios com grande facilidade. Boa parte dos escravos das grandes cidades está sujeita a pagar aos senhores todas as semanas, ou mesmo diariamente, uma determinada soma, que procuram obter exercendo uma profissão: carpinteiros, sapateiros, alfaiates, marinheiros, porteiros etc. Conseguem, desta maneira, ganhar facilmente uma quantia maior do que o senhor exige; e conquanto, em seus negócios, economizem, conseguem resgatar sua liberdade em um espaço de nove a dez anos. Se isso, porém, não chega a acontecer com a frequência com que esperaríamos, é porque os negros possuem disposições de se deixarem arrastar às despesas as mais extravagantes – sobretudo em termos de roupas, tecidos e fitas de cores berrantes. Dispensam nesse tipo de coisa quase tudo o que ganham. Eles gozam em geral de muita liberdade, e sua existência é bastante suportável, porque eles têm o dia inteiro disponível para tratar de seus negócios, bastando que se recolham à noite. Os senhores com eles não se preocupam, senão o necessário para que lhes assegurem o pagamento semanal. De manhã, antes de partirem, e à noite, quando voltam, ganham farinha de mandioca e feijão; o almoço eles têm que providenciar por conta própria. Há mulheres escravas que ganham seu sustento da mesma forma, tornam-se enfermeiras, lavadeiras, vendedoras de flores e frutas." Em RUGENDAS, Maurice. *Voyage pittoresque dans le Brésil – 4° Division: Moeurs et Usages des Négres*. Paris: Engelmann, 1827, p. 17-18. Tradução nossa.

nos rege. Assentou os seus arraiais por toda a cidade, no meio do mais distraído indiferentismo dos poderes, nos centros mais populosos, ao lado dos palácios, por toda a parte, enfim, onde havia um lote de terra disponível. Então,

> umas célebres comissões médicas, às quais o povo tem chamado *comissões cínico-sanitárias* entendeu que se a pobreza ali corria sérios riscos de vida e que no meio da rua, ao sol e à chuva, dormindo pelas praças ou acampando à bela estrela, poderia estar em melhores condições. *Alguns moços louros tomaram a si o papel de anjos exterminadores, e chamando o gládio policial em seu auxílio, já que a tradicional espada de fogo da cena bíblica se tinha apagado e extinto, há muito tempo, expulsou desses paraísos terrestres os seus naturais hóspedes.*[504]

Como nos tempos de sedição, em que os amotinadores ganham as ruas gritando "Fecha! Fecha!", as comissões sanitárias glosaram esse mesmo mote e centenas de habitações foram interditadas, e seus hóspedes despejados, empurrados para territórios em fuga, alargaram as fronteiras. "Quando o querem fazer desaparecer, ele resiste, como se tivesse força igual a que determina a consolidação incessante da crosta da terra".[505] E de feito, essas ruínas merecem estar destinadas a dar-nos finalmente terra firme para substituir o pântano policial, que até agora ameaça entre nós o encantamento da vida na cidade e a hospitalidade que nos ensinaram nossos mais velhos.

Afirma Lima Barreto que "o quilombola e o corsário projetaram um pouco a cidade".[506] O corsário projetou as fortalezas, o quilombola projetou a ritualização dos espaços. E pode-se pensar uma vida quilombola de cortiço, como pequenos abolicionismos da vida cotidiana. Atuando nas frestas e vielas, cobertos com *mariwo*, nos jogos de avanço e recuo com relação a acordos superestruturais. Lá estiveram os corticeiros daquela cidade quase desacontecida, como posseiros urbanos, porque o que fizeram foi ocupar terras devolutas e sem função social, dando uma natureza pré-legal à luta política. Cortiços foram quilombos do território urbano, atuando na dinâmica de estratégias contra poderes não estatizáveis. Explicamos: sabe-se como essa Corte foi pouco

504 *Gazeta da Tarde,* 16 de fevereiro de 1884, p. 1.
505 *Gazeta da tarde,* 31 de janeiro de 1885, p. 1.
506 Lima Barreto, *Vida e Morte de M. J. Gonzaga de Sá* [1919], 1956, p. 66.

amiga de espaços neutros, quadrados, monocromáticos. A linha reta, sisuda e gelada, perdia para as imprevisíveis dilatações e curvas dos nossos morros, ruas, rios e quarteirões. Entre todos os lugares de passagem como bondes e estações, entre lugares abertos ou de parada transitória, como cafés, praias, portos, havia espaços outros, absolutamente outros: contraespaços, espaços hackeados ou heterotopias. São as pequenas utopias realizadas, só que ligadas a recortes singulares de tempo, possuidoras de "um sistema de abertura e de fechamento que as isola em relação ao espaço circundante".[507] Trata-se de um isolamento, mas que contém um dentro-e-fora não assinalável. Melhor dizendo, são assentamentos provisórios, nomadismos, territórios plásticos, porque não operam segundo as coordenadas da fronteira ou da contradição, mas na lógica da sobreposição, da dobra, do acavalamento. Por isso, qualificados pela polícia como labirínticos, falanstérios da perdição, núcleos da desobediência à jurisdição dos territórios. Suas portas e janelas, embora escancaradas, são dadas apenas ao olhar iniciado, ao não estrangeiro. Quilombos foram heterotopias, canais, redes de comércio de informação entre forros e fugidos. E os cortiços, nossos quilombos urbanos, reeditam sua funcionalidade hospitaleira, agora para os negros livres em processo de descolonização ética. Então poderíamos testar de fato a noção de quilombo para caracterizar a dinâmica da vida de cortiço e identificar aí a constituição de um abolicionismo microfísico, um abolicionismo quilombola capaz de fazer explodir aquilo que o 13 de maio jamais pôde deixar de negligenciar: descontinuar antigas subjetividades servis, descongestionar novas subjetivações, mobilizar a transversalidade nas lutas. Um "Estado em outro Estado", desde que se compreenda seu caráter heterotópico, desde que se compreenda que nesse gesto se excede o próprio Estado para tornar instáveis os autoritarismos e ameaçar a legitimidade do poder policial. Até porque operar na lógica das heterotopias significa não estar articulado conforme a contradição entre territórios excludentes ou opostos uns aos outros. Isso não significa fazermos a celebração de um mundo boêmio e sem raízes – justamente o contrário. Significa na verdade essa ideia de Beatriz Nascimento, que consiste em interpretar quilombos como "sistemas

---

507 Michel Foucault, *O corpo utópico – As heterotopias* [1966], trad. Salma T. Muchail (São Paulo, n-1 edições, 2013), p. 26.

sociais alternativos, ou no dizer de Ciro Flamarion: brechas no sistema escravista".[508] Ou seja – e isso é o mais importante aqui –, quilombo foi o destino da fuga apenas porque as brechas, as frinchas, são o destino do quilombo. A "fuga implica numa reação ao colonialismo"[509] e o quilombo, tendo sido o destino precursor da fuga, também é a instituição que procede como frinchas no sistema, traduzindo territorialmente as instabilidades da manutenção do colonialismo. Como isto se dá? Se a arquitetura colonial construiu fortalezas, o modernismo funcionalizou os espaços e o capitalismo conformou o solo urbano à acumulação de renda, o quilombo inventou a ritualização dos espaços.

Existe um ditado iorubá que diz: *"Ibiti enià kò si, kò si imalè"*: "Ali onde não há ser humano, não há deuses". Quer dizer, existem religiões (e até instituições políticas) que querem dar conta de tudo. O candomblé, que se sabe não onipotente, não responde tudo. E sabe que não responde tudo, e esta é uma virtude sua. Esse pode ser um primeiro sentido para o ditado, a saber: *aí onde não há orixá, não habita o mistério, nem perspectivas, nem encruzilhadas.* A modernidade no Ocidente, que por tanto tempo se orgulhou de pensar a finitude do homem, não pensou a finitude do próprio Ocidente. Talvez seja por isso que quando não for possível pensar candomblés e umbandas como religiões históricas talvez não seja relevante pensá-los dentro dos moldes de religiões. Existem várias umbandas, e o candomblé é resultado de elaboração de diversas culturas africanas, produto de várias afiliações. Existem também vários candomblés (Angola, Congo, Efan etc.), quer dizer, as divindades africanas são territoriais, estão ligadas à terra, por isso a mobilidade geográfica da religião gerada pela diáspora quase não teria feito sentido se os orixás não acompanhassem seus filhos à América. Aí está outro sentido para o ditado "ali onde não há ser humano, não há deuses": *o orixá, a divindade, existe na territorialidade, não na transcendência.* Assim como o *egbé* é local que contrai por metáfora espacial o solo mítico da origem e faz equivaler-se a uma parte do território histórico da diáspora, também o quilombo.

---

508   Beatriz Nascimento, "O conceito de quilombo e a resistência negra" [1985], em Alex Ratz, *Eu sou atlântica: Sobre a trajetória de vida de Beatriz Nascimento* (São Paulo, Instituto Kuanza / Imprensa Oficial, 2006), p. 121.

509   *Ibidem*, p. 122.

Aí o indivíduo em vida não está em face de sua própria finitude. O indivíduo, centro de inscrição de *òrìsás*, está em face da finitude da presença espectral dos ancestrais escravizados. Ele está radicalmente em face daquilo que se encontra – vindo de nossos ancestrais – quando chegamos ao mundo, em face dessa presença espectral ritualisticamente territorializada. Mais do que isso. Como me explicou recentemente Katiúscia Ribeiro, cultuamos um ancestral porque antes de ele ser encantado ele existiu aqui. Mas nossa ancestralidade – ela me disse – não parte do acorrentamento, da violência física, ela parte de um momento em que não existiam correntes e não existia quem acorrentasse. Aí residiu certa abertura para uma necessária *segunda abolição*, que não consistiu simplesmente em abolir o outro ou abolir as formas de servidão perpetradas pelo outro. Também não foi a transição de uma consciência danificada para uma consciência radicada na autodeterminação dos apetites, ou abandonada na apatridade liberal de um existir em sentido próprio. O que foi, e ainda é, essa segunda abolição? Seguindo Achille Mbembe, diríamos que a segunda abolição consistiria em "se autoabolir libertando-se da parte servil constitutiva de si".[510] Mas podemos também rasurar essa fórmula, atrelando-a à ritualização dos espaços como prática operadora das subjetivações.

Foi necessária uma segunda abolição, dissemos, muito mais complexa e muito menos instantânea que a primeira, porque foi expansão do movimento da descolonização, ao mesmo tempo em que foi recusa ao conceito de descolonização entendido como transferência do poder da metrópole para as elites crioulas. Segundo Nabuco, em 1883,

> a emancipação dos escravos e dos ingênuos, posso repeti-lo porque esta é a ideia fundamental deste livro, é o começo apenas da nossa obra. Quando não houver mais escravos, a escravidão poderá ser combatida por todos os que hoje nos achamos separados em dois campos, só porque há um interesse material de permeio. Somente depois de libertados os escravos e os *senhores* do jugo que os inutiliza, igualmente, para a vida livre, poderemos empreender esse programa sério de reformas (...).[511]

---

510 Achille Mbembe, *Sair de grande noite* [2010], 2014, p. 54.

511 Joaquim Nabuco, *O abolicionismo* [1883] (Rio de Janeiro, Nova Fronteira, 2000), p. 170.

Seria no Parlamento e não em quilombos, zungus e cortiços urbanos onde se haveria de ganhar a causa da liberdade. Nabuco se apressa então em traduzir a comoção popular, a simpatia inerte e envergonhada pelas vítimas da escravidão, em "liberdade, não afiançada por palavras, mas lavrada em lei".[512] Em 1883, a causa dos escravizados parecia moralmente ganha – assim ele queria. Para ele, o abolicionismo seria oportunidade de transformar a consciência moral da dívida, o senso de justiça que devolve ao outro a humanidade subtraída em previdência política fática. Como se pela consolidação da lei a autoridade não só liberasse o escravizado do cativeiro, mas publicasse que "todos nós, brasileiros, somos responsáveis pela escravidão, e não há como lavarmos as mãos do sangue dos escravos".[513] O que ele esperava do 13 de maio era que, através da lei e graças a ela, o Brasil se reconhecesse como país racista e escravocrata. Aquilo que era transmitido ao mundo inteiro, "a reputação que temos em toda a América do Sul, de *país de escravos*",[514] essa identidade nacional, que "ao mundo civilizado" era óbvia, entre nós corria o risco do esquecimento.[515] Ora, houve política de reparação da barbárie ética e social, que é a obra impecável do escravismo? Houve autocrítica? Sequer o país escravocrata se olhou no espelho? Para Nabuco, a História não dá saltos, era preciso escrever de forma a apaziguar, esclarecer sobre o fato de que adiar a emancipação seria instigar "sintomas crescentes de dissolução social".[516] Era urgente convencer que a escravidão "em vez de ser uma causa de progresso e expansão, impede o crescimento natural do país".[517] Desde que votada a lei de 28 de setembro, o governo brasileiro tratava de fazer acreditar o mundo que escravidão não mais havia. Antes disso, a primeira iniciativa pela consolidação de uma

512   *Ibidem*, p. 28.
513   *Ibidem*, p. 168.
514   *Ibidem*, p. 163.
515   "Entretanto, não é menos certo que de alguma forma se pode dizer: 'A vossa causa, isto é a dos escravos, que fizestes vossa, está moralmente ganha.' Sim, está, mas perante a opinião pública, dispersa, apática, intangível, e não perante o parlamento e o governo, órgãos concretos de opinião; perante a religião, não perante a Igreja (...); perante a ciência, não perante os corpos científicos, os professores, os homens que representam a ciência; perante a justiça e o direito, não perante a lei que é a sua expressão, nem perante os magistrados, administradores da lei; (...) perante os partidos, não perante os ministros, os deputados, os senadores, os presidentes de província (...)." *Ibidem*, p. 28.
516   *Ibidem*, p. 167.
517   *Ibidem*, p. 164.

lei pela causa dos escravizados foi promovida não a favor da abolição, mas contra o tráfico. Sobre a lei de 1850, "dizia-se que a escravatura, uma vez extinto o viveiro inesgotável da África, iria sendo progressivamente diminuída pela morte".[518] E não bastou tentar fazer a escravidão desaparecer confiando a tarefa à mortalidade progressiva de africanos e à baixa expectativa de vida... Para todos os efeitos, podemos destacar Nabuco, artificialmente, como ápice de uma vertente do movimento abolicionista que perseguiu a eliminação de dispositivos institucionais coniventes com a escravidão. Qual é então a natureza da controvérsia? Hoje, confortavelmente distantes dessa série de acontecimentos históricos, pode parecer controverso considerar um sistema econômico latifundiário-escravagista como os joelhos do ordenamento jurídico-político do país e, simultaneamente, recorrer a ele para que reconsidere recursos. Se aquilo que naturalizou a relação senhor-escravizado foi justamente a complacência moral, associada à complacência oficializada pela marginalidade da escravidão em relação à lei, como exigir do sistema legal garantias? Até porque, oficialmente, para os escravocratas que tiveram a ousadia de exigir indenizações talvez sequer escravidão teria havido!

Absurdo duvidar do efeito avassalador das campanhas abolicionistas no parlamento e na imprensa. A propaganda abolicionista, em sua fase mais bonita e heroica, conjugou não só políticos e militares republicanos, mas robustas lideranças negras (e nem por isso unificadas em termos de projeto), como Luiz Gama, José do Patrocínio e André Rebouças. Mas o que mais nos atrai, voltando ao ponto, são as lutas transversais em oposição às lutas centralizadas conduzidas pelo abolicionismo parlamentar. Como operavam as brechas quilombolas garantidas pela resistência ao desaparecimento, pela renovação das práticas de sobrevivência? Afinal, os tipos de movimento por moradia popular, no centro da cidade, e a velocidade da compreensão da sua urgência aparentemente não se expressaram dentro das mesmas coordenadas dos balanços de conjuntura de sistemas como partidos ou instituições sociais. "O pensamento político há muito não tem mais como escapar de um grave dilema contemporâneo: como determinada ação de defesa da vida processada fora dos parâmetros do diálogo entre

---

[518] *Ibidem*, p. 1-2.

singulares ou do conflito regulado por leis, sem programa político ou organização prévia, insistentemente continua a ser considerada qualquer coisa menos ação política?"[519]

Pode-se pensar as vidas quilombolas de cortiço como pequenos abolicionismos da vida cotidiana, e enxergar em nossos posseiros urbanos a proliferação de lutas que não foram interpretáveis dentro das coordenadas políticas fornecidas pelo conflito entre republicanos e monarquistas. Lutas marginais, sem porta--vozes gregários, sem grandes gestos heroicos, lutas descongestionadas dos sistemas habituais de referência do poder imperial. E por que dizemos "posseiros"? Porque o direito à circulação e à moradia no centro da Cidade Velha não foi alguma coisa que se procurou resgatar pela via da Lei e do Direito. O gesto descolonizador dos quilombolas urbanos foi radicalmente a ocupação ritualizada do território, porque foi nessa ritualização da rua que se deu nossa aventura civilizatória. No Brasil, há um "enfeudamento" da terra que é equivalente à racialização da servidão de negros – como nos ensinou André Rebouças –, isso porque os "exploradores da raça africana são simultaneamente grandes monopolizadores de terra".[520] A abolição jurídica era metade da tarefa, porque o modelo de "exploração do homem pelo homem"[521] é indissociável do "monopólio territorial, o enfeudamento da terra, o landlordismo".[522] As caravelas não param de chegar neste país. Chegam em forma de biblioteca, em forma de escritório. O Brasil oficial se enclausurou excessivamente no sistema das minas e da fazenda, tivéssemos perpetuado seus valores e ambições estaríamos sufocados em um deserto de paixões tristes e corpos sem viço. Se nos fosse possível enxergar dentro da terra, veríamos que nestas cidades que também crescem para baixo, todo bem-estar e progresso foram invenções do suor e dos cadáveres negros, árabes, ameríndios etc. As riquezas do Brasil oficial são nossas também. Só que extraoficialmente, no intervalo dos ciclos econômicos, recriou-se, pela ritualização dos espaços, alguma coisa sem vocação para o capital e para o colonialismo: a rua.

---

519 Edson Teles, "Direitos Humanos, ação política e as subjetivações oceânicas", *Philósophos*, v. 23, n. 1, Goiânia, jan./jun. 2018, p. 235-264.

520 André Rebouças, , 1883, p. 18.

521 *Ibid,* p. 6.

522 *Ibid,* p. 40.

ULTIMAÇÃO

A subcena das ruas não circulou com hora marcada nem permissão dos guardas. Nossos bairros em construção foram erguidos como mutirões de domingo – os baldes subiram de mão em mão, como diz o poeta Marcos Nascimento. As obras não estão paradas. A rua e o edifício do Rio de Janeiro do século XIX propuseram uma inquietação filosófica, que foi sendo destravada da constelação de arquivos históricos e de algum estudo em filosofia contemporânea. Este texto é sobre o conceito de liberdade, o problema da liberdade. Ou menos a liberdade e mais seu abuso, o excesso de liberdade, o problema da *liberdade excedida*. Enquanto a ideia de liberdade mobilizou estruturas jurídicas e a racionalidade "liberal" daquela sociedade por quase 40 anos – pensamos entre a lei Euzébio de Queiroz e o 13 de maio –, o problema da liberdade em excesso, da liberdade excedida, prossegue por uma linha de aprimoramento sem termo. É uma veia aberta. Não que uma tenha substituído outra, mas certamente ambas são como mitos de origem do Brasil oficial. Paradoxalmente poder-se-ia dizer que o problema da liberdade excedida ganha relevo na crise da noção de liberdade. Porque o quadriculamento da liberdade excedida começa a cobrir, com excelência, aquilo que a privação da liberdade jurídica e a carência de cidadania não conseguiram evitar: a vida no que tem de ingovernabilidade inventiva, a cidade no que tem de encruzilhada, os corpos nos seus odores, a festa como fator civilizador, o amor em seus devires, o tempo não produtivo. Produzir uma liberdade assistida, privatista, fornecer uma liberdade para o sujeito fronteiriço, era o papel da parafernália jurídica na qual se baseou a República. Higienizar o corpo, tornar salubres tipos de rua, aburguesar o negro, desarmar o imigrante suspeito de imoralidade, essas foram as funções do poder de polícia. A polícia cumpria os sonhos de monumentalização da cidade enquanto parecia prescindir do conteúdo jurídico que versava sobre a cidadania de sujeitos de direito. Ela, melhor do que ninguém, realizava o sonho da burguesia de sobrado, e esse sonho consistia em fechar o tampão da cidade colonial. Acontece que a polícia realizou-se não na medida em que fazia valer o direito – nem na medida em que o suspendia integralmente –, mas "no ponto em que o direito se inverte e passa para fora de si mesmo, e em que o contradireito se torna o conteúdo efetivo e institucionalizado das formas jurídicas".[523]

Já que a noção de liberdade excedida esteve em íntima conexão com a tecnologia policial, por que não estudamos a polícia como instituição? Por que, ao invés disso, estudar como funciona o dispositivo médico-higienista? Primeiro porque não é a polícia que nos interessou, mas as práticas de poder correspondentes que, com sua colaboração, ganham a complexidade de uma tecnologia. Inscrever o fenômeno da polícia no drama histórico da sua institucionalização seria perder de foco algo fundamental, algo que não poderia ser explicado à luz da legislação, da justiça, dos regulamentos e burocracias. Mas onde identificamos as oportunidades em que uma Junta Central de Higiene Pública excede a si mesma, lá onde a fronteira entre regimes de verdade e relações de poder se insinua, existe aí uma margem em que poder e saber são reciprocamente pressupostos. E então o poder, que não podia ser conhecido senão indiretamente, será redescoberto em relações de saber. Nos regimes de verdade, nos jogos entre horizontes de enunciados e visibilidades, é-nos dado um "saber do poder". Não que o poder só exista nas relações de imanência com a verdade – mesmo porque há diferença de natureza que os tornam irredutíveis um ao outro –, mas foi esse um caminho que tomamos. Significa então que o poder será uma "figura de tecnologia política que se pode e se deve destacar de qualquer uso específico".[524] Digamos que Foucault seja nominalista quando estuda o poder, pois no poder não há fundamento ou matéria própria para o conhecimento: o poder é a física de impor uma ação qualquer sobre uma multiplicidade humana qualquer.[525] É o afetar e o ser afetado, a maneira pela qual afetos são distribuídos, o acontecimento naquilo que ele tem de relacional. Concretamente, do poder se espera que produza efeitos

---

523 Michel Foucault, *Vigiar e Punir* [1975], 2009, p. 211.
524 Michel Foucault, *Vigiar e Punir* [1975], 2009, p. 194.
525 Cf. Gilles Deleuze, *El poder: curso sobre Foucault II* [1986] (Buenos Aires, Cactus, 2014), p. 74-77.

tais quais *induzir, suscitar, extrair, pastorear, impor uma tarefa, otimizá-la* etc., isso é uma coisa. Deve-se então prescindir da ambição de tentar caracterizá-lo segundo um "uso" ou uma "função" específica (*curar, corrigir, educar, moralizar*), porque usos e funções são temas que nascem do saber. Assim como os "objetos" (o *doente*, o *negro*, o *suspeito*, o *criminoso*) nos quais a verdade escava uma interioridade, também pertencem ao saber. Se o saber é um composto de visibilidades e enunciabilidades, e o poder – em sentido abstrato – é cego e mudo, o poder de polícia será melhor reconhecido nas relações de captura com as práticas higienistas – com a Medicina Política –, nas funções concretas aí desempenhadas, na emergência das objetividades.

Uma segunda coisa: o excesso de liberdade é um problema de polícia, não do Direito, mas ele não se tornaria urgência social, não se tornaria fenômeno de cultura se não levasse em conta ou não fosse incorporado pelas implicações científicas forjadas por certa experiência da epidemia.

Quando em nossa sociedade a experiência da epidemia passou enfim a ser colonizada pela prática higienista, o "modelo técnico-médico da cura" conduziu o "esquema político-moral"[526] de quadriculamento para fora de si mesmo. E foi nesse movimento de "exteriorização" que a polícia cumpriu seu destino como fenômeno cultural. Porque, pensando bem, o que propôs a análise foucaultiana de natureza e dimensões microfísicas senão a advertência de o quão pouco prática é a perspectiva historiográfica que avalia as coisas nas vésperas dos grandes cataclismos ou sob o clarão dos dias de festa? Há de se reconhecer descontinuidades históricas nas coisas de todos os dias, nas pequenas invencionices práticas: a pressa para se enterrar um morto, o desaparecimento dos curandeiros dos classificados, as claraboias nas alcovas, o alargamento de ruas familiares, o aspecto antiestético de uma estalagem, a invenção do corpo anti-higiênico. Não porque esses fragmentos, coisas miúdas e sem importância, sejam a miniaturização de um sentido mais universal e totalizante. Mas porque é aí que o poder ignora princípios de individuação e preserva notavelmente um desequilíbrio arcaico, sua condição de não estratificado e, consequentemente, seus pontos inumeráveis de enfrentamento e focos de instabilidade.

---

526 Michel Foucault, *Vigiar e Punir* [1975], p. 2009, p. 234.

Ocupamo-nos da dinâmica das estratégias de lutas e contra poderes não estatizáveis, sob a perspectiva de que uma "estratégia só poderá ser segunda em relação às linhas de fuga, às suas conjugações, às suas orientações, às suas convergências ou divergências".[527] E ficaríamos felizes, ao final de tudo, se apenas esta última indicação de Deleuze fizesse sentido, mesmo que, sozinha, reverberasse fora do texto. Mas se nos pedissem que falássemos as mesmas coisas de um jeito mais leve e direto, escreveríamos sobre aqueles ancestrais cuja existência foi de um perigoso excesso de liberdade.[528] Pai Manoel foi uma dessas existências encantadas. E, sim, é urgente que um dia se faça a história inacabada desses encantados, apenas para que nós, perseguidos pelo passado da barbárie, fôssemos igualmente perseguidos pelo passado de transbordamentos. Para que uma vez mais a liberdade excedida que nos é destinada seja ritualizada. Porque no nascimento das nossas ruas houve primado das linhas de fuga sobre a infraestrutura das fronteiras. Não batemos no teto do que nos foi transmitido do passado em termos de práticas de liberdade.

Um exemplo apenas, um falso desvio, e terminamos.

Teria sido natural à população da África Centro-Ocidental ter improvisado, aqui no Rio de Janeiro, uma experiência de sagrado mais elástica que as fronteiras entre religião-profano do catolicismo. Se o complexo religioso da África Centro-Ocidental atravessa um Atlântico e uma floresta tropical para assimilar, de forma criativa, o indígena velho, o índio encantado, qual a nacionalidade do Caboclo, por exemplo, na umbanda? O Caboclo, na canjira dos encantados, qual o seu protocolo? Aí a noção de sincretismo e nada é a mesma coisa. *Ora ela impõe unidade de contrários, ora mantém um eixo subalterno e suficientemente pouco coeso para se deixar afetar sem produzir, a contragolpe, efeito similar.*[529]

Não era excepcional para o povo deslocado do Congo e de outros lugares da África Central cultuarem os ancestrais dos habitantes mais antigos de sua nova terra – neste caso, os índios brasileiros –, tidos como transformadores em espíritos locais da

---

527 Gilles Deleuze, "Dés r et plaisir", 1994, p. 20.

528 Falamos em ancestrais históricos, e não em vias de acesso a um berço identitário do qual, oportunamente, careceríamos, seja por autossatisfação ou porque as manhãs são sempre belas e salubres. Disse-me uma vez um poeta do subúrbio que Inhaúma é mais antiga que África.

529 Cf. Luiz Antonio Simas, *Fogo no mato*, 2018, p. 69.

água e da terra. Eduardo Possidonio explica um princípio básico dessas identidades beduínas de respeito aos primeiros habitantes do local.[530] Acreditava-se que sem a benção dos espíritos nativos a comunidade nova iria murchar e morrer. Logo, quem por último chegasse procurava quanto antes unir-se em casamento com antigos locais. Assim estariam apaziguando ancestrais que não eram os seus próprios, mas dos quais dependeriam nesta nova terra: o caboclo indígena velho, vestido na samambaia, cindido com uma cobra coral.

Fronteiras itinerantes, que fazem rasuras no espaço para oferecerem modos de constituição de identidades nos dois lados da linha. É fenômeno de mão dupla, ou melhor, encruzilhada, como dizem Simas e Rufino, vindo de negros e brancos, tendo influência ameríndia, e podendo ser compreendido como prática de resistência. Ou como fenômeno de fé: a incorporação de deuses e crenças do outro é vista como acréscimo de força vital.[531]

Mbembe chama de assimilação criativa esse princípio de negociação, pirataria e entrelaçamento.[532] É outra coisa, diferente do monoteísmo cristão anterior ao comércio com África. O cristianismo traz em sua matriz filosófica já um projeto de universalização que prepara o colonialismo. Como? Primeiro, é um Deus que faz fronteira com o paganismo e com o profano. "Quem não está comigo é contra mim". Mas o ciúme divino e a fronteira entre santos e pecadores são contrabalanceados através de outra figura da violência: a possibilidade de conversão como sinal da misericórdia e *piedade* de Deus – quer dizer, a redenção. E a redenção sob o preço do abandono da antiga existência corrompida. A conversão exige o apagamento do passado, abolição da diferença e adesão a uma humanidade universal. Essa universalidade encarnada pelo conceito de humanidade é a mesma que comandou a violência da empresa colonialista.

A origem dos candomblés de caboclo, por sua vez, estaria no ritual de antigos negros de origem banta "que na África distante cultuavam os inquices – divindades africanas presas à terra, cuja mobilidade geográfica não faz sentido – e que no Brasil

---

530 Cf. Eduardo Possidonio, *Entre ngangas e manipansos*, 2018, p. 187.

531 Cf. Luiz Antonio Simas, *Fogo no mato*, 2018, p. 69.

532 Cf. Achille Mbembe, *Crítica da Razão Negra* [2013], trad. Sebastião Nascimento (São Paulo, n-1 edições, 2018), p. 175.

ULTIMAÇÃO **237**

viram-se forçados a encontrar um outro antepassado para substituir o inquice que não os acompanhou à nova terra".[533] Os caboclos são espíritos de antigos índios que povoavam este território, antigos caboclos eleitos por bantos como os verdadeiros ancestrais em terras nativas. Cultuamos, portanto, caboclos por terem sido os primeiros donos da terra em que vivemos, os executados pela espada mas não pela Bíblia.

Foram os donos e, portanto, são agora guias, flutuando no ar e na terra. Mas alguns caboclos, como os nossos curandeiros do XIX, são originários de lugares imaginários, como o Atlântico. Condenados a andar beduínos em terras de outro, é como se lá estivessem no imenso mar comum a nossos antepassados escovando o tempo, flutuando sem fronteira. Não se afogaram, encantaram-se, fazem a cama de noivo no colo de Iemanjá. E "me passava um pensamento: nós, os da costa, éramos habitantes não de um continente, mas de um oceano".[534] Partilhamos, eu e a liberdade excedida dos encantados, a mesma pátria, que é o Atlântico.

---

533 Reginaldo Prandi; Armando Vallado; André Ricardo de SOUZA, "Candomblé de Caboclo em São Paulo", em Reginaldo Prandi (org.), *Encantaria brasileira: o livro dos mestres, caboclos e encantados* (Rio de Janeiro, Pallas, 2004), p. 121.

534 Mia Couto, *Terra sonâmbula* [1992] (São Paulo, Companhia de Bolso, 2015), p. 24.

DOCUMENTAÇÃO CONSULTADA

FONTES

APIAN, P. *La Cosmographie*. Paris: par Vivant Gaultherot, 1551.

BARBOSA; RESENDE. *Os serviços de saúde pública no Brasil, especialmente na cidade do Rio de Janeiro de 1808 a 1907 (esboço histórico e legislação) – Primeiro Volume*. Rio de Janeiro: Imprensa Nacional, 1909.

BICHAT, Xavier. *Anatomie pathologique*, dernier cours de Xavier Bichat: d'après un ms. autographe de P.-A. Béclard avec une Notice sur la vie et les travaux de Bichat / par F.-G. Boisseau. Paris: chez J.-B. Baillière, Libraire, 1825.

BOUDIN, J. *Traité de géographie et de statistique médicales et des maladies endémiques*. Paris: J.-B. Baillière et Fils, 1857.

BUFFON, *Histoire Naturelle, générale et particuliere, avec la description du Cabinet du Roy, Tome Quatorzième*. A Paris, de l'Imprimerie Royale, 1749.

CHERNOVIZ, P. L. N. *Diccionario de Medicina Popular – Volume Terceiro*. 2ª ed. Rio de Janeiro: Eduardo & Henrique Laemmert, 1851.

CHERNOVIZ, P. L. N. *Diccionario de Medicina Popular – Volume Primeiro A-F*. Paris: A. Roger & F. Chernoviz, 1890.

DEBRET, Jean-Baptiste. *Viagem pitoresca e histórica ao Brasil*. Tomo I, volume II. Rio de Janeiro: Martins, 1949.

DURAND-FARDEL. « Des maladies contagieuses et infectieuses. A propos d'un mémoire de M. Audouard. » *Revue médicale française et étrangère, journal des progrès de la médicine hippocratique*, t. II. Paris: 1850.

EWBANK, Thomas. *Life in Brazil, or a Journal of a visit to the land of the cocoa and the palm.* New York: Harper & Brothers publishers, 1856.

FONSSAGRIVES, J.-B. *Hygiène et Assainissement des villes*. Paris: J.-B. Ballière & Fils, 1874.

FRACASTORO, J. *La contagion, les maladies contagieuses et leur traitement*. Paris: Société d'éditions scientifiques, 1893.

GARDNER, G. *Travels in the interior of Brazil*. London: Reeve Brothers, 1846.

HALLÉ, J.-N. *Traité d'Hygiène*. Paris: chez M. Gautret, 1838.

LA CLOTURE, L. *Observations sur les maladies epidémiques*. Paris: De l'imprimerie de Vincent, 1770.

MOTARD, A. *Traité d'Hygiène Générale – Tome Premier*. Paris: J. B. Ballière et Fils, 1868a.

_____. *Traité d'Hygiène Générale – Tome Second*. Paris: J. B. Baillière et Fils, 1868b.

PERDIGÃO MALHEIRO, A. M. *Escravidão no Brasil: ensaio histórico-jurídico-social – Parte 3ª*. Rio de Janeiro: Typographia Nacional, 1867.

PIMENTEL, Antonio M. de Azevedo. *Subsídios para o estudo de higiene do Rio de Janeiro*. Rio de Janeiro: Tipografia e Lit. De Carlos Gaspar da Silva, 1890.

PROUST, A. *Traité d'Hygiène*. 2ed. Paris: G. Masson Éditeur, 1881.

PTOLOMEU. *Tetrabiblos*. Trad. inglesa J. M. Ashmand. London: W. Foulsham & CO.

REBOUÇAS, A. *Conferederação abolicionista. Abolição imediata e sem indenização*. Panfleto n. 1. Rio de Janeiro: Typ. Central, 1883.

REBOUÇAS, Manuel Maurício. *Dissertation sur les inhumations en géneral (leurs resultats fâcheux lorsqu'on les pratique dans les églises et dans l'enceinte des villes, et des moyens d'y rémedier par des cimetières extra-muro)*. Thèse présentée et soutenue à la Faculté de Médicine de Paris. Paris: l'imprimerie de Didot le Jeune, 1831.

REINHIPO, R. M. *Trattado Unico das bexigas e sarampo, oferecido a D. João de Sousa*. Lisboa: na oficina de João Galrao, 1683.

RIBEIRO, Cândido Barata. *Quais as medidas sanitárias que devem ser aconselhadas para impedir o desenvolvimento e propagação da febre amarela na cidade do Rio de Janeiro?* (Tese apresentada à Faculdade de Medicina do Rio de Janeiro como primeira prova de concurso de Lente Substituto a um lugar vago, na seção de Ciências Médicas). Rio de Janeiro: Typographia do Direito. 1877.

RIBEYROLLES, Charles. *Brazil Pittoresco – Tomo II*. Rio de Janeiro: Typographia Nacional, 1859.

ROSA, João Ferreira da. *Tratado único da constituição pestilencial de Pernambuco*. Lisboa: Oficina de Miguel Manescal, 1694.

REGO, J. P. *Esboço Histórico das epidemias que têm grassado na cidade do Rio de Janeiro desde 1830 a 1870*. Rio de Janeiro: Typographia Nacional, 1872.

REGO, J. P. *Historia e Descripção da Febre Amarella Epidemica que grassou no Rio de Janeiro em 1850*. Rio de Janeiro: Typographia de F. de Paula Brito, 1851.

SIGAUD, J. F. X. *Du Climat et des Maladies du Brésil*. Paris: Fortin, Masson et Cie, Libraires, 1844.

SOUTO, Vieira. *Melhoramento da cidade do Rio de Janeiro: crítica dos trabalhos da respectiva comissão*. Rio de Janeiro: Lino C. Teixeira & C., 1875.

SYDENHAM, T. *Médicine Pratique*. Paris: chez Théophile Barrois le jeune, 1784.

SYNDENHAM, T. *The Works – Vol. 1*. Translated from the latin edition by R. G. Latham. London: printed for the Sydenham Society, 1848.

TORRES HOMEM, J. V. *Elementos da Clínica Médica – seguidos do anuário das mais notáveis observações colhidas nas enfermarias de clínica médica em 1869*. Rio de Janeiro: Nicoláo A. Alves, 1870.

_____. *Estudo clínico sobre as febres do Rio de Janeiro*. Rio de Janeiro: Livraria clássica de Nicolao Alves, 1877.

TOURTELLE, *Traité d'Hygiène*. Paris: chez M. Gautret, 1838.

VALENTIN, L. *Traité de la fiévre jaune d'Amérique*. Paris: Méquignon Libraire, 1803.

VIANNA, A. *Quintal de nagô e outras crônicas*. Salvador: Publicação da Universidade Federal da Bahia, 1979.

DOCUMENTOS OFICIAIS

Arquivo geral da cidade do Rio de Janeiro

AGCRJ Códice 43.1.25 – Estalagens e Cortiços (Requerimentos e outros papéis relativos a existência e à fiscalização sanitária e de costumes dessas habitações coletivas – 1834 a 1880)

AGCRJ Códice 41.3.36 Fundo Câmara Municipal – Série Cortiços e Estalagens (Ofícios da Secretaria da Polícia e do Ministério do Império sobre as medidas a adotar com referência aos cortiços - 1860)

AGCRJ Códice 43.3.26 – Fundo Câmara Municipal – Série epidemias (Febre Amarela – Medidas Higiênicas – Portaria do Ministro do Império Visconde de Monte Alegre, etc. – 1850)

AGCRJ Códice 44.2.7 – Habitações coletivas, estalagens ou "cortiços" – Vários papéis sobre medidas higiênicas reclamadas pelas autoridades, projetos de posturas e outros, concernentes ao assunto – 1855, 1864 a 1866 e 1868

AGCRJ Códice 6.1.37 – Escravos – Assuntos: Casas alugadas ou sublocadas a escravos, muitos dos quais fugidos e malfeitores – Ofício do Chefe de Polícia (1860)

BR RJAGCRJ 8.3.7 Fundo Câmara Municipal – Série Higiene Pública (Higiene e Saúde Pública / Avisos / 1850-1854)

BR RJAGCRJ Códice 8.4.6 Fundo Câmara Municipal – Série Higiene Pública

BR RJAGCRJ 8.4.20 Fundo Câmara Municipal – Série Higiene Pública (Salubridade do Rio de Janeiro / Vários papéis, reclamações, projetos, pareceres etc. / 1830 a 1888)

BR RJAGCRJ 8.4.22 Fundo Câmara Municipal – Série Higiene Pública (Salubridade / Editais, medidas higiênicas; instruções; projetos de posturas; desinfecções; limpeza; melhoramentos na cidade para preservá-la de epidemias; cortiços etc.)

BR RJAGCRJ Códice 8.4.24 Fundo Câmara Municipal – Série Higiene Pública

BR RJAGCRJ 41.3.35 – Fundo Câmara Municipal – Série Cortiços e Estalagens

BR RJAGCRJ Códice 41.3.37 Fundo Câmara Municipal – Série Cortiços e Estalagens

BR RJAGCRJ Códice 43.1.27 Fundo Câmara Municipal – Série Cortiços e Estalagens

BR RJAGCRJ 43.1.25 – Fundo Câmara Municipal – Série Cortiços e Estalagens

BR RJAGCRJ Códice 43.1.26 Fundo Câmara Municipal – Série Cortiços e Estalagens

BR RJAGCRJ 43.3.27 Fundo Câmara Municipal - Série Epidemias

BR RJAGCRJ 44.2.7 Fundo Câmara Municipal - Série Habitações Coletivas

AGCRJ Códice 46.4.47 Fundo Câmara Municipal – Série Casas para Operários e Classes Pobres

AGCRJ Códice 48.4.59 Fundo Câmara Municipal – Série Prostituição

AGCRJ Códice 48.4.61 Fundo Câmara Municipal – Série Prostituição

Posturas e editas da Câmara Municipal do Rio de Janeiro: 1832-1890, Códices 6-1-18, 6-1-28, 18-1-72 e 18-2-2 a 18-2-12

Arquivo Nacional

MAÇO IS 4-23 – Série Saúde – Higiene e Saúde Pública – Instituto Oswaldo Cruz (1850-1859)

MAÇO IS 4-24 – Série Saúde – Higiene e Saúde Pública – Instituto Oswaldo Cruz (1850-1859)

MAÇO IS 4-25 – Série Saúde – Higiene e Saúde Pública – Instituto Oswaldo Cruz (1860-1869)

MAÇO IS 4-26 – Série Saúde – Higiene e Saúde Pública – Instituto Oswaldo Cruz (1860-1869)

MAÇO IS 4-27 – Série Saúde – Higiene e Saúde Pública – Instituto Oswaldo Cruz (1870-1879)

MAÇO IS 4-28 – Série Saúde – Higiene e Saúde Pública – Instituto Oswaldo Cruz (1870-1879)

Legislação

Coleção de Leis do Império – 1850, 1851, 1876 (http://www2.camara.leg. br/atividade-legislativa/legislacao)

Imprensa e revistas científicas

Annaes Brasilienses de Medicina (1853-1874)

Diario do Rio de Janeiro (1850-1853 / 1876)

Cidade do Rio de Janeiro (1880-1889)

Gazeta da Tarde (1880-1889)

Gazeta de Notícias (1880-1892)

Jornal do Brasil (1880-1892)

Jornal do Commercio (1850)

O Fluminense (1880-1889)

Revista do Instituto Polytechnico Brasileiro. (1872-1873)

POSFÁCIO
. Dialética da Quarentena

> *MacDuff* – A destruição concluiu sua obra-prima. Arrombou o sacrilégio assassínio o templo ungido do Senhor, e a vida roubou do próprio altar... Ide até o quarto e a vista destruí ante outra Górgona. Quero ficar calado. Ide vós mesmos, para depois falardes. Despertai! Despertai! Traição e morte! Malcolm, Banquo, Donalbain, depressa, sacudi esse sono de penugem, simulacro da morte, e vinde a própria morte encarar. De pé! A imagem vede do grande julgamento. Malcolm! Banquo! Vinde como das tumbas, como espíritos, para ver este horror...
>
> *MacBeth* – Se eu tivesse morrido uma hora, apenas, antes de isto se dar, teria tido uma vida abençoada. Doravante nada mais há de sério no universo. Tudo é farandolagem; a honra e a glória já não existem... A fonte, a origem, o princípio, secou de vosso sangue, a própria origem já parou de todo.
>
> — William Shakespeare, *MacBeth*

A atual pandemia do Covid-19 colocou-nos diante de uma situação sem precedentes. Imediatamente, uma leva de textos de renomados filósofos apareciam a toque de caixa, aproveitando uma oportunidade que era a de todos nós que, de forma ou de outra, assumimos o exercício crítico como vocação profissional. Um escoamento de curtos textos escritos e publicados entre abril e setembro de 2020, por intelectuais ao redor do mundo, uniam seus conceitos para prever um futuro possível de agarrar, tais como Agamben, Nancy, Esposito, Bifo, Badiou etc.

Mas havia algo de desconfortável aí, um sentimento de que não estávamos realmente aptos a jogar aquele jogo. Ao escrevermos, nossa ideia era resistir a essa tentação da indústria teórica de querer dizer pela filosofia aquilo que desejamos — esse curioso jogo em que o intelectual sempre parece vencer. A insistência na afirmação da adequação entre teorias pré-pandêmicas e realidade nos parecia um exercício de "eu avisei" que saturava. Na impotência melancólica que segue a falecimento dos sonhos do progressismo iluminado, soava apenas como outra maneira de verbalizar a velha imagem da história como algo que certificará os que estão do lado certo. *Mas nós somos aqueles que a História sempre abandonou.*

"Todos os gênios são sanguessugas, por assim dizer. Eles se alimentam da mesma fonte — o sangue da vida".[535] Nós que somos ninguém participamos dessa *conspiração encantada de* losers. Nem por isso deixamos de finalizar projetos, inventar outros, e manter nossa saúde através de encontros virtuais com nossos amigos. Um ensaio, que levaria o título *Quarentene-se*, acabou tornando-se uma trilogia publicada no site *Outras Palavras* entre os dias 24 de março e 9 de abril. Como lá, este posfácio não é um exercício de futurologia. Também não nos interessa reconhecer padrões do passado no comportamento da nossa sociedade diante da pandemia. Talvez tenhamos mesmo escrito cartas de amor – existe filosofia que não seja o endereçamento de um amor? Não por acaso os filósofos nunca venceram pelo argumento — felizes os que desistem de se perturbar com isso. Nós que aprendemos a levantar barricadas por amor ainda queremos reunir blocos de desejos e recusas nas praças e ruas do fim do mundo. Quem vai projetar um futuro pós-pandêmico se mal conseguimos lidar com a dialética caótica da quarentena?

O futuro que nos interessa "só se constrói na dinâmica de um presente".[536] Os vírus simplesmente não faziam parte de nossos engajamentos cotidianos pois estávamos precisamente fugindo deles. A trilogia *Quarentene-se* não seria sobre o que um vírus poderia trazer de utópico ou distópico, mas sobre o conflito entre isolamento compulsório e normalidade da forma de vida

---

535 Henry Miller, *Sexus* [1949] (Nova York, Groove Press, 1965), p. 19.

536 Jacques Rancière, "Uma boa oportunidade?", 26.mai.2020, <http://www.ihu.unisinos.br/78-noticias/599489-uma-boa-oportunidade-artigo-de-jacques-ranciere>.

metropolitana, o desejo de retomar a normalidade por vias analgésicas, a importância da disputa pelas "imagens do retorno". É difícil medir o sucesso dessas tentativas de distanciamento. Talvez nosso texto tenha sido lido como mais do mesmo. O que nunca negaríamos é que somos um tanto ridículos, como absolutamente *todos* os filósofos. É a partir desse universal que nos autorizamos a falar e integrar a eternamente estranha comunidade filosófica. Então chegou o texto de Paul B. Preciado, e foi um alento: "De todas as teorias da conspiração que havia lido, a que mais me seduziu foi uma que dizia que o vírus havia sido criado em laboratório para que todos os *losers* do planeta pudessem recuperar seus e suas ex — mas sem qualquer obrigação de retorno verdadeiro. Estufado de lirismo e de angústia acumulados durante uma semana de doença, de medos e de dúvidas, a carta à minha ex não era apenas uma declaração de amor tão poética quanto desesperada, mas era, sobretudo, um documento vergonhoso para quem a assina [...]. O novo estado de coisas, com sua imobilidade escultural, oferecia um novo grau de *what the fuck*, mesmo naquilo que apresentava de ridículo".[537]

Quarentene-se tinha sido mobilizado tanto por *História da experiência das epidemias no Brasil*, escrito ao longo de alguns anos, quanto por um acontecimento incompreensível, uma vez que potencialmente capaz de interromper a repetição da normalidade. Este acontecimento – obviamente, a quarentena – fez com que *História da experiência das epidemias no Brasil* conjurasse alguns gestos do passado em meio a tantos fantasmas – e até permitiu que continuassem a manifestar uma "invencível obstinação em divagar".[538] Achamos que um ensaio filosófico é o exercício de recorte daquilo que, em acontecimentos, desestabiliza o presente. Um ensaio não trata, portanto, de acontecimentos *em si*, como se tentasse descrever o real através de um misterioso gesto científico que não é imaginado como propriamente científico. Ele trata de singularidades radicais, da inatualidade do imprevisível como abertura para a desorientação. Daí o caráter experimental do pensamento ao qual nos dedicamos, daí esses exercícios conjuntos de saúde e pensamento. O que nos inquieta

---

537   Paul B. Preciado, "La conjuration des losers", 27.mar.2020, <https://www.liberation.fr/debats/2020/03/27/la-conjuration-des-losers_1783349>.

538   Michel Foucault, "Vida dos homens infames" [1977], em *Ditos e Escritos IV*, 2006, p. 210.

é a possibilidade da crise, o momento crítico, a experiência de suspensão das experiências possíveis diante de um presente desacontecido no regime de quarentena. "Desacontecimento" não denota, em um golpe, a reviravolta que outrora se esperou das jornadas revolucionárias. Como escreveu Rancière no final de maio de 2020, não é óbvio que o confinamento nos dirija a uma mudança de "paradigma civilizacional" em que o agente revolucionário é a pandemia, quer dizer, o não humano.

Em geral, o que testemunhamos como o desacontecimento do presente foi sendo sugado para dentro da reorganização do cotidiano produtivo de sempre. É o que chamaremos "dialética da quarentena". De nossas residências, assistimos à maneira pela qual esse movimento de negação, o regime de quarentena, realizou-se na reafirmação da normalidade: *podemos parar precisamente porque podemos continuar*, ainda que de outra maneira. O vazio traumático deixado pela quarentena teve de ser preenchido por um cotidiano governado pelo imperativo da produtividade, ainda que, inicialmente, isso tivesse ocorrido de forma caótica, com a angústia do esvaziamento e a urgência pela positividade nos empurrando violentamente de volta à circulação normal do mundo. Os movimentos que caracterizam a normalidade não partem de um porto seguro. Como não faria sentido falar de futuro enquanto enclausurados numa sala de espelhos, o que esperamos de uma prática filosófica é apenas algum repertório de conceitos que sirvam para visualizar problemas e passar em revista aquilo que somos. Que pelo menos essas novas formas de visualização possam dispor de um plano de imanência não usual, que coincida não com a garantia deste presente, mas com *as possibilidades de sua destituição*. Isso não seria possível sem um exercício constante de desaprendizagem. Por amor à filosofia, não negociamos seu poder de deslocamento psíquico, de estranhamento do autoevidente. *Deixemos a segurança para os funcionários da delegacia de Platão.*

A epidemia na sua *causalidade social* inexistiu ao longo de um grande período na história da medicina. O contágio, a transmissão à distância de pessoa a pessoa, é fenômeno recente. A experiência que permite que cada pessoa seja potencialmente suporte de uma vida diminuta infecciosa é uma experiência de meados do século XIX, quando se consolida o movimento de *descida* da doença, do *corpo do mundo* e seus cataclismos meteorológicos, para o interior do corpo-organismo. É nesse interior que o ponto de partida para o contágio foi localizado, e isso demanda uma dobra da atenção social, um olhar curvado para baixo e para si. Os planetas deixaram de falar. Desaparecem os motivos para olhar em sua direção buscando alguma forma de verdade — eles se tornaram "realidades totalmente reduzidas à linguagem",[539] aglomerados de propriedades calculáveis sem um *quem* que responda a nossas preces, angústias e esperanças.

Mesmo com o advento da microbiologia, no século XIX, algumas imagens extra-científicas permanecerão nos imaginários sociais. A doença como experiência atmosférica se insinua, em alguma medida, nas práticas de higiene individual alheias às possibilidades efetivas de contágio pelo contato com o *outro* infectado. Práticas policiais e tendências científicas que, no século XX, produziram em nós um corpo higiênico e delimitaram *socialmente* o conceito de contágio, não eliminaram de vez a experiência atmosférica da epidemia. Pode-se higienizar o corpo no lugar de purificar o ar de uma cidade, pode-se higienizá-lo contra um inimigo etéreo cuja ameaça é de caráter estratosférico. Hoje, tudo se passa como se o pânico individual, diante do fato de que nossos projetos existenciais descarrilharam da normalidade, precisasse ser compensado pela imagem da perda momentânea do equilíbrio da natureza — de todos os lados, sofremos pressão para executar procedimentos de purificação que eventualmente farão retornar a vida que *deveríamos ter*. "Se cada um fizer a sua parte" o retorno seria automaticamente garantido por hábitos de assepsia das residências. Todo cuidado é pouco quando o que está em jogo é a plena indistinção entre vida biológica e econômica. Já sem planetas transbordantes de sentido, sem integrar o cosmos organizado do Renascimento, a população quarentenada precisou lidar com a suspensão indefinida da normalidade recorrendo a paliativos que preenchessem um *vazio*. Em tempos distantes, o retorno à normalidade após a epidemia envolvia a manutenção do *mundo*, ainda que com número de habitantes drasticamente reduzido. Satisfeitos com as medidas para aplacar sua ira, os deuses retornavam a seus afazeres, o cosmos se reencontrava consigo.

---

539 Jacques Lacan, *O Eu na teoria de Freud e na técnica da psicanálise (1954-1955)*, trad. Marie Christine Laznik (Rio de Janeiro, Jorge Zahar, 1985), p. 302.

A imagem da cidade colonial retrógrada e anti-higiênica, os primeiros impulsos de contenção da aglomeração nauseabunda e, mais tarde, o nascimento do indivíduo favelado foram filhos de uma corrida sanitária de outra ordem, ativada com pioneirismo nos regimes de controle implantados na segunda metade do XIX. No Brasil, a prática da quarentena foi outrora o cordão sanitário emergencial que durou enquanto perduraram circunstâncias epidêmicas. Enquanto único cordão sanitário permanente, a utopia realizada da quarentena absoluta encontrou na *metrópole e na arquitetura moderna* seus melhores modos de expressão. O efetivo processo de despatologização ou desinfecção da cidade, em marcha a partir dos primeiros estados de emergência, dependeria, no pós-abolição, de um projeto de profilaxia racial. Foi nesse movimento que projetos de aburguesamento da rua, na passagem do XIX para o XX, passaram por uma condenação dos hábitos coloniais e empreenderam não apenas a radical remodelação do perímetro urbano do Rio de Janeiro, mas uma normatização dos nossos corpos segundo o parâmetro do domesticável. Se contarmos com o fato de que o Rio de Janeiro oitocentista foi laboratório de epidemias avassaladoras, como o retorno vinha sendo organizado ao longo desse segundo momento?

O retorno, ao longo da sucessão das epidemias do XIX, foi o retorno da quarentena expandindo raios de ação: em princípio, o quadriculamento nos cemitérios, depois a repartilha dos transeuntes indesejáveis através da reinvenção estrutural da cidade, através de reformas de "melhoramento" urbano, capitalização do solo, gentrificação, racismo, cosmofobia e extermínio. Na construção do Rio de Janeiro higienizado, a quarentena reproduziu o retorno como desdobramento que não era outro senão a intensificação de hierarquias, a tentativa de desencantamento das formas de vida e o policiamento colonial da circulação de pretas e pretos.

Nossa cultura filosófica talvez nos levasse a crer que, em meio ao colapso da política sanitária, os governos perdessem o controle sobre as pessoas de modo que, como antes, a resposta seria uma radicalização da quarentena no sentido de lidar com o problema da circulação de pessoas. Obedecendo a essas expectativas, nossas formas habituais de visualizar acontecimentos em termos *biopolíticos* destituiriam os próprios acontecimentos da singularidade de que são dotados no contexto pós-colonial. Porque os nossos neoliberais têm como imagem de mundo um deserto organizado por tabelas, gráficos e números esvaziados de qualquer subjetividade. A imagem do retorno como *vacina econômica* foi inoculada em nossos corpos como algo que vale mais que qualquer medida de isolamento social — o governo não precisa nos policiar no sentido disciplinar, mas no sentido de nos fazer continuar circulando como se isso bastasse para desfazer a ira do mercado (essa abstração cadavérica para a qual seremos entregues ao sacrifício). É um pensamento mágico e desencantado ao mesmo tempo. Esse retorno seria, então, negação da quarentena como *novidade* e *abertura* e reafirmação brutal da quarentena que já nos é familiar sob o nome cínico de "normalidade". É o que chamamos, por falta de outro melhor, de "dialética da quarentena". Assim como os escravocratas, contando com a complacência do Direito ante uma escravidão extralegal, exigiram indenizações no pós-abolição porque talvez – em seu imaginário – sequer a ilegalidade da escravidão tivesse havido, talvez os paramilitares apostem que não valerá a disputa pelo retorno do *mesmo* já que, em sua fantasia negacionista, sequer existe pandemia.

Não à toa, até o momento, este estado de emergência não inovou em termos de efeitos sociais: o cenário atual apenas nos ajuda a requalificar conceitualmente uma condição que já é a nossa, a de sobreviventes em uma *democracia de milícias*:

> devemos nos proteger contra essa máquina de poder cuja "política sanitária" é ela própria uma ameaça sanitária, que coloca em perigo real nossa sobrevivência. E para os povos indígenas é ainda pior. O Estado se esforça há muito tempo para separá-los de suas terras e de seus corpos. E agora não faz nada para protegê-los da epidemia; ao contrário, incentiva aqueles que são uma ameaça direta para eles, como os garimpeiros. Então, a contradição pode ser superada? Talvez só por fora desse governo assassino. Hoje, no Brasil, face à negligência do Estado, alguns coletivos se organizam para se encarregar das tarefas sanitárias, do cumprimento das regras de confinamento, etc. Em vez de esperarem ser protegidos, protegem-se a si mesmos.[540]

O bolsonarismo prescinde de guarda-costas institucionais. Todo cenário institucional é para ele insuportavelmente postiço porque, a rigor, enquanto fenômeno de cultura, ele não precisa de

---

[540] Eduardo Viveiros de Castro, "O que está acontecendo no Brasil é um genocídio", 19.mai.2020, trad. Francisco Freitas, <https://www.n-1edicoes.org/textos/104>

nenhuma coreografia jurídica: ele funciona tanto melhor através da capilaridade dos grupos paramilitares do que nas margens do jogo jurídico-institucional. É como se, hoje, sujeitos à quarentena, fosse-nos possível ter, por uma faísca de instante, uma visão retrospectiva de uma coisa muito ordinária porém nem sempre óbvia em sua radicalidade: na democracia paramilitar, o novo coronavírus torna-se a versão química de instrumentos bélicos *high-tech*, como nossos próprios drones israelenses ou caveirões voadores. Ambos são usados para conter um "excesso de presença". Paralelamente, o obscurantismo na liberação das estatísticas mortuárias, a opção pela baixa testagem e a subnotificação de casos suspeitos tiveram a capacidade de colocar as fazendas de cadáveres à disposição da polarização ideológica.

A construção ideológica da pandemia (reduzida a moralismos e performances identitárias de esquerda/direita) está na mesma esteira da moralização de debates delicadíssimos como a execução penal nos presídios, o varejo de entorpecentes, a invasão de reservas indígenas, a renda básica universal etc. Essas coisas não nasceram da cabeça dos mafiosos da situação, porém o bolsonarismo inova na capacidade de governar em função de e através de crises desenvolvidas explicitamente como programa. Que crise podemos dizer que tenha causado desconforto ou interrompido o cotidiano de nossas instituições? O atual governo existe *positivamente* na crise, ele funciona tanto melhor quanto mais a crise na saúde pública escava centenas de milhares de covas rasas. Ele funciona tanto melhor quanto mais as pessoas correm, de um lado para o outro, desesperadas. O genocídio viral é uma possibilidade com a qual a democracia das milícias conta como oportunidade de aceleração da higienização racial que, como se tentou descrever neste livro, é o processo que de fato possui raízes na vida social do Império e no massacre das múltiplas formas de aquilombamentos, abolicionismos e fugitividades.

Alguém poderia contestar que nossa qualificação de *crise* ou *momento crítico*, no que diz respeito à pandemia, apenas faz sentido se levamos muito a sério a existência do Estado como régua para a normalidade. E com razão. A reprodução de um vasto repertório teórico-acadêmico que desvia ou adia a perspectiva do boicote à necessidade de Estado é mato. O fascismo encarnado na presidência não dilacerou o laço social, senão sob a economia das expectativas da classe média. A *liberdade excedida* da diáspora mestiça nos subúrbios, articulada em cenas deste livro, assim como os mutirões e redes de apoio nas quebradas, que ressurgiram para a contenção dos efeitos da Covid-19, não são creditadas ao protagonismo do ativismo ou dos fiadores do Estado. São reativação de táticas de sobrevivência e reservas de energia memorizadas de uma biblioteca ancestral. Pertencem a um antigo repertório de lutas sem porta-vozes gregários, sem gestos heróicos, longe dos sistemas de referência do Império. Assim também o é a medicina de Pai Manoel das Matas, os Caboclos voltados para a linha de cura, a opacidade integradora das habitações populares no século XIX no papel de aquilombamento simbólico de laços interrompidos pelo tráfico.

O Estado deixa de ser uma instância de assistência social apenas para quem espera que ele cumpra alguma missão salvacionista — para quem adere a essa expectativa, é um fato que existe uma crise hoje. A recusa à alternativa de visualizar as caracterizações sobre crise e normalidade em termos de *valor* compromete o progressista, não apenas na sua missão de ser profeta de uma ciência política das crises. Também escancara de que forma o sujeito, ao comprometer-se com a *ciência política das crises*, compromete-se com este mundo e a ele se oferece em sacrifício. E aí o destino do sujeito fiador do regime do *mesmo* será não o de intérprete das crônicas da realeza, mas garantidor do retorno à normalidade que o espera.

Quantas tragédias não foram geradas na sucessão dos tronos? Não fugimos à regra. Hoje, como em *Shakespeare*, não é a sucessão do trono a maior urgência, mas o desabamento deste mundo. É um problema de ordem *cosmológica*. À morte do rei e à iminência do fim do Estado seguirá a missão de salvar o mundo, o *meu* mundo. Há uma interdição freudiana, algo como uma interdição ao incesto que lança o olhar para longe do fim do Estado — mas não do fim da crise — sob o risco de desbloqueio de visões escatológicas extremamente dolorosas.

A grande sacada do sacerdote estadista foi inverter o jogo: fazer crer que viver sem e mesmo *contra* o Estado e suas perspectivas teóricas – revolucionárias ou hobbesianas – é alguma forma de mistério, envolto numa aura infernal que nem sempre afastará aqueles cuja *sanha de verdade* não conhece limites.

Ao mesmo tempo, viver *com* o Estado nos aparece como desdobramento autoevidente do que somos. E quando isso é colocado em questão, surgem viaturas pra todo lado exigindo todo tipo de elaboração complexa de uma alternativa, para que nos ocupemos da revolução enquanto atendemos aos critérios da normalidade acadêmica. Surge daí uma situação inversa àquela que o liberalismo nos vende: não é que cada um tem o poder de "fazer sua parte" e mudar o mundo para melhor; é que cada pessoa é responsável pela circulação da normalidade e não pode dela se sacudir sozinha. É como se a imagem-trauma do fim do Estado só pudesse aparecer no discurso progressista como uma peça do museu do futuro. Quem sabe boa parte do pânico da classe média diante do descarrilhamento do mundo não seja só reflexo de uma frustração com um Pai-Estado desorientado e, no entanto, empenhado na incapacidade para conter o vírus.

Claudio Medeiros e Victor Galdino
Ilha do Governador, 13 de outubro de 2021

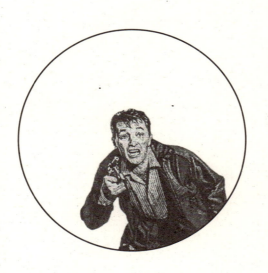

Dados Internacionais de Catalogação na Publicação (CIP) de acordo com ISBD

M488h

Medeiros, Claudio

História da experiência das epidemias no Brasil / Claudio Medeiros ; ilustrado por Pedro Andrada. - São Paulo : GLAC edições, 2021.
256 p. : il. ; 13,5cm x 21cm. – (#CâmaraHermética)

Inclui bibliografia, índice e anexo.
ISBN: 978-65-86598-12-4

1. História do Brasil. 2. Epidemias. 3. Doenças transmissíveis no Brasil. 4. Império. 5. Período Monárquico no Brasil. 6. Saúde Pública. 7. Vigilância Sanitária. 8. Curandeirismo. 9. Ervarias. 10. Medicina popular. 11. Medicina ervaria. 12. Autocuidado. 13. Cordões sanitários sociais. 14. Febre amarela. 15. Varíola. 16. Cólera. 17. Arquitetura segregacionista. 18. Cortiços. 19. Pai Manoel. 20. Xavier Bichat. 21. Linha de cura. 22. Cidade Anti-higiênica. 23. Governamentalidade. 24. Michael Foucault. I. Andrada, Pedro. II. Título. XIII. Série.

2021-4397

CDD 981
CDU 94(81)

Elaborado por Vagner Rodolfo da Silva – CRB-8/9410

Índice para catálogo sistemático:
1. História do Brasil 981
2 . História do Brasil 94(81)

PARA LER COM O CORPO!

glacedicoes.com
ISBN 978-65-86598-12-4

este livro foi impresso nos papéis Ivory Slim 75g (miolo) e
Supremo LD 250g (capa), nas famílias das fontes Arnhem Pro e
HK Grotesk, em dezembro de 2021 pela gráfica BMF.